女人
不生病的纪律

女人身心性护养宝典

张鹤瑶◎著

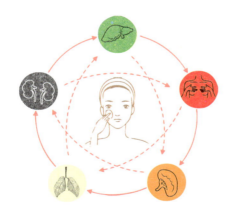

江苏凤凰科学技术出版社　博集天卷 CS·BOOKY

五行中所蕴含的
女人身心性护养智慧

木：具有生发、条达、曲直作用的事物

火：具有炎热、向上作用的事物

土：具有长养、化育、稼穑作用的事物

金：具有清静、肃杀、从革作用的事物

水：具有润下、寒冷作用的事物

世间万事万物都可以用金、木、水、火、土这五种属性来进行分类

五脏本身就能给你最好的护养，就看你是否懂得它们之间的生克规律了

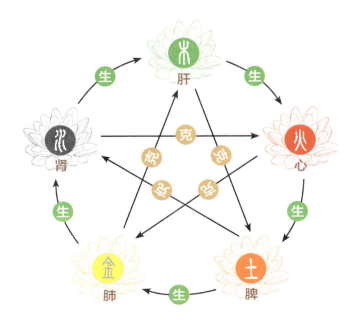

• 五 行 益 寿 养 心 粥 •

生血补血，五脏安康

红枣：补肺金 / **莲子**：去心火 / **葡萄干**：补肝血
干黄豆：补脾土 / **黑米**：补肾水

通心（去核）红枣20枚，通心（去心）莲子20粒，葡萄干30粒，干黄豆30粒，黑米适量（家里吃的人多，黑米就多放一些）。将以上5种食物浸泡一宿，共同煮烂后即可食用。

• 开 心 疏 肝 茶 •

缓解肝郁气滞，保持心情舒畅

刺五加：补肝肾 / **枸杞**：补肝肾 / **杭白菊**：清肝火
合欢花：愉悦心情 / **红花**：活血散瘀 / **百合花**：去痰浊

刺五加、枸杞、杭白菊、合欢花、红花、百合花各适量，用沸水冲泡饮用。

• 五 行 润 肺 化 痰 粥 •

滋养肺脏，化痰祛浊

西米：润肺、健脾 / **白果**：清脾胃浊气 / **干银耳**：滋阴润肺

将干银耳用凉水泡发洗净，撕碎，跟西米、白果、冰糖一起放入砂锅，加水熬煮。煮烂后即可食用。

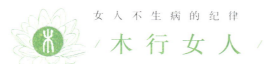

木 行 女 人

身体特点：做事往往劳心劳力，肝火旺，易肝气郁结

保养重点：肝胆

易患疾病：乳腺增生、颈椎病、腰肌劳损、神经衰弱、肝胆系统病症

黄金穴位：太冲

· 五 行 药 食 一 览 表 ·

木 行 食 物

谷　类：玉米、燕麦、莜麦

蔬　菜：芹菜、油菜、菠菜、金针菇、草菇、香菇、地皮菜、胡萝卜、茼蒿、篙子秆儿、鲜雪里蕻、菊花脑、马齿苋、莼菜、韭菜花、蒜薹、荠菜、豌豆苗

肉蛋类：鳗鱼、青鱼、鲈鱼、蚕蛹、带鱼、刀鱼、胖头鱼、螃蟹、牡蛎、田螺、圆田螺、蚌肉、章鱼、马肉、猪肝

水　果：李子、金橘、桑葚、榴梿

药　食：阿胶、灵芝、天麻、川芎、决明子、菊花、槐花、玫瑰花、月季花、栀子花、茉莉花

饮　品：苦瓜茶、苦丁茶、普洱茶、菊花茶、苹果醋

调味品：小茴香、八角、肉桂、醋、豆油、酱油

干　果：榧子、南瓜子

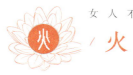

女 人 不 生 病 的 纪 律

火 行 女 人

身体特点： 先天体内火比较大，常会心火亢盛，失眠，心律不齐，心慌心
悸，容易患口腔溃疡、生痘痘

保养重点： 心、小肠

易患疾病： 高血压、心脏病、动脉硬化、脑出血等心脑血管疾病和小肠系统疾病

黄金穴位： 内关

• 五 行 药 食 一 览 表 •

火 行 食 物

谷　类：	小麦（面粉）、赤小豆、绿豆
蔬　菜：	西红柿、茄子、猴头菇、鸡腿菇、木耳菜、冬瓜、洋葱、莴笋、瓠瓜、苦瓜、茴香、青椒、绿豆芽、紫甘蓝、生菜、油菜、苦菜
肉蛋类：	驴肉、猪心、牛心、野猪肉、蝗虫（蚂蚱）、黄鱼、鲦鱼、鱼翅、牛髓、鸡蛋
水　果：	荔枝、猕猴桃、桂圆、柠檬、杨梅、石榴、木瓜、樱桃、草莓、西瓜、火龙果、红枣
药　食：	莲心、酸枣仁、人参、当归、西洋参、莲子、柏子仁、竹叶、金银花、红花、合欢花、薰衣草
饮　品：	红白葡萄酒、啤酒、红茶、绿茶、乌龙茶、咖啡、酸梅汤
调味品：	辣椒、芥末、花生油、红糖
干　果：	葵花子

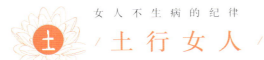

土 行 女 人

身体特点： 天生胃强脾弱，比较能吃但不易消化，脾虚导致身体懒惰，不爱运动

保养重点： 脾胃

易患疾病： 肥胖症、三高症（高血脂、高血压、高血糖）

黄金穴位： 三阴交

五 行 药 食 一 览 表

土 行 食 物

谷　类： 粳米、青稞、高粱、大麦、荞麦、米糠、黄豆、豌豆、扁豆、蚕豆、糯米、谷芽、小米、薏米

蔬　菜： 平菇、花菇、杏鲍菇、菱角、萝卜、卷心菜、豇豆、四季豆、芋头、香菜、南瓜、苤菜、芦蒿、蕺菜、黄豆芽

肉蛋类： 鲫鱼、鲳鱼、鲑鱼、鲢鱼、鳊鱼、鳟鱼、蚶子、蛤蜊、水牛肉、牛肚、羊肚、野鸡肉、鹌鹑、田鸡

水　果： 山楂、鲜大枣、芦柑、阳桃、山竹

药　食： 甘草、白术、沙参、山药、茯苓、刺五加、陈皮、厚朴

饮　品： 酸牛奶、豆浆、米酒

调味品： 沙姜、甜面酱

干　果： 榛子

其　他： 番薯（红薯、白薯）、饴糖

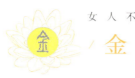

女 人 不 生 病 的 纪 律

金 行 女 人

身体特点： 工作投入，争强好胜
保养重点： 肺、大肠
易患疾病： 慢性支气管炎、肺炎、肩背痛、皮肤病
黄金穴位： 尺泽

• 五 行 药 食 一 览 表 •

金 行 食 物

谷　类：	西米、花生
蔬　菜：	黄金菇、红菇、银耳、紫菜、慈姑、海蜇、葫芦、丝瓜、黄瓜、百合、芥菜、土豆、葱、大蒜、香椿、茭白、苋菜、马兰头、竹笋、荸荠、鱼腥草、大葱
肉蛋类：	猪肉、猪肺、蛋黄清、鸭肉、鸭蛋、鹅肉、兔肉、银鱼、鲋鱼、鲤鱼
水　果：	橄榄、桃子、杏子、槟榔、苹果、梨、柠果、枇杷、甘蔗、柿子、柚子、香蕉、香瓜、菜瓜
药　食：	燕窝、党参、黄芪、太子参、桂花、百合花
饮　品：	牛奶、椰汁、杏仁汁、蜂蜜
调味品：	白酒、白糖、冰糖、生姜、花椒、胡椒、小葱
干　果：	白果、松子、罗汉果
其　他：	豆腐、无花果

水 行 女 人

身体特点： 乳房瘦小、臀部塌瘪、大腿部毒素和脂肪堆积
保养重点： 肾
易患疾病： 阴道炎、子宫肌瘤、卵巢囊肿、肾虚、腰膝酸软、脱发、黑眼圈
黄金穴位： 太溪

• 五 行 药 食 一 览 表 •

水 行 食 物

谷　类：	苦荞、芝麻、白豆、黑豆、刀豆、黑米、紫米
蔬　菜：	大白菜、圆白菜、茶树菇、牛肝菌、黑木耳、海带、发菜、海白菜、海藻、洋姜、韭菜、韭黄、黄花菜、菜花、藕、空心菜、西蓝花
肉蛋类：	乌贼鱼、乌骨鸡、猪肾、羊肉、蜗牛、羊髓、黄牛肉、狗肉、鹿肉、鸡肉、麻雀、鸽肉、甲鱼、干贝、泥鳅、海参、虾、淡菜、黄鳝、回鱼、鲍鱼
水　果：	沙果、菠萝、葡萄、橙子
药　食：	蛤蚧、枸杞、冬虫夏草、何首乌、白芍、芡实、桃花
饮　品：	蜂王浆
调味品：	丁香、盐、蚝油
干　果：	板栗、核桃

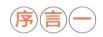

用什么来保持自己的健康美丽?

　　我是一名医生，从事临床工作也近三十年了。常看到一些被病痛折磨得痛苦不堪的病人，到头来却每每落得人财两空的结果，每念及此，无不深感痛心疾首。在临床中，我所接触的基本都是病情比较严重的病人，尤其是女性，她们很多人都不太在意自己身上的小毛病，觉得没什么，往往随便吃点药，将就一下，或者干脆任其发展。很多女性如果不是到难以忍受的程度是不会轻易来医院的。

　　其实，女性的很多病都是由小毛病发展而来的，如果可以在发病初期的时候自己调治，那就不会有那么多的痛苦和遗憾了。但是，是什么导致她们患病? 又有哪些方法可以让她们在发病初期自己调治，而不至于发展到不可救药的程度? 我一直在思索。

　　直到读了张鹤瑶的《女人不生病的纪律》后，我之前的思考才终于有了结果。原来女性先天体质不同，她们易患的疾病和患病后的表现都会不一样。而本书中的方法可以让你在疾病初起的时候，甚至是病还未起的时候，就能够自

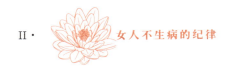

己来调理，把它们扼杀在摇篮里；还有，如果能在接受医院治疗的过程中，再配合使用本书中的一些方法，效果也会更快、更明显。

这本书通俗的语言和防病于未然的意识，尤其是运用五行生克这一"清规戒律"来防病治病的理念，令人读后拍案称绝。

现在市面上有很多关于女性保健的书，大多体例模糊，方法过于专业，对读者来说，实用性不强。本书以心、肝、脾、肺、肾的保养为线索来讲述，并结合作者自己多年的临床经验，以讲故事的形式来说明祛病的方法，使本书具备极强的可读性。另外，书中的方法还都非常简单，每个人都可以一学就会，一用就灵。

掩卷之时，我想，如果说医院是以施救为主，那么这本书教给你的，就是自救的方法。

每天繁忙的工作，让我多年未落墨写文，但是读完这本书的时候，还是按捺不住内心的激动之情。这确实是这么多年来，我第一次主动要去写一些简单的文字，表达我对一本书的喜欢以及对一种新的防病理念的认同。

希望更多的女性从这本书中得到实惠。

北京中医药大学附属东方医院副教授　祝东升

2015年5月24日，于东方医院

序言二

■ 予人玫瑰，手有余香 ■

我从小身体就不好，妈妈为此常常不安，我离开家乡外出求学，更是将这种不安放大到了极点。直到有一天，我因为机缘巧合，遇到了恩师紫玄道人，师父治好了我多年的心脏病，而我，更是有幸被师父收于门下，潜心研习道家养生之术。自那以后，每次回家，见我总是健健康康、神采奕奕的样子，母亲脸上的笑容也多了起来。不仅如此，我还根据自己的所学，帮母亲治好了便秘、频繁感冒等多年的顽疾。也许到此，母亲才真正地安心了。这种安心，首先是对我身体的安心，也因为我的所做应了母亲从小教育我的那句话：要把好的东西跟别人分享，给别人带来愉悦。

我一直记着母亲的话，用心去对待每一个来找我看病的人。迄今为止，我治愈的患者已经超过万人。每一位患者都有一个故事，在陪她们一起跟疾病和衰老做斗争的过程中，我感受到了健康的魅力、分享和爱的力量。

在与很多女性朋友接触的过程中，我发现她们普遍都不爱去医院，一是觉得花钱，有钱还不如给孩子省下来；二是去医院往往做一堆检查，最后千篇一律地拿一堆药，还不管事儿；还有人说，自己身上的比如像胸部太平、毛孔粗、月经期小腹发胀等症状，其实都是一些小毛病，不值得往医院跑，而有了性冷淡，阴道瘙痒、松弛等难以启齿的毛病，就更羞于去医院了。

我也是女人，她们的这些问题我也深有体会。所以，从拜师学医的那天起，我就决定，一定要教给我所遇到的每一个姐妹一种"无病自己预防，有病自己治疗"的方法。除了跟师父认真学习道家养生之术外，我还专门研读了很多医书，并结合多年的临床经验，找到了很多女性常见病的发病原因，以及简便、易操作、安全有效、无副作用的五行祛病护养法。

本书提供的多种方法，都是不用花很多钱、自己在家能操作，且通过无数病例的有效印证并有古今医家医理说明的极简方法。除了这些具体的方法，其实我更想推而广之的是"渔"的方法，这个"渔"，就是五行祛病养生的纪律。遵守这个纪律，您就不必病急乱求医，把辛辛苦苦攒了半辈子的钱拱手送给别人，让自己宝贵的生命任由别人牵着鼻子走。您完全可以以不变应万变，做自己的保健医生。如此，我就能安心，也能达到母亲对我的期待了。

在本书中，我不讲晦涩而高深的五行知识，只把一些我已经用过的五行祛病的方法告诉您，并把治病的原理化繁为简，让广大女性朋友真正找到美丽、健康的捷径。

本书根据五行生克的规律，把女性分为金、木、水、火、土五行人，每一行人先天体质不同，一生中易患的疾病和重点需要保养的脏器都不一样，所以，书中的方法旨在专人专病专治，真正宠爱每一个女人。翻开本书，您只需要根据自己的出生日期，在附录的表格中查到自己的五行属性，就可以在本书中找到为您度身定做的保持健康美丽的方法了。

本书的第一章，我以简明扼要的方式，向女性朋友们介绍了五行与女性的健康和美丽之间的关系，为什么女人要弄懂五行、善用五行才能达到身心性的护养？季节和经络穴位是如何分五行的？每一行的女人有哪些专属养生方案？等等。在第二至六章中，我针对五行中火、木、土、金、水各自对应的人体的五大脏器，即心、肝、脾、肺、肾，分别给出了不同的保养方案。其中包括5种心系统保养方案、12种肝系统养护方案、9种脾系统保养方案、10种肺系统保养法、12种肾系统养护法，这些方法都是特别简单有效的。在第七章中，我将自己多年积累的一些百试百灵的保健锦囊妙方告诉大家，希望大家用了后都能全面强壮自己的体质。

书中除了对经络穴位治病法的最新诠释之外，我还特别给女性朋友介绍了简单易学的五行功法，您在家就可以练习。另外，我还介绍了数种五行粥汤和药酒的自治方法，并且根据五音入五脏的道理，加入了很多音乐疗法。

本书附表中的《五行属性查询表》，让您根据自己的出生日期就能很快查知自己和家人的体质类型，如果您查到自己的生日对应的是五行中的火，那么您就是火行人，需要在生活中特别养护五行属火的心和小肠，依此类推。

另外，本书的彩页中，给五行人分别介绍了平时应该多吃的食物，以及作为平时保养之用的简单中药。

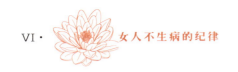

很多人跟我说，食物按温、凉、寒、热、平来区分的方法对她们来说太难了。在这里，我将食物按五行属性来区分，非常简单。如果您是火行人，那就应该多吃火行食物，补益心系统。其他行人，依此类推。

希望我这本书中的方法能让广大的女性朋友在面对疾病时拥有从容不迫的心境，如果能达到这个目的，将是我最大的满足了。

予人玫瑰，手有余香。能够用本书中的方法调养好自己的身心性，同时也能将保持健康美丽的秘方与别人分享，这是我写这本书的小小心愿。

张鹤瑶

2015年5月30日，于北京

目 录
CONTENTS

第一章
———— 懂得五行、善用五行的女人 ————
才能真的健康漂亮

第二章
心是女人永远的家
女性心系统护养法

第三章
—— 像妈妈一样值得您一生信赖 ——
女性肝系统养护法

第四章
忘什么都不能忘本
女性脾系统养护法

第五章
肺没病，女人才显得水润
女性肺系统养护法

第六章
肾好的女人福气大
女性肾系统养护法

第七章
张大夫的压箱宝贝

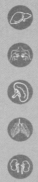

女人不生病的纪律

懂五行的女人，身体和皮肤肯定更好

我们身体里的五脏六腑是如何相生相克的

不同的出生日期决定了女性的五行先天体质

女人到底要养什么

每个女人都需要一套量身定制的养生方案

遵守季节的五行规律，就会收获季节的五彩祝福

五行身心护养法是送给女性的终身平安大礼

女人不生病的纪律

第一章

懂得五行、善用五行的女人
才能真的健康漂亮

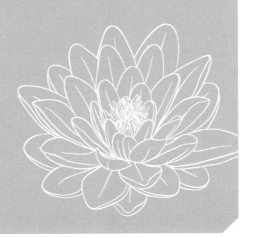

懂五行的女人，身体和皮肤肯定更好

综观女性的一生，例假、结婚、生孩子、工作和生活的压力都会让女人元气大伤。我身边的女性，几乎每个人的身体都有这样那样的小毛病甚至大问题。没学医之前，我也是医院和药房的常客。自从跟恩师学习了道家的五行护养之法，我发现，身体和心理上的很多问题都迎刃而解，靠自己就把身体调得好好的了。

——■ 每个人都活在五行中

到底什么是五行呢?《黄帝内经》中说:"五行者，金木水火土，更贵更贱，以知生死，以决成败。"

在大自然中，一个事物的出现，总有令它产生的因素，但同时总会出现另一因素来制约它，这就是五行相生相克的道理。养生治病的道理也是如此，你生病了，总有一个使你生病的因素存在，同时也会有一个制约它、使疾病消失的因素存在。正如毒蛇存在的地方，附近必定会有解蛇毒的草药存在一样。

　　《黄帝内经》中还认为：世间万事万物都可以用五种属性来进行分类：
①具有生发、条达、曲直作用的事物，用木来代表；②具有炎热、向上作用
的事物，用火来代表；③具有长养、化育、稼穑作用的事物，用土来代表；
④具有清静、肃杀、从革作用的事物，用金来代表；⑤具有润下、寒冷作用的
事物，用水来代表。

　　"天有五行，人有五脏，在天成气，在地成形"，也就是说，大自然有木、
火、土、金、水五行，在人体内分别对应肝、心、脾、肺、肾五脏，五脏又
分别配胆、小肠、胃、大肠、膀胱等五腑，而五脏又分别配合筋、脉、肉、皮
毛、骨这五体。

　　中国中医大家郝万山是这么讲述五行的：孙悟空修炼了那么多年，总
想"跳出三界外，不在五行中"，但为什么如来佛还是拿手把他抓住了？
如来佛告诉孙悟空，他仍然要受大自然的支配。想想看，咱们中国名山大
川有多少，为什么偏偏要把这猴子压在五行山下呢？孙悟空想不通——我
这么大本事，我怎么还逃脱不了大自然的支配呢？实际上这个手并不是如
来佛的手，而是代表五行。人类为什么长五个手指头？为什么有五官？
这是大自然的造化啊。所以五行非常有意思，它就是这样把人和自然联系
起来的。

　　对于女性而言，一生中最关心的健康和美丽问题也都在五行的掌握之中。

——■ 不懂五行生克，擦什么化妆品都没用

　　如果说美丽是我们女人一生的事业，那么皮肤和"面子"问题无疑是
"事业"的核心。是否拥有动人的容颜、完美的肌肤以及优雅的气质，很

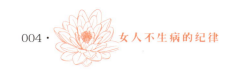

多时候关系着我们能否自信地面对自己的爱人、朋友以及每天的工作和生活。

为此，很多女人每年把大把的钱扔到商场里，买很多昂贵的护肤品，甚至为世界顶级名牌而不惜血本，结果用了以后，皮肤还是很糟糕。这是为什么呢？第一，她们不懂中医里说的肺主皮毛的道理；第二，她们不知道要从源头上，也就是从保养脾胃入手来解决皮肤容易发干、皱纹滋生的问题。肺属金，脾胃属土，在五行中，土生金，也就是说脾胃就像肺的母亲一样，保养好脾胃就能从根本上补益肺金。也就是说，如果母亲把营养补足了，那婴儿吃到的自然就是营养丰富的乳汁。

把脾胃保养好了，脾胃化生气血的能力会很强，就能给肺提供充足的气，肺气足了，你的皮肤才会水感、红润。

如果你既懂得肺主皮毛的道理，又知道从保养脾胃开始为自己的皮肤投资，那么你就根本用不着每天为要用哪个牌子的护肤品而苦恼，因为五脏本身就能给你最好的护养，就看你是否懂得它们之间的相生相克规律了。

■ 丰胸大计靠五行

胸部是女人的身体之花，各种铺天盖地的丰胸广告更加印证了这个不容置疑的事实。很多女性买了丰胸仪，或者丰胸霜、丰胸膏，每天都要好一番折腾，累死累活地在那儿做丰胸，结果呢？效果微乎其微。看来，丰胸的产品越多，梦想丰胸的女人却越迷茫。

为什么胸部就是大不起来呢？关键问题是你的肝经出问题了。

中医认为，胸部是靠气血来养的，肝经的循行路线经过女人的胸部。肝经气血畅通，乳房才能骄挺傲人。这样看来，首先要把肝服侍得好好的，保持肝经气血充盈、畅通，才能达到丰胸的效果。但是，光伺候好了肝经还不够，你还需要懂一点中医里的五行，才能更完美地让你的胸部丰满起来。中医的五行理论认为，肝属木，肾属水，水是生木的，只有肾水足了，肝木才会郁郁葱葱，乳房也才会真正地挺起来。问胸哪得丰如许？为有源头肾水来。所以说，要想丰胸，除了补肝，还要补肾。如此，肾水才能更好地浇灌肝木，肝木枝叶繁密，你的胸部想不丰满都难。

　　丰满的胸部是每个女人的终极梦想，但是像乳房肿痛、乳腺增生、乳腺肌瘤等乳房的健康问题，往往成为实现梦想的绊脚石。女人往往心思细腻、敏感，爱生闷气，这样很容易使肝气郁结，一系列乳腺系统的毛病就接踵而至了，这不仅让女人痛苦不堪，而且还会影响子宫、卵巢、盆腔系统。要想彻底摆脱这些困扰，必须从补肾开始保养乳房，从根子上改善女性乳房的健康状况，才能轻松实现你的丰胸大计。

──■ 子宫和卵巢的平安更要靠五行

　　如果说皮肤和乳房的问题更多地关系到女性的美丽，那么子宫、卵巢、盆腔系统的问题则切实关系到了女人的健康之本。在我所诊治过的女性之中，很多都有各种各样的子宫病和盆腔系统疾病。而关系女人青春之本的卵巢，在最近几年，也成为继美肤和丰胸之后女人们最关心的焦点。

　　这些问题的根本都出在肾上，只有补肾才能保证女性一生的健康美丽。但是，除了要把肾彻底补好还要补肺，因为，五行中肾属水，肺属金，金生水，肺气足了，肺金才能生肾水，女性的肾才能从根本上补起来。另外，子宫、卵

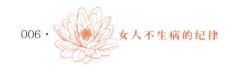

巢和盆腔全是靠血来养的，五脏中肝藏血，肾精生血，脾统摄血液，这三个脏器都要保养好，才能满足子宫、卵巢和盆腔对血液的需求。

──■ 为什么胃有病了要去治肝

上面说的都是五脏相生的例子，下面我再举一个五脏相克的例子。很多女性朋友跟我说，平时肚子里老是往上嗳气、胃胀，胃里火烧火燎的，吃完饭一会儿就觉得饿，但小肚子是鼓鼓的，看肠胃科根本看不好。

我告诉她们：这种情况看起来是胃火，其实压根儿不是脾胃的问题，是因为肝气不畅，得调肝才行。肝属木，脾胃属土，在五行中，木克土，木是来约束土的，就像种树防治土的流失一样。但是肝管得太宽、太严了，就欺负脾胃了，也就是五行中讲的木侮土。当你心情不好或者是因情绪失常、吃药吃多伤了肝肾，肝火传到脾胃上，你的脾胃就开始折腾了。这个时候如果单纯地去看肠胃科，就没有抓住问题的根源，病当然治不好了。

女人只有把肝伺候好了，肝才不会有邪火，脾胃也平安无事。否则，脾胃也不是软柿子，它被欺负了，也会发脾气的，它一发脾气，我们的胃肯定没什么好日子过。

我们身体里的五脏六腑是如何相生相克的

五行的相生和相克是密切关联又不可分割的两个方面，掌握五脏六腑的生克规律将为你打开通往健康的大门。

——■ 五脏之间的相生关系是怎样的呢？

在我们的身体里，肾属水，肝属木，心属火，脾属土，肺属金。

按五行里面五行生克的规律，水生木，木生火，火生土，土生金，金生水。换句话说，肝好，心就好；心好，脾就好；脾好，肺就好；肺好，肾就好；肾好，肝更好。用中医的语言来说呢，就是肝（木）藏血以济心（火），心（火）之热以温脾（土），脾（土）化生水谷精微以充肺（金），肺（金）清肃下降以助肾（水），肾水之精以养肝（木）。

五脏之间的相生关系，简单来说，其实就是一种互帮互补的良性循环关系。

有一次，我有一个朋友全身发热，呼吸不畅，还老是咳嗽，一检查，肺有点问题，后来病虽然治好了，但是没过多久，她晚上开始频繁地起夜，中医认

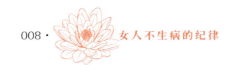

为，这是肾有问题了。

用中医的五行生克之理来分析：肺与肾的关系本来是金生水，肺是肾的母亲。也就是说，肺本来是一直给肾提供帮助的，但是现在肺有病了，母病及子，连自己都顾不过来了，自然就不能再给肾帮助，肾自然就出现问题。

这时候，如果不懂得肺与肾之间这种相生的关系，一味地去补肾，效果不一定好。想要治好夜间尿频，就必须想办法先补肺。后来，我告诉她，去药店买一种叫金水宝胶囊的中成药回来吃，把肺补好了，这个毛病也就没了。

——■ 五脏之间的相克关系又如何呢？

有相生就有相克，也就是木克土，土克水，水克火，火克金，金克木。五脏六腑其实是"五权分立"的关系，它们既相互帮助，又相互约束，这样才能达到体内五行的和谐。如果说相生是一种你好我好、相互帮助的关系，那么相克首先是一种相制约的关系。

肺气清肃下降，可以抑制肝阳上亢，即金克木；肝气条达，可以疏泄脾土的瘀滞，即木克土；脾的运化，可以避免肾水的泛滥，即土克水；肾水的滋润，能够防止心火的亢烈，即水克火；而心火的阳热，可以制约肺金清肃得太过，即火克金。

正常情况下，这种相互约束就是一种良性循环的状态。

但是，在身体有了某些病变的时候，这种相克的关系，往往表现为制约得太过头，而使得坏的影响顺着这个循环圈，相互传染。

木克土，对应到五脏里，就是肝克脾。也就是说，如果肝受伤了的话，就会影响到脾，你就不想吃东西，觉得胃胀、腹胀等，这就是肝对脾产生了一个坏影响。所以，你的胃不舒服的时候，其实应该先去调调肝。

如果你的脾胃不好，不一定是脾本身出了问题，很有可能是肝不好了，而对脾产生了影响。这时候，好好调调肝，脾胃就能恢复正常。

在生活中，有很多人跟心脏病斗争了几十年，最后还是没治好。其实这是忽视了五行养生里面水克火的道理，也就是说肾克心，为什么很多心脏病人的肾都不太好，肾不好就会影响心，所以，心脏病人如果能在养心的同时，再好好地保养自己的肾，心脏病就能得到很大的缓解。

还有，当心有火时，人会出现胸闷气短、前胸痛等症状，因为心克肺。肺有火时，肝火更旺，这就是肺克肝。

五行的相克还体现在我们的情志上，比如，为了避免乐极生悲，人得志的时候、大喜的时候，应该想点"恐"，即还有什么自己怕的东西；忧虑过多，就找点喜事来乐一乐；需要慎重思考的时候，千万别发"怒"，要不事情就完蛋了；怒火中烧的时候，就想点"忧"事；危急与恐惧时，以"思"克服，就是沉着冷静……

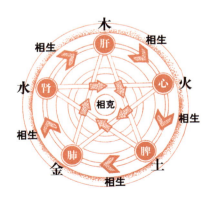

五脏之间的相生相克规律，就是女人不生病的纪律，遵守这个规律，您的一生就过得富足平安

　　对女人来说，要想保持健康和美丽，不管涂多少化妆品，吃多少保健品，穿多么漂亮的衣服，必须首先弄懂五行，然后善用五行生克之理来护养自己。

　　女人若懂得五行的生克之道，方能享受不生病的幸福和由内养外之妙。

不同的出生日期决定了女性的五行先天体质

使用我教给大家的五行养生祛病法，从现在做起，坚持下去，您收获的将是一种前所未有的幸福生活方式。

　　看到这儿，可能很多女性朋友都迫不及待地想要知道自己的五行属性了。为了让您更快掌握我的五行养生祛病法，我删繁就简，制作了一个《五行属性查询表》，您根据自己的出生年月日，便可在本书后面的表格中查到自己属于哪行人，就会知道自己一生中容易得哪些病，应该重点保养身体的哪些部分。这样，您就会少生病，不生病，就算病真的来了，也会胸有成竹地对付它。

　　比如，我一个邻居的女儿是1985年11月26日出生，那她就是土行人，脾胃五行属土，先天较弱，容易得消化系统的疾病，所以，我就建议邻居平时要多注意保养孩子的脾胃。

　　如果您在表格中查出自己是土行人，那么您的脾胃是一生中最容易出问题的脏器；而且，一旦脾胃出了问题，也不容易治好，治好后也很容易复发；另外，身体如果有了其他长时间找不到原因的慢性病，也应该从脾胃上找找原

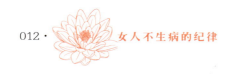

因。其他行的人，依此类推。

这个方法并不是我自创的，现代著名中医学者李景祥在其著作《论五行人》中就说："五行人的先天相貌与其出生当日天干相类似，其旺衰主要取决于出生当日的月令和时辰。"

不同的出生日期决定了女性不同的先天体质，不同的先天体质决定了不同女人的五行属性，进而也决定了她身体里哪个脏器是最弱的，以及一生中易患的疾病。

就像每个女人年轻时都不能预测自己会嫁个什么样的老公一样，每个女人的未来都是神秘莫测的。但是，越早知道自己身体的先天弱项在哪里，就能越早做好护养工作，未雨绸缪的保养才是最充分、最完美的。

当我们得病的时候，不要把医生当成唯一的救命稻草，要知道，把自己的身体交给别人，结果通常是不尽如人意。

在经历了生理期、结婚、生子等女人一生的很多关键期之后，很多女士已经落下了一身的毛病，在一些特别的季节里更是反复发作。然而，每个人的主要症状都不完全一样，所以，千篇一律地去做妇科检查，去吃医生给所有女人开的几乎一样的药，花钱不说，耗精力不说，还往往断不了根。所以，请一定要从自己的先天体质上找原因，采用对症的自然疗法，这样，生活才会从容自在。

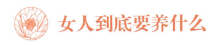 **女人到底要养什么**

这里，我给大家一句保持一生健康的忠告：除了要重点保养我们每个人先天最弱的脏器，也要好好保养与之相生克的脏器，同时要根据自己的五行属性，尽量多吃补益自己较弱脏器的食物，只有这样，身体才能真正健康起来。

知道了自己的五行属性以及应该重点保养的先天较弱的脏器，当有些慢性病总是迁延不愈的时候，我们也就知道如何从先天体质上去下手，将疾病斩草除根了。

但是，很多人都问我："如果我是火行人，心在五行又属火，这不证明我的心脏很强壮吗？怎么反而要着重保养心脏呢？"

我告诉她们，中医讲五脏藏纳五气。如果把您的身体比作一间大房子，心脏就是给整个房子带来温暖的火炉。火行人跟其他四行人相比，火更旺，那相应的火炉折旧率也更快，所以，更需要加强保养才对。

我有位女友就是火行人，遇到一点小事就着急上火。工作和生活压力大，

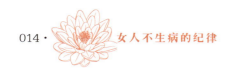

加上脾气急，于是口腔经常溃疡，隔三岔五地牙龈肿痛，治好了没多久就复发。最近一次体检中，又发现血压升高，还老是觉得烦躁，胸口发热，心律不齐，而且晚上总是容易失眠，翻来覆去睡不着。

我在每天下午5点到傍晚7点肾经当令之时，也就是肾经精神头最大的时候，用力在她的心包经和心经上刮痧，然后用艾条灸她肾经上的复溜穴。

在心包经和心经上重点刮痧是为了使她的血液运行顺畅，让过旺的心火往下走。复溜为肾经的经穴，为水穴，肾经又属水，所以复溜为水中之水。艾灸此穴则是为了补足肾水，然后用心火温肾水，达到体内水火的平衡、交融，使心肾相互调和。5天后，她的症状全部消失。

最后一次治疗完后，我嘱咐她，每天下午5点到傍晚7点，用掌心的劳宫穴（心经的火穴）对准脚心的涌泉穴（肾经的水穴）均匀摩擦，直到发热为止，使心肾这一对火与水其乐融融。我还让她隔两天就自己做做肾保养，比如用五行养生油搓八髎，滋养肾水，用力拍掌去心火等。她坚持这些方法后，尽管工作依然很忙，但那些疾病再也没来找过她。

这里我只是举了一个水克火的例子，其实，内脏五行运动变化引起的病症多种多样。心系统的病是这样，其他脏器的病变也是如此。

另外，都说病从口入，健康也是从口入的，女人如果想保养好自己的身体，除了努力保持脏器之间的和谐之外，也要在饮食上多加注意。

五行与五脏、五味、五行食物对照表

五行	金	木	水	火	土
五脏	肺	肝	肾	心	脾
五味	辛辣	酸	咸	苦	甜
五行食物	金行食物	木行食物	水行食物	火行食物	土行食物

　　如上表所示，金行人因为肺系统普遍都不太好，所以就一定要在平时注意多吃能够补益肺、大肠的金行食物，另外要注意尽量少吃辛辣的食物。同样的道理，木行人因为肝最容易出毛病，所以要多吃补益肝胆的木行食物，另外对酸的食物也要尽量离远点。其他的三行人，可依此类推。

　　具体的各行食物都包括哪些谷类、蔬菜、肉类、水果、常见药、干果、调味品、饮品等，本书的彩色插页里有专门的五行食物的表格，您可以很快找到您自己应该多吃的食物、多喝的饮品，和平时可以用来养护身体的一些常见中药和成药。

　　当然了，人是吃五谷杂粮的，不一定说金行人就必须光吃金行食物，水行食物等其他食物都不能吃，而是说金行人最好多吃金行食物，尤其是在身体不舒服的时候，如果多吃金行食物，身体恢复得也会更快一些，但是，平时其他的食物也都要吃，尤其是要多吃一些应季的食物，尽量少吃反季节的蔬菜和水果。

　　这里，我给大家一句保持一生健康的忠告：除了要重点保养我们每个人先天最弱的脏器，也要好好保养与之相生克的脏器，同时要根据自己的五行属性，尽量多吃补益自己较弱脏器的食物，只有这样，身体才能真正健康起来。

每个女人都需要一套量身定制的养生方案

每个女人都需要一套量身定制的养生方案，就像每个女人生活中都渴望有一个佛来保佑她一样。五行护养宝典就是这样一本健康心经，它告诉你，如果身体出问题了，就有对应的食物和神穴来帮你。

——■ 木行女人易患疾病及保养要点

木行女人做事往往劳心劳力，比其他行的女人更容易因劳累过度而消耗肝血，容易生肝火、肝气郁结，所以易患乳腺增生、颈椎病、腰肌劳损、神经衰弱、肝胆系统病症。

如果你是木行女人，需要着重保养肝胆。在饮食上，要多吃木行食物，如菠菜、芹菜、茼蒿等。另外，每天坚持练习脊柱调息法，推肝胆两经，多唱唱歌。

在这里，我给大家推荐一个木行女人的金牌保养穴位——太冲。太冲是人体肝经上最有灵性的穴位，只要每天下午5点到傍晚7点肾经经血运行最畅旺的时候，按揉左右脚的太冲穴各20分钟，就能预防并改善以上疾病。

之所以选择在肾经当令时按揉太冲，是因为肝肾同源，肾水生肝木，肾经是肝经的母亲。由于肝经在深夜1点到凌晨3点当令，这个时候人都在熟睡中，故在其母经——肾经当令之时按揉太冲，效果一样好。

——■ 火行女人易患疾病及保养要点

火行女人由于先天体内火比较大，常会心火亢盛，失眠，心律不齐，心慌心悸，容易患口腔溃疡、生痘痘等。另外，火行女人患高血压、心脏病、动脉硬化、脑出血等心脑血管疾病和小肠系统疾病的概率较高。

火行女人必须注意心与小肠的保养。在饮食上，要多吃火行食物，如茄子、黄瓜、西红柿等。同时，每天练习心脏保养法和拍掌养心法，主食上要经常吃五行养心粥。

除了上面说的方法，还有一个对火行女人特别有帮助的，堪称一穴灵的大穴——内关，此穴在心包经上，每晚7点到9点，心包经气血最为充盈的时候，按揉左右手的内关穴各20分钟，能预防和迅速改善这些症状。

——■ 土行女人易患疾病及保养要点

土行女人因天生胃强脾弱，比较能吃但不易消化，加上脾虚导致身体懒惰，不爱运动，极易患肥胖症、三高症（高血脂、高血压、高血糖），并且容易气血亏虚，面色苍白，气短无力，头晕易倒，眼袋浮肿，思维混乱，老想睡觉。这

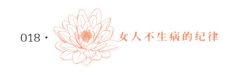

些都是脾胃系统出了毛病，因此，保养脾胃是土行女人保持健康的关键。

土行女人在饮食上，要多吃土行食物，如卷心菜、豇豆、南瓜等。还要经常练习蛇舞，排除身体的毒素和脂肪，经常推腹、刮脚心健脾。

三阴交是土行女人的保养大穴。每天上午11点，是脾经最活跃旺盛的时候，按揉双腿的三阴交各20分钟，能预防并改善这些症状。

——■ 金行女人易患疾病及保养要点

金行女人由于工作投入，容易因争强好胜而废寝忘食，易患慢性支气管炎、肺炎、肩背痛、皮肤病等肺系统疾病，所以，肺和大肠的养护要放在第一位。

金行女人在饮食上，要多吃金行食物，如梨、银耳、丝瓜、苋菜等。帮助自己排解压力，避免由于压力导致身体产生慢性病变。打坐是金行女人最好的养生方式。金行女人每晚临睡前，应将薰衣草精油滴入热水中泡脚，以排除压力和疲劳。

尺泽是女人肺经上的灵性原穴，不管是肺燥引起的鼻咽干燥、肌肤缺水、便秘，还是肺里有痰引起咳嗽、呼吸不畅、声音嘶哑。每天上午11点是脾往肺部运送气最充足的时候，按揉左右胳膊的尺泽穴各30分钟，就能将肺部疾患一一化解。

——■ 水行女人易患疾病及保养要点

水行女人易患阴道炎、子宫肌瘤、卵巢囊肿、肾虚、腰膝酸软、脱发、黑眼圈等肾系统疾病，因此，肾保养是水行女人一生必修的保养课。

水行女人在饮食上，应多吃水行食物，如黑木耳、藕、西兰花等。平时应勤做肾保养，多搓八髎穴，以增强生殖系统和泌尿系统的抗病能力。

太溪是肾经的原穴。一切肾虚引起的腰痛、脱发、记忆力减退、性欲减退、月经不调、脸上长斑、怕冷等症，只要每天下午5点到傍晚7点，肾经气血最活跃的时候，按揉左右脚的太溪各20分钟，就能轻松补肾，预防和改善肾虚导致的很多症状。

遵守季节的五行规律，就会收获季节的五彩祝福

现在，我把五行养生祛病法教给所有的姐妹，只要熟练运用这个武器，每个女人都能在与疾病的对抗战中所向披靡，战无不胜，将健康和美丽这两个战利品轻松收入囊中。

女人的养生，不但要结合自身的五行属性，更要照着季节的五行更替去做，才能在每个季节把自己保养到位。

如果违背了季节的五行更替规律，对身体和容貌的报应不久就会到来。

来找我看病的很多女孩子都喜欢在冬天穿裙子，这就严重违背了季节的五行规律，也是很多恼人的妇科病的根源。因为，冬天在五行中属水，肾在五行也属水，在冬天，如果我们不注意保暖，那肾水就会更冷，导致肾阴不足，出现肾阴虚之症。另外，因肾水不足，不能好好滋养肝木，你在来年春天的时候肝脏就容易出问题，像乳房胀痛、乳腺增生、月经不调等，这就是季节对你的惩罚，要让你付出美丽的代价。

所以，只有了解季节的五行属性，在相应的季节提前做好防范，那样在换

季的时候，你的身体才会从容不迫地与四季共舞。

下面我以一个表格的形式来表示五季与五行的对应关系，以及女性在每个季节应该注意些什么。

五季养生对照表

五季（时间）	五行	五脏	易患疾病	易患人群	方法
春（1~3月）	木	肝	胸肋部（腋窝和胸部以下）发胀、乳腺增生等肝系统疾病，并且常常犯困、浑身没劲儿、眼睛发干等	木行女人和有肝系统疾病史的人	推肝胆经
夏（4~6月）	火	心	烦躁、心悸、失眠和有心系统疾病	火行女人和有心系统疾病史的人	拍手养心，压掌心
长夏（6~8月）	土	脾	腹胀拉肚子、整天昏昏沉沉地想睡觉、思维老是慢半拍、眼袋严重。有的人舌头边缘会出现一圈牙印一样的齿痕	土行女人和有脾胃系统疾病史的人	跪指（手指弯曲蜷起来称跪指）刮脚心
秋天（9~10月）	金	肺	鼻子和咽喉发干、喉咙发痒、经常咳嗽、皮肤瘙痒等，还有的人指甲周围会起倒刺，严重的还会感染咽喉炎、肺炎	金行女人和有肺系统病史的人	在肺经刮痧
冬天（10~12月）	水	肾	肾虚、尿频、阴道炎、子宫肌瘤等症，还容易发生腰腿寒痛、宫寒痛经、风湿腿痛等病	水行女人和有肾系统疾病史的人	保暖，多做肾保养和搓八髎穴

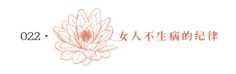

　　上面的表格中大致提到了每个季节里身体较弱脏器的保养方法，而我在后面的文章中会分章对每个脏器的保养方法做一个全面的介绍。

　　了解了五季的气候特征和致病特性，你就应选择食用与之对应的五行食物，如春天多吃补益肝胆的木行食物，夏天多吃补益心与小肠的火行食物，长夏多吃补益脾胃的土行食物，秋天多吃补益肺与大肠的金行食物，冬天多吃补益肾与膀胱的水行食物。

　　五季风景各异，精彩纷呈，但也有很多疾病在暗中等待机会，在你某个器官最脆弱的季节里向你扑来。现在，你知道了五行与五季的对应关系，也知道了自己哪个脏器在什么时候最脆弱无力，这样就做到了有备无患。

五行身心护养法是送给女性的终身平安大礼

你身上的12条经脉上面都有"井穴、荥穴、输穴、经穴、合穴"这5个通灵之物，如果你全部记住有点难，那就每天记一个并使用它吧，就当是每天为您和家人的健康积分了。日积月累，这些健康的积分一定能给您的家庭换来一份平安大礼。

我的五行养生祛病法中，涉及了一些人体经络和穴位，它们也是分五行的。只要掌握了这些经络穴位的五行属性并灵活运用，你就能迅速掌握五行养生祛病法的真髓，并能举一反三。

人体有12条正经，每条经脉上都有井穴、荥穴、输穴、经穴、合穴5个穴位，合称五输穴，也称五行穴位。如果说人体的12条正经就像一个城市的12条重要干道，那五输穴就是每条道路上5个最关键的路口。遇到一些例如交通堵塞等情况的时候，一定要重点疏通这些关键路口，才能最快恢复正常。

五脏所属的6条经脉中，井穴属木，荥穴属火，输穴属土，经穴属金，合穴属水。六腑的6条经脉中，井穴属金，荥穴属水，输穴属木，经穴属火，合穴属土。

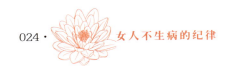

经脉和穴位的具体五行属性请参阅以下表格。

五脏之五输穴（五行穴位）表

五脏经脉名称	井穴（木）	荥穴（火）	输穴（土）	经穴（金）	合穴（水）
足厥阴肝经（木）	大敦	行间	太冲	中封	曲泉
手少阴心经（火）	少冲	少府	神门	灵道	少海
足太阴脾经（土）	隐白	大都	太白	商丘	阴陵泉
手太阴肺经（金）	少商	鱼际	太渊	经渠	尺泽
足少阴肾经（水）	涌泉	然谷	太溪	复溜	阴谷
手厥阴心包经（相火）	中冲	劳宫	大陵	间使	曲泽

六腑之五输穴（五行穴位）表

六腑经脉名称	井穴（金）	荥穴（水）	输穴（木）	经穴（火）	合穴（土）
足少阳胆经（木）	足窍阴	侠溪	临泣	阳辅	阳陵泉
手太阳小肠经（火）	少泽	前谷	后溪	阳谷	小海
足阳明胃经（土）	厉兑	内庭	陷谷	解溪	足三里
手阳明大肠经（金）	商阳	二间	三间	阳溪	曲池
足太阳膀胱经（水）	至阴	通谷	束骨	昆仑	委中
手少阳三焦经（相火）	关冲	液门	中渚	支沟	天井

以上表格，姐妹们也许会觉得有点枯燥，弄不明白。但只要我稍加指点，您就会发现，五输穴其实简单至极，而且妙趣无穷。

不论你是养生还是治病，只要遵循"实则泻其子，虚则补其母"的规律就可以了。比如肝属木，水生木，木生火，肝经上的合穴（水穴）曲泉就是肝经的母亲，荥穴（火穴）行间就是肝经的儿子。

这里的母与子的关系，就相当于大河与小河的关系。"实则泻其子"就是说每个脏腑有上火、发热、发炎等实证，要在其经脉的子穴施以泻法，也就是说大河水太满了，必须疏通小河，让大河的水尽快从小河流出去，以缓解这种涨满的情况。

反之，浑身无力、头晕心悸、腰酸腿软、气血不足等虚证，要在其经脉的母穴施以补法（按揉穴位时，力量重为泻，力量适中或轻柔则为补）。

同样的道理，就是说小河的水太少了，就得赶紧把大河的水注满，大河的水多了，小河里的水也就随着"水涨船高"了。

比如你肝火旺盛，就会出现耳鸣、眼睛又红又肿、经期流鼻血等症状，这时候，你就要对肝经的火穴，也就是子穴行间进行刮痧或重力按揉以泻肝火；如果出现月经不调或闭经、血虚、经常抽筋、魂不守舍等肝气不足（虚）的情况，就需要每天按揉或敲打肝经的水穴，也就是母穴曲泉1～3分钟，坚持3～5天，根本不用吃任何药，上面这些症状就会明显改善。

只要知道了经络穴位的五行属性及它们之间的生克关系，也就知道了它们谁是母，谁是子，谁是大河，谁是小河，那么，当你身体出现任何不舒服的时候，就可以很快知道是应该给大河注水，还是应该疏通小河河道了。这个方法就是一把万能钥匙，也是熟练运用我后面提到的所有方法的关键。

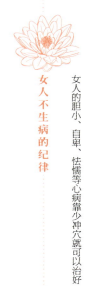

第二章

心是女人永远的家——
女性心系统护养法

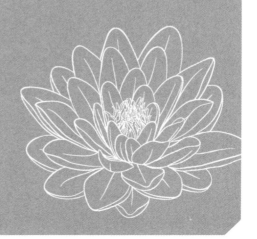

女人的"面子"全靠心脏来维护

一个女人的心脏功能好不好，看她的脸就行了。如果心脏没问题，脸会毫不谦虚地表现出你的神采奕奕；如果心脏出了毛病，脸也会毫不客气地以苍白、皱纹、干燥等来替心表达不满，提醒你必须对心脏提高重视了。

中医讲"心其华在面"，华就是光彩的意思，也就是说女人的脸是心的代言人，心脏有一丁点毛病，脸会毫不客气地"说"出来。我们的脸就像一面镜子，它将心的毛病一览无余，同时我们苍白枯黄的脸色、皱纹、皮肤干燥等一切恼人的面子问题都是心在哭诉。所以，女人的"面子"问题，其实是心脏的问题。

另外，心除了关系着您的面子问题，还是一个藏神的聚宝盆，如果心气不足的话，生活和工作就没精神。所以，每一个健康、美丽、皮肤白皙光滑、充满活力、神采奕奕的女人都是"好心"的女人。

很多女孩子跟我说，手脚一年四季老是觉得凉，即使是在夏天，别人的手都是热乎乎的，但她们的手却是天然的空调手。到了冬天就更不用说了，她们会比很多姐妹都怕冷。而且，据我多年观察，这样的女孩子大多身材比较瘦弱，说话柔声细语的，很爱得病。看她们的指甲和手都是苍白的，更明显的是，翻开眼皮，里面也是苍白的，没有一点血色。

如果你也有上述这些症状，那就要格外注意了，你已经贫血了。这时候得重点保养心脏。

如果年轻的时候你不好好保养心脏，结婚生子以后，会经常头晕、耳鸣、牙齿酸痛等，也更容易心悸、失眠，有的甚至常常莫名其妙坐在那儿就开始心慌难受。这些都说明你的心血已经不够用，心脏开始老了。

如果你长期贫血，白发、皱纹等这些衰老的症状就来得更快，也更明显。所以，女性更要重点保养心脏，因为它时刻关系着你的"面子"问题，影响着衰老来临的步伐，关乎着你一生的美丽。还有，在保养心的同时，你也要重点保养好肝和肾。在五行中，心属火，肝属木，养好了肝，肝木就能生心火。另外，肾属水，水克火，肾养好了，水火才能交融平衡。

日常生活中，女性怎样判断自己的心脏是否健康呢？

⊙ **看身体的某些表现**

如果您月经量减少、乳房胀痛、性欲减退、额头和下巴长痘痘，则是心火过旺，肾水不足。

⊙ **看舌头**

如果您舌尖发红、口舌生疮或溃疡、整体颜色发红，则为心火旺盛；但是，一般来说月经期前三天和月经期，舌头都会比平时红很多。

如果您的舌头变薄、颜色变浅，则说明卵巢功能开始衰退。

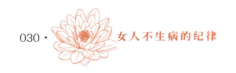

如果您舌头发僵、打卷、不由自主地说错话或突然说不出话，是心一时主宰不了神志，致使舌头不听使唤。

如果您舌头歪向一侧，则是脑中风的先兆。

⊙ 看脸色

"心其华在面"，就是说，如果您面色红润、富有光泽，那么就证明您心气旺盛，血脉充盈，心脏很健康；如果您的脸色苍白，则证明心气不足或气血亏虚；如果您的面色青紫，说明身体里有严重血瘀，需要找专业医师诊治。

冥冥中自有五输穴在保卫女人的心

当你乳房时不时胀痛、月经量特别大或月经量减少、小腹隐痛、额头长满痘痘、脸色发白、经常觉得心慌的时候，心经上的五输穴就可以帮你。

中医认为，邪气犯心，必先犯心包，也就是说病邪要想侵犯你的心脏，必须先过心脏的保护神——心包经这一关。心脏有这样那样毛病的你，一般都是先在心包经上出问题。所以，中医在调理心脏的病征时，一般会先启用心包经上的穴位。

心包经怎么找呢？您把胳膊伸直，从胸口沿着胳膊一直到中指的这条线就是心包经。

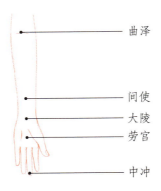

曲泽

间使
大陵
劳宫

中冲

> 心包经上的五输穴是任劳任怨的秘书，您心脏的
> 很多小毛病直接找它处理就可以。

心包经的穴位虽然只有9个，但个个都是不花钱的宝贝，尤其是上面的五输穴，个个身手不凡。

心包经上的五输穴对女人有什么用？

⊙如果您月经量特别大，气血流失较多，又没有及时养心补血，坐下后猛一起来头晕，则说明您是气血虚弱，只需掐住中冲穴（井木穴）1～3分钟便可缓解。

⊙如果您经常生闷气，导致乳房隐隐胀痛，每天用力按揉劳宫穴（荥火穴）1～3分钟，3～5天即可痊愈。

⊙如果您身上长癣疮，痒得难受，每天在大陵穴（输土穴）轻柔地刮痧20分钟，再配合涂抹去癣药，当天止痒，一个星期，长癣处就会结痂，28天完全好转。

⊙如果您总是感到心中烦躁、憋闷、月经量减少、小腹隐痛、额头长满痘痘，在间使穴（经金穴）刮痧10～20分钟，会马上感到神清气爽；坚持刮痧一个月，上面的症状会全部消失。

⊙如果您最近脸色苍白，皱纹突然多起来了，而且经常感到心慌，睡觉
也不踏实，每天用五行经络锤敲打曲泽穴（合水穴），可使心脏保持
安宁，心血流通欢畅，面色变得红润水灵，皱纹减淡甚至退去。

刺激心包经什么时间都可以，但最好在每天晚上7点到9点，因为这正是心包经当令之时，循环于心包经里的气血最为充盈。

对于那些已经确诊患有心脏疾病的女性朋友，就要启用心经上的穴位了，所以一定要把心经五输穴的作用牢牢记住。

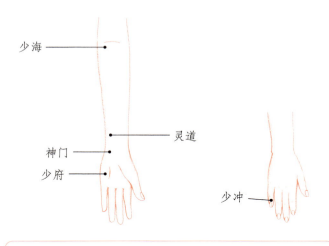

少海

灵道

神门

少府

少冲

▲ 心经上的五输穴是女性的忠诚骑士，女性心脏的
安全必须靠它们

心经上的五输穴对女人有什么用？

⊙容易眼皮跳、天生胆子小、容易心悸的女性朋友，每天按揉少冲穴

（井木穴）3分钟，可补心壮胆，眼皮不再跳。

⊙ 如果您没有阴道炎，但阴道瘙痒，或行房阴道疼痛，子宫下垂，每天请轻轻按揉少府穴（荥火穴）10分钟，一个星期之后，症状就会得到改善。

⊙ 如果您面色晦暗、毫无生气、月经量减少、乳房隐痛、经常失眠、记性不好、精神恍惚，按揉神门穴（输土穴）是最好的选择。

⊙ 胆子小的女性如果受到惊吓而突然说不出话，或受到刺激而傻笑不止，马上在灵道穴（经金穴）针刺放血3～5滴，症状即刻缓解。

⊙ 全职太太们长期干家务，白领女性经常使用鼠标或长期开车都容易使胳膊劳累甚至发麻，每天按揉少海穴（合水穴）20分钟，能缓解胳膊的劳累不适，防治胳膊发麻。

心经在每天午时，也就是上午11点到下午1点，气血最旺。这时，女性朋友特别是火行女人，最好能睡个午觉。午睡时你身体里的气血会集中全部精力打扫心经的毒素，同时把下午和晚上身体所需的营养分配好，让您醒来后精神百倍。

很多女性会问我："我找不准穴位怎么办？"不必着急，如果您想护养心脏，每天沿着心包经慢慢按压，找到最酸、最痛或摸着有疙瘩的地方，重点加以按揉、敲打、拔罐或刮痧都可以。

女士们要记住，越是按压的时候明显感觉酸痛、有疙瘩的地方，越要多多按揉或敲打。等到酸痛感和疙瘩消失，也就说明心包经通了，就像交通阻塞终于缓解了，那么你心脏往身体各个部位供血的道路就畅通无阻了。

心脏没有"节假日"，要不停地跳动，所以心脏是最勤劳、消耗最多的脏器。因此，您要经常按揉心包经上的穴位，给心脏以力量，消除隐患，使心脏高枕无忧。

小肠经是女人的福经

把小肠经打通，你的两颧和两腮就不会长斑、长痘或色素沉积了。另外，小肠经上的少泽穴（井金穴）调治乳腺炎的效果特别好。

小肠是心脏的财政局，它默默接收胃里的食物，仔细地进行筛选。把有营养的物质转化成精华上输到脾，再由脾将这些精华转化成气血输送给心脏，供全身之用。那些没有营养的残渣，小肠会毫不犹豫地把它输送给大肠，由大肠转成粪便排出体外。

小肠既是心的"财政局"，负责接收营养，供应气血，让女人的肌肤和头发都富有光泽，乳房饱满，子宫和卵巢气血充盈；同时小肠又是心的"出气筒"，心有火不仅往上蔓延，也会把火撒在小肠上，让小肠经受阻，这时候，您往往会被腹胀、便秘、口臭、额头长痘痘等问题纠缠住。

心与小肠互为表里，彼此之间是相互帮助，相互影响的。心有火性，容易发火，可小肠五行也属火，也不是好惹的。小肠有病变时，也会将病变传给心脏，让心脏跟着受苦。为什么很多小肠癌患者，最后都死于心脏骤停呢？道理

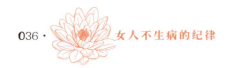
就在这儿了。

除了给心供应气血，小肠还主管人体所有的水液，即血液、眼泪、唾液一类的东西。它是负责分配水液的大总管，把水液归入膀胱，同时把糟粕送给大肠，精华上输至脾。

小肠经的循行路线要经过腮帮子、颧骨。小肠经畅通，两颧和两腮就不会长斑、长痘或色素沉积了。很多女人出门时，肩上都要背个包，因为小肠经走过肩膀和胳膊，保养好小肠经，能防治女性长期背包引起的肩膀和胳膊疼痛。

另外，我周围的女性朋友出现腹泻、小便短少等问题时，我一般都用前谷穴来帮她们解决。

我建议女性朋友在按摩心经以后也要配合按摩小肠经，养护好心脏的"财政局"，也是对心脏的有利保养。

小肠经总共19个穴位，其中五输穴的作用不容小觑。

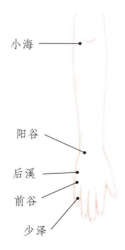

小海

阳谷

后溪

前谷

少泽

 小肠经的这5个宝贝穴位，是心脏特聘的保镖，虽然不在心脏的编制内，但对心脏交给的工作却一点都不含糊

小肠经上的五输穴对女人有什么用？

⊙ 患有乳腺炎的女性，每天用力按揉少泽穴（井金穴）20分钟，一个星期，症状即可缓解。

⊙ 女人多阴虚火旺，再吃点辛辣刺激的东西，很容易咽喉和脸颊肿痛，在前谷穴（荥水穴）针刺放血3~5滴，第二天肿痛就可以消失。

⊙ 如果您过度思虑而损耗肝血，很容易因为筋营养不足而落枕、肩背疼痛，此时，用力按压后溪穴（输木穴）3分钟，疼痛马上缓解。

⊙ 很多急脾气的女性，遇事容易上火，经常耳鸣、眼睛肿痛、牙痛等，只要在阳谷穴（经火穴）用泻法刮痧20分钟，疼痛立刻消失。

⊙ 工作狂型的女性，总是风风火火的，极易头痛、眼睛眩晕等，每天对小海穴（合土穴）刮痧10分钟，一个星期就可得到缓解。

少泽穴是通乳的神穴。我有位邻居，怀孕期间妊娠反应很强，胃口一直不好，结果生下孩子以后气虚血少，没有乳汁。我给她用清艾条灸烤少泽20分钟，轻轻按摩左右乳房各15分钟，再让她老公帮着用红枣、莲子、桂圆、紫米熬粥给她吃。第二天，他们的宝宝就喝到了妈妈的乳汁。

每天下午1点到3点为小肠经当令，也就是小肠经最活跃的时候。所以，午饭一定要在下午1点前吃，好让小肠在此时集中精力筛选营养。有些女性朋友在下午2点以后经常出现胸闷、心慌等现象，这都是小肠出了问题，却把病象反映在与小肠经相表里的心经上了。

想要减肥的女性朋友，尤其是火行女人，每天下午2点左右，小肠经当令的时候，按摩小肠经20分钟，助小肠一臂之力，让它大施拳脚，促进消化，更快地将毒素往下排给大肠，这样减肥的效果会非常明显。坚持半个月，想要减肥的你，定能有意外之喜。

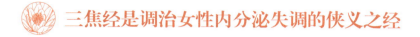

三焦经是调治女性内分泌失调的侠义之经

三焦经还可以提升眼角，防止眼角下垂；通全身之气，防治乳腺增生；防治月经来得不痛快，行经腹胀；防治子宫肌瘤和卵巢囊肿。

中医把人体分为上、中、下三个部分，取名三焦。三焦经就是全身上下的总统经络，它就像个大口袋一样，把我们的五脏六腑都装进去了。人体很多疾病，除了与本经络有关，也与三焦经不通畅有关，因此，调理身体任何地方的病变，搭配上三焦经的穴位治疗，效果就会更好。

三焦经与心包经互为表里关系，在五行中同属相火。您只要有心脏、心包经以及小肠经的问题，都可以毫不客气地启用三焦经的穴位。也就是说，心脏这个君主有什么事情，三焦经这个保护神就一定会随叫随到，全力以赴为君主服务。

我有位女性患者一直便秘，吃过很多通便的药，都是吃药就通，停药就继续。我让她每晚9点，也就是三焦经当令的时候按摩三焦经，酸痛的地方就着重按摩。结果，第二天她的大便就畅通了。从此，她尝到了按摩三焦经的甜头，没事就经常按摩三焦经，不但不再便秘了，连鱼尾纹也意外减淡了，经常犯的偏头痛也没再来骚扰她。

三焦经为什么有如此神奇的功效呢？这正应验了民间一句俗语——县官不如现管。三焦经就是现管，平时，五脏六腑各自有分工，但是如果需要的话，每个脏器的疾病都可以直接动用大总管，疗效会立竿见影。

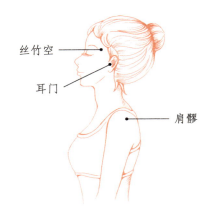

此3穴是三焦经上最有慧根的
穴位，经常按揉发掘它们，你
一定会大喜过望

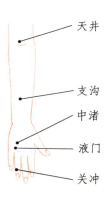

此5穴是三焦经的5员干将，
三焦经行侠仗义全靠它们5位
冲锋陷阵

三焦经上的宝贝穴位

⊙ 如果您眼角有鱼尾纹，眼睛没有神，每天按摩在眉毛尾部的丝竹空穴，再按揉中渚（输木穴）3～5分钟，3天以后，症状即可改善。坚持一月，鱼尾纹可消退。

⊙ 耳门穴因为挨着耳朵，又离眼睛很近，所以您经常按揉此穴，可以变得耳聪目明。

⊙ 肩髎穴在肩膀附近，如果您劳累、肩膀疼痛，在肩髎穴拔罐15分钟可以立刻缓解。

⊙ 如果您为了苗条节食减肥，而导致上火、牙疼、牙龈痛，这时只要在液门（荥水穴）针刺放血5滴，第二天就好了。

⊙ 很多女性是过敏性体质，遇上春天的花粉，或吃了容易过敏的食物，易患上瘙痒难耐的荨麻疹。每天按揉天井（合土）5分钟，再配合服用抗过敏的药，一般5～7天就好了。

⊙ 如果您咽喉肿痛，嘴里发苦，在关冲（井金穴）针刺放血5滴，症状马上消除。

⊙ 如果您经常着急上火，脸上起包，鼻子嘴巴都肿胀，用力在支沟（经火穴）刮痧20分钟，第二天就没事了。

三焦经还主一身之气，从另一个角度来说，三焦经是您身体里一个大出气筒。如果经常按摩或敲打三焦经，把邪气从三焦经赶出去，您就会变得心情好，也不容易生病了。一旦三焦经这个出气筒堵住了，别的经络再上点火，堵一堵，就会导致各种慢性不明病症产生。还有，假如您整天浑身不舒服，去医院检查哪里都没病，这时您只要平时多按摩三焦经，气顺了，身体自然就舒坦了。

没有哪条经络像三焦经一样，既是个多面手，又是个好好先生。不管我们身体哪里不舒服，它都随叫随到，而且所到之处一定是所向披靡，不让女人有任何后顾之忧。

三焦经什么时候都可以按揉，但每天晚上9点到11点刺激它最好，这时，三焦经全力以赴，调节人体的水液和气机，也就是人体的体液以及呼吸之气、能量之气。

女性朋友，尤其是心脏不好的女性朋友，最好在晚上10点就上床睡觉，让三焦经把全身的水液和气机理顺畅，这样就可以让五脏维持平衡，起到使皮肤滋润、延缓衰老的作用。

给妈妈熬一碗五行益寿养心粥吧

这款粥治好了我的心脏病，现在我把这款粥的做法告诉你，希望你能经常做给你的妈妈吃，用一碗粥来感谢她对你的养育之恩吧。

女性如果心脏不好的话，一般月经量都比较少，子宫功能不强，性欲不高，也不容易怀孕。而且如果有心脏病的话，医生一般建议不要生孩子，以防止发生意外；即使生完孩子，一般乳汁也会特别少或没有乳汁。

对上了年纪的阿姨们来说，高血压、心律不齐、动脉硬化等心系统疾病更是折磨得她们痛苦不堪。

下面我给大家介绍一款专门的五行益寿养心粥，心脏不好的女性朋友可以每天都喝，把心脏调理好。这款粥我特别建议所有的女儿有时间多做给妈妈喝，它能强壮心脏、滋养心血，还能延缓衰老。

五行益寿养心粥专门针对心脑血管疾病，是恩师紫玄道人挖掘多部古籍医著并结合自己多年的临床经验精心搭配出来的。

当年我随师学医时，因自己有家族遗传性心脏病，常常嘴唇发紫，面色发

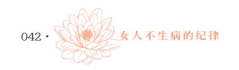

暗，走路稍微快一点就心慌，听到别人大声说话还会心悸。

师父让我坚持每星期吃粥三次。半年之后，我到医院做检查，结果显示心跳铿锵有力，心律正常。现在，我即使快跑也不会有心慌的现象，心悸当然也消失得无影无踪了，以前发紫的嘴唇也转为正常的鲜红色，暗黄的脸色也变得白里透红了。

五行益寿养心粥的配方及做法

通心（去核）红枣20枚，通心（去心）莲子20粒，葡萄干30粒，干黄豆30粒，黑米适量（家里吃的人多，黑米就多放一些）。由于葡萄干和红枣本身具有香甜之味，此粥不用放糖，一样甜润可口。上述这些材料在大型超市和米面豆专卖店都可以买到。

将以上五种食物浸泡一宿，共同煮烂后即可食用。工作忙，没时间煮粥的上班族可以把它们加工成粉末，每次用开水冲着吃，效果也一样。

此粥不受时间限制，可以每星期吃3～5次，也可以平时全家人当正餐食用，养护自己和全家人的心脏。

五行益寿养心粥虽然材料简单，但说起配方里的这些成员，个个都大有来头。

1. 大枣是补肺金的

《长沙药解》称，它能生津润肺而除燥，养血滋肝而息风，疗脾胃衰弱。而民间一直有"一日吃三枣，终生不显老"的说法。

2. 莲子是去心火的

《本草纲目》说，常吃莲子可以补心火益肾水，安神去心慌心悸，止尿频和女性白带过多，美白肌肤，去眼袋，延缓衰老。

3. 葡萄是补肝木中的气血的

《滇南本草》认为："葡萄色有绛、绿二种，绿者佳。服之轻身延年。老人大补气血，舒经活络。泡酒服之，治阴阳脱症，又治盗汗虚症。"

4. 黄豆是补脾土的

《本草拾遗》认为，黄豆磨成粉"久服好颜色，变白不老"。常吃黄豆可以预防冠心病、高血压、动脉硬化、老年痴呆症，还可以减肥，调理月经和白带，增强记忆力。

5. 黑米是补肾水的

黑米更不用说了，民间一直有"逢黑必补"之说。《本草纲要》记载："黑米滋阴补肾，明目活血，暖胃养肝，补肺缓筋，乌发养颜，延年益寿。"由于黑米善补血，治疗贫血，因此也被称为"补血米"。

常吃黑米能益心火补心血，保持心血管活力，治疗头晕目眩、腰膝酸软、夜盲症、耳鸣，令人面色红润，延年益寿。

这款粥非常简单，却能大补心血，还可以祛斑、祛痘、防止皱纹滋生、调理月经和白带、减肥通便。对于增强子宫和卵巢功能，防治子宫肌瘤、宫颈炎、卵巢萎缩、更年期提前等有很好的效果，特别适合上了岁数的女性朋友。所以，我建议女儿们都要经常给妈妈做五行益寿养心粥，通过自己的用心，让妈妈保持健康。

曾有位女性患者在找我治病时抱怨说，礼物没少给婆婆买，但总感觉跟婆婆之间隔着点什么，不知该如何是好。

我告诉她，不要烦恼，其实，这全是"心"在作怪。老年人的心脏在体内工作了几十年，心火被消耗得太多，心气已经不太充足，容易疲惫，没有精神，头发变白得非常快，老年斑爬上脸颊，乳房迅速枯瘪，而且疑心很重，情绪不稳定，甚至有的人容易无理取闹。年轻人拼命工作，同样消耗心火，年轻

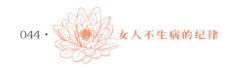

气盛，心脏往往容易虚火蔓延，烦躁，爱发脾气，乳房胀痛，白带发黄，月经不调，嘴唇容易脱皮。最终，遇到一点小事情往往不能平心静气。婆媳之间若"心"不宁，融洽度便会大打折扣。

我把五行益寿养心粥的配方告诉了她，并让她照着去做。

从那以后，每到周末或节假日，她就带上老公、孩子一起去婆婆那里，跟婆婆一起淘米洗豆，一起熬粥吃粥。吃完粥半个小时后，她按我说的，打开手机里特意存储的壮心火的琵琶曲《春江花月夜》，一边用音乐使婆婆保持心情舒畅，一边给婆婆按摩心包经和三焦经。现在，婆婆不但被她调理得神气充足，面色红润，还愿意跟她唠叨心事，一起逛街了。

一锅简单的五行益寿养心粥，不但可以养心强身，还能调剂婆媳乃至家人感情，既养心脏，还养心情。看来表达孝心也是需要智慧的，聪明的女人应该学会送给老人健康和安宁的心情。

专为女性量身定制的压掌心心脏护养法

症状：乳房下垂、干瘪，身材走样，面色发暗，指甲发青、发紫，不明原因的胸闷、心悸等。

方法：压掌心心脏护养法（具体方法见内文）。

效果：练此法时，面部经脉会被打通，等于是给皮肤做了一次免费的美容护理。

音乐疗法：听古筝曲《渔舟唱晚》《出水莲》和竖琴曲《音乐圣典》等水行曲子。

当医生多年，很多女性朋友都问过我这样一个问题："平时总感觉心脏不舒服，胸闷、心悸，上不来气，但到医院检查后，也没发现什么。您有没有什么我们在家里就可以操作的养心方法呢？"

这个问题问得太好了，很多中老年女性生活中常有心悸、胸闷的感觉，却找不到原因，而且会习惯性地含胸驼背，致使乳房下垂、干瘪，身材走样，而且这种情况在夏季更加明显。

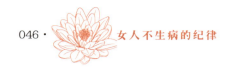

根据五行学说，夏季和心脏都是五行属火的，所以心脏在夏季最脆弱，需要特别呵护。所以，我特别嘱咐姐妹们，夏季一定要多做压掌心心脏护养法。

我有个患者，面色发暗，嘴唇和指甲稍微发青、发紫。她在几年前就检查出心脏供血功能较差，心律不齐，为了保养心脏，试过各种方法都不见效，但练习了三个月的压掌心心脏护养法后，不但送走了心律不齐，而且多年暗黄的肤色也有了很大改善。

还有很多患者告诉我，在坚持练习压掌心心脏护养法后，她们惊喜地发现，心脏强壮了，气色一天比一天好，时光逆转在她们身上得到真实的体现。

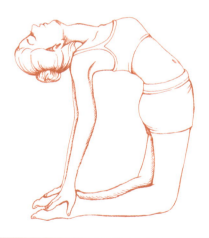

▲ 压掌心心脏护养法是女性专属的五行养心功法，你练习它受益后，别忘了将练功心得与朋友们分享

压掌心心脏护养法的具体做法　　每天晚上7点到9点，心包经当令之时，穿上宽松舒适的衣服，双膝跪下，身子挺直。吸气，双臂和头同时往后仰，

然后双手掌心按压在脚后跟上。同时想象一股清亮的山泉在心脏里顺时针循环，带走毒素。坚持1分钟，缓缓吐气，吐气时将携带毒素的山泉随之吐出体外，同时身体回归原位。

此方法每天连续3～5次。在练习此法时，如果能配合听水行曲子，如古筝曲《渔舟唱晚》《出水莲》，竖琴曲《音乐圣典》等，效果会更好。

此法夏季做效果最明显，地点没有什么限制，您可以在床上做，也可以在沙发上或者地板上做。当然，为安全起见，建议大家在开始练习的时候，最好选择床或沙发等柔软的地方，防止摔伤。

上了岁数的大姐们可能觉得这个动作很难。其实，每个人的身体柔韧程度不一样，开始的时候，不一定非要做得多么到位不可，只要朝着这个方向努力就可以了。每天只要5分钟时间练习，循序渐进，比吃什么补心的药都好。

练习压掌心心脏护养法时，头往后仰，心脏的血会集中冲击头部和面部，打通面部经脉，等于给皮肤做了一次免费的美容护理。

掌心是心脏的反射区，有心包经通过，又是劳宫穴所在。劳宫是心包经的荥火穴，心包经属相火，火火相遇等于是强强联手，因此按压劳宫穴，能够祛除心脏郁积的湿浊，养心补心。

当掌心压在脚后跟时，脚后跟的顶力，加上身体后仰时集中在掌心的压力，使得心脏反射区、心包经、劳宫穴都得到深度的按摩和刺激。

心脏强健、心血充足，当然精力充沛、红润动人了。

因为人体所有脏器里面，心脏的能量被消耗得最多，所以，即使心脏没有什么不舒服的女性朋友，也要经常练习这个方法来保养心脏。

女人的心喜欢最简单的东西——五行拍手养心法

心包经和心经的行走路线是从胸腔一直到手的，所以，五行拍手养心法可以丰胸，防治乳腺增生、胸闷胸痛。同时，练此法可以使女人心血充盈，加快身体的排毒过程，让你不长色斑。

大道至简，不一定只有复杂的才是最好的。

我们小区有两个阿姨，经常情绪不稳定，老是觉得心慌、胸闷，血压也有点偏高。她们跟我说，压掌心心脏保养法对她们来说太吃力了，老胳膊老腿儿的，有时候往后仰不过去，又担心弄不好闪了腰。所以，她们希望我介绍一种更简单有效的保养心脏的方法。

对于像两位阿姨这样上了岁数的女性朋友，我给出的调治方法是拍手养心法。两位阿姨按我说的坚持了一个月，血压稳定住了，心慌胸闷的现象也少多了，最主要的是情绪稳定，每天都乐呵呵的。

小区里的老姐妹们看见她俩变化这么大，都非常吃惊，纷纷来向她们讨教经验。

其实，拍手养心法操作起来非常简单，说白了，就是拍巴掌。这个方法是我的恩师紫玄道人从一套道家导引之术中精炼而来的。当年我在龟山之巅随他老人家习医之时，恩师将此法传授于我。

为什么拍拍手就能养心呢？

首先，手掌上有心包经和心经通过，所以拍掌能充分激活心脏的保护神——心包经和心经，使经络畅通，心血充盈。

另外，手掌上还有少冲、少府、中冲、劳宫四大穴位。

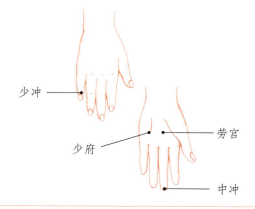

 不要忽视近在手边的这4个穴位，养心安心，每个女人的健康和幸福都唾手可得

1. 少冲是心经的井木穴，心经五行属火，木生火，少冲穴是心经的母穴，可以泻除心的邪火，保留心的有用之火，防治心痛、胆小、心悸，或因着急、生气、上火使脸上起痘痘、月经不调、乳房胀痛等症状。

2. 少府是心经的荥火穴，心经之火与少府之火，火火相遇、强强联手，可以泻心的郁浊之火，对经常感到悲伤、恐惧，容易受到惊吓影响月经的女人有很好的治疗效果。

3. 中冲是心包经的井木穴，属心包经的母穴，可以开心窍，治疗心烦、心痛、舌头发僵说不出话等症，防止中风昏厥。

4. 女人心思细腻敏感，稍有不愉快的事情就容易郁闷上火、胸肋部胀痛。劳宫是心包经的荥火穴，善于清除心之浊气，是去火之良穴，能治疗胸肋痛，突然嬉笑不止，口疮、口臭，牙龈上火、溃烂等，防止中风昏迷及中暑。

还有，我们的五脏六腑在手掌都有反射区，拍一次巴掌能均匀地刺激它们，等于是给自己的身体由里至外做了一次全方位保养。

根据这些年我治疗的女性患者的亲身体验，练此法时，可以每天早晨在公园里，面朝南方，大口深吸气，想象此气自脚心开始往上冲，把身体的病邪杂质都带出来，冲到胸口时，停留1分钟，让气流把胸腔的杂质彻底清洗，然后大口吐出。在呼、吸气之间同时拍手。

这样，每天早上花十几分钟的时间练习五行拍手养心法，就能保持一整天都精力充沛。

另外，午睡起床后和晚上7点到9点心包经当令之时，同样可面朝南方，练习拍手法，补心、养心。

每天在这三段时间里做，能够收到意想不到的好效果。

因为心包经和心经都是从胸腔开始循行走动到手的，拍手可以丰胸，防治乳腺增生、胸闷胸痛。同时，此法可以使女人心血充盈，让身体的毒素加速代谢，从而抑制色斑的生成。

注意：装有心脏起搏器或者心率过快的朋友都不宜使用拍手养心法。

不一定说复杂的就是最好的，自然简单的拍手养心法，只要您每天坚持练习，定能收到养心护心的良好疗效。容易得心系统疾病的火行女性更要多多练习拍手法。

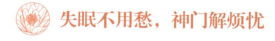 失眠不用愁，神门解烦忧

症状：失眠，两眼无神，面色暗淡，有色斑或痘痘在脸上泛滥，有不少鱼尾纹和抬头纹，整张脸显得很干巴，对性生活也没什么兴趣。

方法：每晚睡觉前，穿好睡衣，在枕头上滴1滴精油，在神门穴滴3滴精油，身子靠在枕头上，大拇指按揉神门穴20分钟。

提示：对精油过敏的人可用薄荷煮水代替精油。

音乐疗法：《恬静时分》。

周末门诊时，来了个女性患者，面色苍白，无精打采的。她说最近几个月，每天都难以入睡，即使偶尔睡着一会儿，也老是做噩梦。白天上班提不起精神，记性越来越差，工作上出现了好几次失误。并且乳房逐渐变小萎缩，对性生活也没什么兴趣了。

我摸了摸她的脉，心脉和脾脉跳动很慢、很弱，我判断她是属于心脾两虚型的失眠。我建议她进行针灸治疗，她说没时间天天来针灸，让我给她开点中药回家吃算了。但是，我告诉她，不管是什么药，首先要经过脾胃消化

吸收，然后再通过肝肾代谢，我不希望她治好了失眠，又把脾胃和肝肾都伤了。

她问我，那有没有一种绝无副作用，又非常见效的失眠自我疗法呢？

我告诉她，去商场买一瓶薰衣草精油，去音像店买一张名为《恬静时分》的音乐光盘。每晚10点，心包经和三焦经交接之时，穿好睡衣，放上曲子，先在枕头上滴1滴精油，再在心经的神门穴滴上3滴精油，然后把身子懒洋洋地靠在枕头上，用大拇指按揉神门穴20分钟。

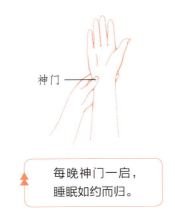

神门 ——

每晚神门一启，
睡眠如约而归。

按揉神门穴时，要缓缓地，深深地吸气，想象气从头顶的百会穴进入，并流遍全身。吐气时，想象气流把杂念从神门穴带出来，每天只按摩一只手的神门穴就可以了。此法让异性操作疗效更佳。

第二天她就给我打来电话，说她老公帮她按揉神门穴时，她焦躁的情绪很快就稳定下来了，听着轻柔的曲子，伴着气流在体内的循环，浑身放松，很快就睡着了。一个星期后，她专门来到我的诊所，说现在躺在床上很快就能入睡，而且睡得很沉，睡醒后精神抖擞，心情愉快，记忆力也越来越强。

而且，由于每天晚上她和老公都互相按揉神门穴，他们夫妻的感情也越来越好了，没想到人到中年，又重新找到恋爱时的感觉。

我接触的女性朋友，都有不同程度的失眠，有的是常年的习惯性失眠，有的是间歇性的失眠。长期失眠会让女性双目无神或呆滞，面色暗淡，有色斑或痘痘在脸上泛滥，鱼尾纹和抬头纹也会过早滋生，整张脸显得很干巴，像个未老先衰的小老太太。

另外，失眠会在很大程度上影响您的心情和身体，同时还会引起心脏病、高血压、糖尿病、抑郁症、消化系统病等多种慢性病。

除了像这位患者这样的心脾两虚型失眠，还有心肾不交型、胃腑不和型和肝火上扰型。您可能判断不出自己属于哪种类型的失眠，不用担心，我上面介绍的方法是对各种类型的失眠都有效的通用疗法。

另外，使用神门穴时，最好在每晚10点三焦经当令的时候，这时，全身的经脉都打开了，正是调理各种类型失眠的黄金时间。

《针灸大成》中记载，调神首选神门穴，神门是心经的输土穴，为心之精气出入的门户，主治失眠、健忘、心悸、心烦、胸闷。吸气时，气从百会入，百会是补益脑髓的要穴，心脑同补，疗效才会更好。

音乐光盘《恬静时分》里的曲子，具有土的安稳、水的滋润和木的疏散，能使躁动或游离的心火归于宁静、平和、愉悦，从而起到安心神、帮助睡眠的绝佳功效。

如何挑选薰衣草精油

薰衣草精油能够平复心火，收拢迷离涣散的心气，让心气舒畅地循环于心脑系统，神气归土而入睡。购买薰衣草精油时，一定要仔细察看国际标识。一般用深色小瓶盛装，标识为100%或Pure Essentia Oil的精油，是100%的纯精油；若标识为Aromatherapy Oil或Fragrant Oil等字样时，则说明是掺和油或合成油，其中精油的含量只有2%～3%。治疗失眠，必须使用100%的纯薰衣草精油，它极易被人体吸收，从而更好地发挥其安神的作用。

请注意：如果您对薰衣草精油和风油精过敏，可以用薄荷煮水来代替精油。将薄荷叶和适量的水一起用旺火烧开，水开之后改小火煮15分钟就可以了。这时薄荷的药性全部被煮出来了，把薄荷渣扔掉，过滤的薄荷水就可以代替精油了，效果也是一样的。

女性常见失眠类型的自测和自治方法

　　如果失眠已骚扰你很久，千万不要灰心。下面我为各种类型的失眠制订了专属治疗方案，你好好使用，就能让失眠乖乖投降。

　　虽然我上面已经介绍了一个有效治疗失眠的通用疗法，但是如果您是长期失眠，或者有家族失眠史，想更快、更彻底地治好失眠的话，不妨按照下面的方法自测一下，在上节介绍的通用疗法的基础上，配合下面相应的方法，效果会更明显。

　　除了上一节介绍的心脾两虚型失眠之外，中医认为还有以下三种类型的失眠。

——■ 心肾不交型失眠

　　症状：刚睡着一会儿马上就醒了，睡着后总喜欢把脚伸到被子外面。常常觉得手心、脚心、胸口发热，同时眼袋浮肿，有黑眼圈，额头和下巴长痘痘。月经有时提前，有时推后，白带多而清稀，性欲减退。晚上盗汗，偶尔会有心悸的症状。嘴里和咽喉都容易发干，头晕耳鸣，特别容易遗忘。

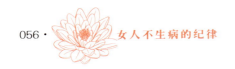

疗法：除了按揉神门之外，再配合做肾保养或用五行养生油搓八髎，调治起来见效更快。在我以往的治疗中，很多女性在治疗过程中就睡着了。

治疗回去后，当晚很快就能进入梦乡。

──■ 胃腑不和型失眠

症状：睡觉不踏实，心情沮丧、懊恼，胸腹部胀满，喜欢叹气，口臭或有口气，满脸生痘痘，白带发黄，腥味重，偶尔会头晕目眩，严重者呕吐或莫名其妙地流口水。

疗法：在按揉神门的同时，配合推腹法，也就是揉肚子，不仅能治失眠，还能减肥。

──■ 肝火上扰型失眠

症状：头晕头痛，难以入睡，烦躁，容易发怒，乳房胀痛，脸颊成片成片地长色斑，容易便秘而致腰腹部发胖。

疗法：对这种类型的失眠，我一般让患者按揉神门的同时，配合推肝胆经，她们当天便能安然入睡，跟失眠相关的其他症状第二天便得到改善。

女人的胆小、自卑、怯懦等心病靠少冲穴就可以治好

症状：胆小、自卑、怯懦，月经量少，脸上干巴巴的，看着比同龄人显老，更年期提前到来。

方法：每天按揉少冲穴10～20分钟，10天为一个疗程，坚持3～5个疗程。

音乐疗法：听《男儿当自强》《真心英雄》《飞得更高》等积极向上的轻摇滚歌曲。

我身边很多女性朋友都胆小、自卑、怯懦，不敢在人前大声讲话，不敢为自己争取应有的利益，总是躲在人后独自哀叹、落泪。而且这样的女性通常会乳房发育迟缓，不丰满；月经量少，颜色浅；子宫和卵巢供血不足，功能弱，难以怀孕；中年以后衰老得更快，脸上干巴巴的，皱纹很多，看着比同龄人显老，更年期也会提前到来。

通常人们都说胆小就是性格使然，但我经过多年的临床观察和治疗，发现

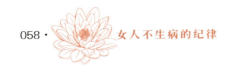
这种问题是完全可以通过中医调理来治愈的。

五脏所藏的精气，都是既藏阴精，又藏阳精。心脏同样也藏有阴阳之精，心阴就是心的能量，心阳则是心的活力。能量和活力每个人都有，天生胆小、自卑、怯懦之人拥有能量，而活力没有释放出来，也就是中医所说的心阳不足。

还有一些女性朋友，先天性格好好的，因为受到某些打击而变得胆小、自卑。这些打击严重伤害了心肾，使心藏不住神，肾藏不住志，心志两不足，人就变得胆小了。

我通过多年的临床观察发现，先天和后天胆小的女人都有一些生理上的相同点，这样的女人一般都舌苔薄白瘦瘪，脉象虚细。

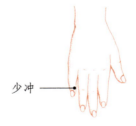

少冲

胆量和自信本来就存在于我们自身，少冲穴可以把它们调动出来。

在治疗上，我给她们针刺心经上的少冲（井木穴），让她们听《男儿当自强》《真心英雄》《飞得更高》等积极向上的轻摇滚歌曲。在给她们针刺时，我要求她们随着音乐的节拍，"啊""啊""啊"一声一声地大喊。大喊时，气必须从丹田（关元穴）出发，聚足力量，一冲而出。

积极开朗的轻摇滚歌曲和击鼓声，能够激活心肾，让心肾有足够的能量来保藏"神气"与"志气"，同时振奋心肾。

　　振奋心阳的治疗，10次为一个疗程。一般3～5个疗程后，就能感觉到明显的变化。以前她们害怕见陌生人，做事畏首畏尾。但经过治疗后，她们会落落大方地跟别人问好、打招呼，在工作中积极主动，敢于接受挑战和竞争；以前暗黄干燥的皮肤也会变得很健康，充满活力；很多人的乳房会一天天变得丰满坚挺；已生过孩子的女性，还能延缓更年期的到来，老得不那么快。

　　性格胆小、自卑、怯懦的女性，每天要坚持自己按揉少冲，每次按揉10～20分钟，3～5个疗程下来，效果会很不错。心经属火，少冲是心经的木穴，五行中木生火，按揉少冲，使心经的这个木穴燃烧起来，补足心阳。

　　胆量和自信本来就存在于我们自身，只看用什么方法把它们调动出来了。

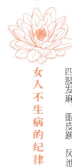

第三章

像妈妈一样值得您一生信赖——
女性肝系统养护法

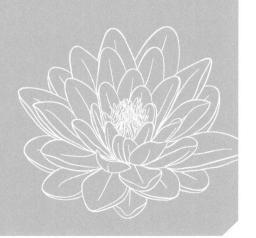

女子的肝有问题就会显老

好女人是用血养出来的，没有了血，女人的幸福就是无米之炊。而女人的肝，作为身体的大血库，先天就比男人要脆弱得多。女性天生的敏感和思虑过多也很容易使肝受伤。所以，好好地养肝护肝，才是女人获得幸福的王道。

女人每个月都要来月经，也就是每月都要失去一部分血，流产、生小孩要大量地流血，当了妈妈以后，需要哺乳，而乳汁也是由体内最优质血液的精华凝练而成的。还有，大部分的女性都爱哭，眼泪也是血液化生的。所以说，不论是从女性的生理特点来看，还是从其心理特点来看，女人的一生，都在大量地流失血液，所以，中医一直强调"女子以养血为本"。

土地如果缺水就会贫瘠，甚至开裂，在这样的土地上长出的树木和花草也会是枯黄、没有生气的。同样，女性的肝缺血的话，就会出现皱纹早生、面色枯黄、唇甲苍白、头晕、眼花、乏力、心悸等症状，并且会老得很快。

还有的人会觉得四肢麻木，出现月经量少，甚至闭经的现象。

具体来说，25～35岁的女性常常表现为痛经、闭经、乳房胀痛有肿块、两肋胀痛，甚至不孕等；36～50岁的女性多表现为情绪失调，同时伴有头晕头痛、失眠健忘、食欲减退等，也就是人们常说的更年期综合征，同时，还会出现黄褐斑。

在女人的身体里，肝脏就是血库，负责血液的贮藏、调节和分配。

除了要储藏足够的血液，保证首先供应心脏外，肝脏在人体的血液循环中还扮演了总导演的角色，身体哪里有需要，肝脏就把血液及时输送过去。

我们伸伸胳膊，踢踢腿，甚至是动动眼珠子等每一个细微的动作，都得靠肝来指挥。同时，肝还根据您身体的情况来调节循环的血量：当身体处于睡眠状态时，所需血量减少，部分血液会回流入肝贮藏起来；而当您在工作或剧烈活动时，血液则由肝脏输送到经脉，以供全身所需。

女性大多心思细腻，多愁喜怒，这样的心理特点，使女性较男性而言更容易肝气郁结。

在五行理论中，肝属木，脾属土，木克土，脾土归肝木管辖，也就是说肝是脾胃的直接上司。正常情况下，它们各司其职，相安无事。但当我们生气或郁闷的时候，就容易肝气过旺或肝气郁结。如果这样，肝就会把所受的气全部撒在它的下属脾胃身上，从而造成肝旺脾虚，医学里通常称为"木旺乘土"。

经常有女性朋友跟我说，一生气就吃不下饭。这时候，一般人肯定会说，不值当啊，再生气也别跟自己的肚子过不去。但是，遇到这种情况，我从来不这样劝别人。因为我知道，不是她不想吃饭，而是她一生气，肝气郁结，肝把气全都撒在脾胃上了，脾胃受了委屈，当然没精神干活了，人就肯定不想吃饭。

所以，女人生气了不想吃饭的情况只是身体的一种本能反应而已，劝是劝

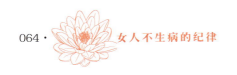

不过来的。只要让她的肝气畅通了，脾胃的气儿也顺了，她肯定就想吃饭了。

另外，肝气郁结还会让您乳房胀痛、月经不调，甚至患上子宫肌瘤，眩晕、腹泻、反胃、呕吐、打嗝、腹部胀痛、便秘等脾胃系统的疾病也会是您身体的常客。

由于肝的面部反射区是左脸颊，所以您一旦肝火旺，左脸颊上就容易冒出痘痘；若是肝气郁结，或者不根据自己的五行属性胡乱吃补药，可能会长色斑；如果色斑成片成片地长，这时您就要注意了，这很可能是抑郁症或重大肝病的前兆。

另外，木行女人因做事追求完美，容易思虑过度而伤肝，再加上她们总是照顾别人的感受，压抑自己的情绪，有时候会特别容易钻牛角尖，跟自己较劲，因此，木行女性更易患肝气郁结或肝血不足症，尤其要养肝护肝。

肝不好，女性身体上一般会有什么表现呢？

⊙**看脸**

　　额头两边长痘痘，毛孔粗大。

⊙**看月经**

　　肝血不足会让女人月经量变得越来越少，甚至闭经，严重的还会使子宫和卵巢萎缩。

⊙**看皮肤和眼睛**

　　如果你皮肤发暗，就像白纸上撒了一层灰尘一样，并且两眼发干、发涩，看东西不清楚或夜盲症等，就说明你肝的藏血功能不足，使眼睛所需的营养供不上了。另外，肝属木，喜欢干燥，如果你出现眼屎增多、迎风流泪等症，那就是你肝经有湿热了。

⊙**看关节部位的各种不适**

　　女性如果得了筋病，身体柔韧度也就跟着下降，头和脖子转动不灵活，走路死板僵直，不再如少女般婀娜多姿。另外，由于身体柔韧度下降，在夫妻同房时，也会疲于应付，力不从心。

另外，肝主筋，人体关节部位的各种不适病症及症状都可以归结为筋病，像关节炎、腱鞘炎、腰膝酸软等。若肝血不足，濡养不了筋，筋就会变脆变硬，容易受伤或屈伸不利。

肝五行属木，《尚书·洪范》云："木曰曲直。""曲直"的字面意思就是弯曲和伸直。如果您的肝好，说明您身体关节灵活，内在的肝系统就能收放自如，您的大脑在考虑问题上也能做到灵活机动，做起事来得心应手、游刃有余。如果不注意养肝，关节转动不灵，思考问题也会一根筋。

在给患肝系统疾病的女性朋友诊治的时候，我都会首先询问她们最近有没有什么不顺心的事，然后劝她们要保持好心情。只有这样，再配合具体的疗法，才能达到事半功倍的效果。

每个女人的身体里都有五朵金花——肝胆经上的五输穴

女性身体的很多烦心事，比如月经不调、卵巢囊肿、宫颈炎、阴道炎、便秘、肥胖等，都跟身体里的毒有千丝万缕的联系，好在我们还有肝胆经上的五朵金花——五输穴，它们朵朵都是排毒的玉面娇娃。

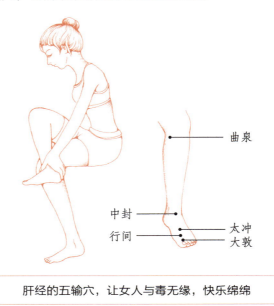

▲ 肝经的五输穴，让女人与毒无缘，快乐绵绵

肝经从我们的大脚趾往上，一直到胃附近的期门穴，总共14个穴位，个个都有妙用，如果您嫌全部记住有点麻烦，那就先记住最易操作又功效多多的五输穴吧。

肝经上的五输穴对女人有什么用？

⊙ 如果您月经量多、子宫下垂、大小便排出不痛快，每天按揉肝经的大敦（井木穴）10～20分钟，3～5天即见效果。

⊙ 若您来月经时腹部胀痛，或者闭经、卵巢囊肿，每天用力按揉行间（荥火穴）20分钟，坚持一个月，症状即可改善。

⊙ 如果您乳房胀痛、乳腺增生、胸闷腹胀、头晕头痛、口腔溃疡、月经不调、崩漏，每天按揉或敲打太冲（输土穴）20分钟，坚持一个星期，症状即可改善。

⊙ 若您面色发青、腰痛脚冷、性欲冷淡，每天轻轻按揉或艾灸中封（经金穴）10～20分钟，坚持一个星期，就能看到惊喜的疗效。

⊙ 如果您白带清稀，又凉又多，月经不调，阴道瘙痒，膝盖酸痛，每天按揉、敲打或艾灸曲泉（合水穴）20分钟，一个星期即可见到效果。

肝经于每天深夜1点到凌晨3点经气最旺。这时候，肝脏正忙碌地帮你排毒。如果这个时候你还在熬夜，肝脏就不得不分出一部分精力来帮你把气血输送到眼睛和脑部，自然就没多少精力来排毒，毒排不出去，郁积起来，各种妇科疾病，如月经中有血块、月经不调、闭经、卵巢早衰、阴道炎等就可能鱼贯而来。

另外，胆附着在肝脏的胆囊窝里，与肝有经脉相互络属，互为表里。胆五行也属木，有着像树木一样的生发、伸展、曲直的特性。

《素问·灵兰秘典论》说："（肝者）将军之官，谋虑出焉。胆者，中正之

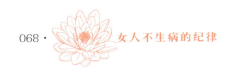

官，决断出焉。"肝负责出主意，胆则是负责具体实施，是肝的执行官。

胆经与肝经比起来，就长得多了，一共有44个穴位，从我们外眼角旁的瞳子髎穴开始，一直到第4根脚指头的足窍阴穴。如果胆经不通，您会发现您的抬头纹和鱼尾纹增多，两鬓的秀发大量脱落或变白，腰部、臀部、大腿部脂肪堆积。

实际上，很多身体中段肥胖、头和小腿两头瘦的情况都是胆经不通的缘故。

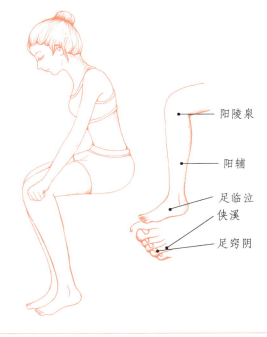

阳陵泉

阳辅

足临泣
侠溪

足窍阴

胆经是身体里的排毒大户，敲打胆经能让身体排毒更快

胆经上的五输穴对女人有什么用？

⊙如果您因为用脑过度而使乳房胀痛，并出现梦魇（鬼压身）症状，

每天按揉足窍阴（井金穴）20分钟，坚持半个月，症状就会改善。

⊙很多女性朋友做事太过苛求自己，导致自己精神紧张、肝胆火旺、脸颊肿痛、耳鸣头痛，每天用力按揉侠溪（荥水穴）20分钟，两天就可降火，消除肿痛。

⊙如果您月经不调，并伴有腰痛，按揉或艾灸足临泣（输木穴）20分钟，3天即可见效。

⊙如果您经常腰腿酸软没劲，月经发黑并夹杂着血块，艾灸阳辅（经火穴）20分钟左右，寒痛立止。坚持艾灸一个月，症状即改善。

⊙如果您天生皮肤发黄，没有光泽，每天按揉阳陵泉（合土穴）20分钟，配合敷一些美白面膜，坚持一个月，就能收到惊人的美白效果。

胆经于每天晚上11点到深夜1点经气最旺，此时，胆经会全心全意地帮助人体排毒。而每天上午，胆经经气最弱，此时应敲打胆经，激发肝胆活力，让身体排毒更彻底。

胆汁是肝的余气积聚而成的，胆汁的化生和排泄，胆自己做不了主，得听从肝来控制和调节。肝的疏泄功能正常，则胆汁排泄畅达，并且热情地帮助脾胃运化。反之，肝功能疏泄异常，胆汁就生成不足，排泄不利，此时的胆自顾不暇，也就无力顾及脾胃了。因此人体会出现胁下胀满疼痛、臀部脂肪堆积、食欲减退、腹胀、便溏（拉稀）等症。

胆虽然处处受到肝的挟制，但也有使性子的时候。如果胆出问题了，则胆汁闹腾上逆，让人嘴里发苦、呕吐黄绿色苦水。

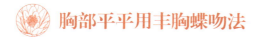 胸部平平用丰胸蝶吻法

对象：所有希望丰胸的女性。

方法：

1. 丰胸蝶吻法（具体方法见内文）。

2. 每天按揉乳四穴，每穴5分钟。

3. 四喜糊，每天吃一碗；三豆大米粥每天吃两碗；猪蹄炖木瓜，每星期吃两次。

音乐疗法：听陶笛曲《森林狂想曲》、钢琴曲《雨中漫步》。

　　我有位朋友跟我说，因为"胸部平平"，经常靠厚厚的海绵垫"装点门面"，胸罩背后的"内容"自己最清楚了，心里总是虚得慌……她说自己还曾经想去做个假胸，但是一想到那份痛苦，再看看现在很多媒体曝光的整形失败的例子，就觉得心里发怵。

　　由于"胸部平平"，严重影响了自信心，工作时她常常感到拘束、不自信，这种工作状态使她错失了好几个大单子。很多时候，单位组织集体活动，她也

懒得参加。

看来，丰满坚挺的胸部的确能成为女性的骄傲，而"胸部平平"对女性的心理也有着极大的影响。

我告诉她："不必懊恼，用丰胸蝶吻法就可以搞定这一切，操作简单，不用花钱，随时随地都可以练习，而且丰胸健脑同步完成，还有疏通肝气的功效！"

丰胸蝶吻的具体做法

每晚9点，三焦经经气最旺之时，深深吸入一大口气，让气聚合于丹田（关元穴），双手从背后合十，小鱼际（手掌外侧）紧贴督脉（脊椎骨），指尖沿颈椎方向尽量往上延伸，双臂如蝴蝶般舒缓外展，头部缓缓向后仰，争取做到头部与指尖亲密接触。

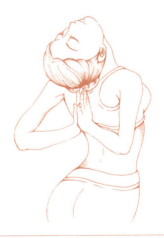

▲ 不想当"太平公主"，那就用丰胸蝶吻法吧！

在双臂展开，头往后仰时，想象丹田中有一股清气正在冉冉到达胸部，到达后，想象气流在胸部扩充，胸部顿时增大。然后吐气收功，重复3遍以上。

练习丰胸蝶吻时，配合听陶笛曲《森林狂想曲》、钢琴曲《雨中漫步》等类型的音乐，以音乐的节奏伴随气流冲击胸部，丰胸效果会更好。

这位朋友按我教的方法练习丰胸蝶吻3个多月后，感觉胸部比以前增大了不少，上班精神也集中了，新的创意层出不穷，现在已经升为主管。现在，在单位的集体活动中，她也总是能调动现场气氛，大家都说她脱胎换骨了，真应了一句家喻户晓的广告语：做女人"挺"好。

为什么丰胸蝶吻法有如此好的丰胸功效呢？

因为，您的前胸有脾、肝、肾、胃四条经脉通过，丰胸蝶吻法可以打通这四条经脉，尤其是肝经。

肝在五行中属木，肝就像树一样，树干周围的枝杈必须向四周伸展，才能长出树叶或开花结果。乳房内部的腺小叶跟树木的枝杈一样，胸部平坦的朋友，因为肝经不畅通，腺小叶没有像枝杈那样充分扩展，长不出树叶，也就是脂肪。

丰胸蝶吻法能打通肝经，使胸部气血充足，乳腺的小叶被充分激活，脂肪增厚，从而达到丰胸的效果。因为肝经被疏通，人的心情也会变轻松。

其实丰胸蝶吻跟前面讲到的推肝胆经有异曲同工之妙，肝经从胸前通过，推肝胆经就等于把肝经这条路给扫干净了，气血肯定顺着肝经源源不断地流向乳房，乳房有了气血，自然就丰满了。

另外，做丰胸蝶吻法时，头向后仰能让膀胱经得到充分调理，膀胱经与肾经相表里，五行同样属水，肝木有肾水的滋养，伸展会更广阔。肝血和肾精足，脑髓才会加速增长，脑的营养充足，女人的思维会更加活跃。

每一个练习丰胸蝶吻的女人都能外强中不干，里外都"有料"。

女性身体里的雌乙醇是决定乳房丰满或扁平的关键因素，雌乙醇像游牧民族一样，随着血液循环流入全身。只有最大限度地把雌乙醇引流到乳房，使乳房里的脂肪细胞充分吸收血浆中的脂肪微粒，才能让脂肪大量囤积在乳房中，令胸部变得丰满、挺拔。

女性从来月经起的第11、12、13天，雌乙醇分泌达到最高峰，这3天是丰胸的最佳时期，也称前3。

第18、19、20、21、22、23、24天，雌乙醇的分泌仅次于前3，是丰胸的次佳时期，也称为后7。

前3、后7这10天里，坚持每天按揉乳四穴，每穴5分钟（以乳头为中心，上下左右各旁开2寸的4个穴位合称乳四穴），打通乳房周围的经脉，将雌乙醇最大限度地引向乳房，两个月后，乳房就会变得大而饱满。当然了，如果嫌找穴位麻烦，在前3和后7这10天里练习丰胸蝶吻法，效果是一样的。

为什么非得两个月不可呢？

第一个月是调理阶段，此时点穴或按摩是调理整个内分泌系统，通常乳房的外观不会有太大的改观。第二个月因为内分泌调理得当，乳房会明显增大和提升。虽然两个月就可以看到明显的效果，但还要坚持下去，才能巩固成效。

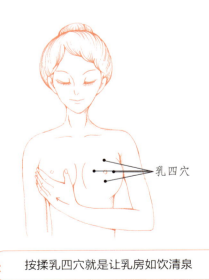

乳四穴

按揉乳四穴就是让乳房如饮清泉

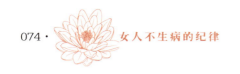

很多女孩子从十几岁就开始穿文胸了，文胸可以说是女性一辈子的伴侣。但是，很多女人都是把文胸随便往胸部一套，扣上了事，这是绝对不行的。

这样的话，乳房上的好多肉就被遗漏在文胸的罩杯之外了，而且往往两边遗漏的多少不一样，长此以往，胸部会严重走形，甚至导致两个乳房大小不一致。

穿文胸的正确方法是这样的：

将上半身倾斜45度，让乳房尽量容入罩杯中，扣上扣子后挺直，将手伸进罩杯中，把漏在罩杯周围的肉全部拉回罩杯里，调整好肩带就行了。

小雪是我童年的一个伙伴，她是个早产儿，从小就身材瘦小，到16岁还没来月经。这事可急坏了她妈妈，为了给女儿调养身体，小雪妈妈到处咨询有经验的大夫。功夫不负有心人！小雪的妈妈不知从哪里找来几个食疗方子，经常做给她吃。等到小雪20岁时，不但个子蹿到了167厘米，身体结实，胸部也发育得波涛汹涌了。

我开始学医以后，仔细研究了一下小雪妈妈当年找来的食疗方子，发现其中的材料个个都是深藏不露的丰胸高手。

1. 四喜糊

四喜糊就是用核桃、松仁、黑芝麻、花生米打成的糊糊，每天吃一碗。

这4件丰胸的宝贝都富含维生素E，能促使卵巢发育和完善，使成熟的卵细胞增加，刺激雌激素的分泌，从而促进乳腺管增长，乳房变大丰挺；这其中核桃和松仁富含亚麻酸，可以刺激雌激素的合成，完美女性的曲线，让胸部更丰满；而黑芝麻和花生米，富含维生素B，有利于雌激素和孕激素的合成，从而刺激和维持乳房的活力，起到丰胸的作用。

2. 三豆大米粥

黄豆、青豆、黑豆加普通大米熬成粥，每天吃两碗。

这3种豆子不仅富含蛋白质、卵磷脂，还含有植物雌激素和异黄酮类物质，能有效提高体内雌激素的水平，使乳房日趋饱满挺拔。

3. 猪蹄炖木瓜

先将猪蹄炖到九成熟，再放入削过皮的木瓜块，炖熟后加入适量的米酒（北方叫醪糟或酒酿），即可食用。每星期吃两次。

木瓜因富含维生素A，能帮助合成雌激素，是丰胸的佼佼者；猪蹄富含丰富的磷脂、蛋白质和胶质，丰胸效果相当了得；猪尾巴、凤爪、海参跟猪蹄有着同样的丰胸作用；米酒中含有能促进女性胸部细胞丰满的天然激素，里面的酒精成分更能促进胸部血液畅通，其丰胸效果可想而知。

想让胸部永远保持丰满、挺拔，一定要坚持乳房的整体保养计划：食疗、按揉穴位、丰胸蝶吻一个都不能少，而且必须长期坚持。

女人的一生，乳房的变化都非常大，保养好胸部是女人一辈子都要做的功课。

按穴位、品茶，乳腺增生好了

症状：乳房胀痛，月经前胀痛加剧，月经后稍微减轻，同时伴有痛经、腰背酸痛、大便干燥。

方法：

1. 对太冲、行间、足三里和太溪进行刮痧或按揉。

2. 开心疏肝茶：刺五加、枸杞、杭白菊、合欢花、红花、百合花各适量，沸水冲泡饮用。

音乐疗法：多听钢琴曲《迷情仙境》《欢乐之歌》和轻音乐《翩翩起舞》等曲风舒畅的音乐。

如果您对肝照顾不周，那后果可就严重了，乳腺增生就是其中之一。在我所诊治过的女性朋友中，80%的人都有过不同程度的乳腺增生。

我的患者韩女士今年36岁，在一家外企任高管，半年前，她的乳房经常胀痛，月经前胀痛加剧，月经后会稍微减轻一些。

忙碌的她，压根儿就没把此事放在心上，跟很多女性朋友一样，她认为这些症状像感冒一样，会自行消退。但没想到，她的心情不知怎么变得越来越烦躁了，看谁都不顺眼，总想发脾气。痛经、腰背酸痛、大便干燥这些症状也陆续在她身体里兴风作浪。最近，她的乳房胀痛越来越厉害，有时候睡着了也会硬生生给疼醒，肩膀、腋窝、胳膊都跟着疼痛，不得安宁。

一天下午，她一脸痛苦地走进了我的诊室。我问了下情况，然后触摸她的乳房，感觉里面有不少边界不清、质地柔韧、大片状的肿块。我又看了看她的舌头，发现她舌质淡、舌苔薄白、肝脉弦细，很明显，是肝郁气滞和痰浊凝结间杂型乳腺增生。

我对她进行了针灸治疗，针刺她的太冲、行间、足三里。在这3个穴位中，太冲是肝经的输土穴，肝经五行属木，木无土便无根。宋代窦汉卿的《疮疡经验全书》中称乳腺增生为"乳癖"，治疗穴位中首选太冲；行间是肝经的荥火穴（子穴），实则泻其子，患乳腺增生，肝经必有郁火，行间可以疏肝解郁、清肝火、消除肿块；足三里是胃经的合土穴，可以化痰浊、补益肝血、通经活络、消除肿块。

第一次治疗结束后，我嘱咐她回家以后自己以指带针，按揉这3个穴位。并且每天坚持喝开心疏肝茶。

开心疏肝茶的配方

刺五加、枸杞、杭白菊、合欢花、红花、百合花各适量，用沸水冲泡饮用。

刺五加、枸杞平补肝肾；杭白菊清肝火，令眼睛明亮润泽；合欢花让人心情愉快，安神解郁，活血消肿；红花活血散瘀；百合花润肺，去痰浊。

治疗到第3天，韩女士的疼痛就减轻了；第9天，乳房不再疼了，肿块也基本消失。

虽然韩女士的乳腺增生被治愈了，但如果继续在生活和工作中压抑自己的情绪，乳腺增生有可能还会再犯。因此，我让她每天坚持喝开心疏肝茶，以预防乳腺增生复发。

另外，考虑到韩女士经常需要出差，我特意告诉她，可以随身携带一块刮痧板，每晚9点，三焦经当令之时，自己用刮痧板对太冲、行间、足三里进行刮痧，每个穴位每次刮3～5分钟，这样乳房胀痛、痛经、腰背酸痛、大便干燥等症状会有明显改善。当然，如果实在懒得找穴位刮痧，用五行养生油推肝胆经，效果也是一样的。

乳腺增生除了肝郁气滞和痰浊凝结型之外，还有肝肾阴虚型的。其症状除了乳房胀痛以外，还兼有午后一阵阵的发热、脸色发暗、脸颊发红、头晕耳鸣、腰背酸痛、疲倦、月经量少而颜色淡、舌色淡等症状。

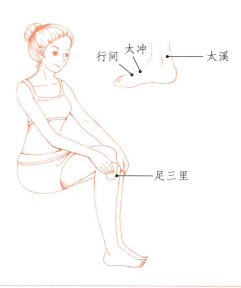

很多时候，乳腺增生是一只纸老虎，1块刮痧板，4个金牌穴位就能轻松把它降伏

对于肝肾阴虚型的乳腺增生，除了要每天坚持喝开心疏肝茶以外，坚持对太冲、行间、足三里以及肾经上的太溪（输土穴）进行刮痧，疏肝理气之外，还可以补肾水，益肾精，每穴每次刮痧3～5分钟即可肝肾俱补，消除肿块。

> **乳腺增生是当今最常见的女性疾病之一，根据我多年的经验，以下5种类型的女性更易患乳腺增生症，需要重点预防。**

⊙大龄未婚的女性。

⊙未生过孩子或生过孩子未哺乳（包括有堕胎史）的女性。

⊙长期吃高脂肪低纤维食物或者酗酒的女性。

⊙长期处于精神压抑状态的女性。

⊙事事追求完美、什么事都亲力亲为的人。

我经常建议我身边的女性朋友，一定要每天坚持喝开心疏肝茶，经常对太冲、行间、足三里、太溪穴进行刮痧或按揉，多听曲风舒畅的音乐，如钢琴曲《迷情仙境》《欢乐之歌》，轻音乐《翩翩起舞》等。

乳腺增生是完全可以预防的。我上边说的方法，除了针对像韩女士这样的完美主义者之外，也适合所有想要保养乳房的女性。

用上焦五行补法，乳腺肌瘤不长了

症状：乳腺肌瘤。

方法：

1. 上焦五行补法

坐在椅子上，双臂向后伸直，十指交叉握拳，把拳头搁在椅背上，吸气时胸部向前挺，头往后仰，呼气时收回，反复数遍即可收功。每天练习半个小时。

2. 音乐疗法

听古筝曲《高山流水》，轻音乐《鸟的呢喃》《柳风》等五脏皆补的音乐。

乳腺增生如果进一步发展，就有可能发展成乳腺肌瘤。乳腺肌瘤是人体的邪毒聚集在一起产生的。

其实，从我们出生的那一天起，这种邪毒就存在于我们每个人的身体里，并且会伴随我们走完整个人生。但是，人体中既有这种邪毒基因，又有抑制它的基因。这跟五行中的金木水火土一样，互相克制，互相平衡。

正常情况下，这种邪毒和抑制它的基因都非常懒惰，每天都在我们的身体里睡大觉，对我们没有多大的影响。因此，乳腺肌瘤并不是每个人都会得的，姐妹们千万不要一谈到乳腺肌瘤就色变。

根据我多年对乳腺肌瘤患者的跟踪观察，很多人在知道自己患上乳腺肌瘤以后，都非常沮丧、恐惧甚至绝望。其实，乳腺肌瘤的治愈率在90%以上，并不是像很多人认为的那样：一旦患上乳腺肌瘤，就只有切除乳房一条路可以走。这个观念早就"过时"了。而我在这里教给大家的五行上焦补法是最简单易学的调理方法，不用花钱，更不用吃药。

上焦五行补法的具体做法

找一把椅子，将双臂向后伸直，十手指交叉握拳，然后把拳头搁在椅背上，吸气时，胸部尽量向前挺，头往后仰，呼气时收回，反复数遍即可收功。

吸气要吸一大口，让气先在腹部逆时针转一圈，然后在胸部逆时针转一圈，再缓缓吐出。当气在身体里转圈的同时，要想象这股气流正在清理你身体里的邪毒，往外吐气时，邪毒已经被全部赶跑了。时间不用很长，每天练习半个小时就可以了。

当您抑郁、抱怨、生气、伤感、发怒时，浊气都会在胸腔聚集不散，久而久之就会形成各种各样的疾病。乳房又恰恰在胸腔部位，总是在第一时间受到伤害。

每次练习上焦五行补法的时候，双手的大鱼际正好靠在椅背上。在手部反射区里，大鱼际是心、肺以及整个胸腔呼吸系统的反射区。深吸气、缓呼气，让气来洗涤、带出体内的邪毒。由于五行中，肝木生心火，心为肝之子。在午睡后心经当令之时练习，可以泻胸腔郁火，令人心情舒畅。

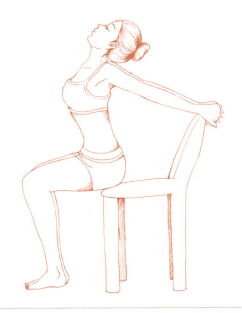

世上本来就有很多一劳永逸的治病方法，上焦五行补法，一法就能打通上半身所有经络

所以，我特别建议患有乳腺肌瘤的女性朋友，下午1点到3点时，一定要抽出一点时间做一下上焦五行补法。在养心的同时疏通肝气，这样，乳房里的邪毒也就很快地被排出体外了。

这个上焦五行补法能打开人体上身的大部分经络，治疗女性的很多慢性疾病。另外，我建议妈妈和女儿一起做，尤其对正在发育期的女孩，这个方法能很好地补足她们的气血，疏通经络，让乳房发育正常，身材挺拔。

练习上焦五行补法的时候，如果配合听五脏皆补的音乐，如古筝曲《高山流水》，轻音乐《鸟的呢喃》《柳风》等，效果会更加明显。

大声唱歌也可以预防乳腺肌瘤。在公园里、山上、海边等所有你认为可以让自己心旷神怡的地方大声唱歌，唱你最喜欢的歌。这时候，不用担心自己五音不全，或者记不住歌词之类的，只要大声唱就可以了，即使唱得不好，也完全没有关系。

　　放声歌唱能激活丹田，丹田就是关元穴，激活后即产生元气，元气会及时把自身的功力传递给抑毒基因，让它拥有足够强大的力量，将邪毒赶出体外。

　　胸腔是脏器最密集的居住地，也是气机往全身输送气能的总指挥中心。放声歌唱引发的震波，足以让气流通畅，进一步给抑毒基因输送能量。

清泉汩汩石下流——治愈经期流鼻血的拔罐刮痧法

症状：经期流鼻血。

方法：

1. 对大椎、肝俞拔罐10分钟；对肝经、胆经以及太冲刮痧。每天坚持，直到下月来月经前。

2. 在肺经、肾经和尺泽、复溜上刮痧。

3. 大蒜捣碎，敷涌泉穴半小时。

食疗：每天喝两勺枇杷蜜。多吃梨、百合、银耳、白萝卜、柚子、柑橘、石榴、荸荠等滋阴润肺的食物。

快乐疗法：多听相声，看喜剧片和小品。

究竟是哪位"高人"在幕后操控，让经血不服从调遣从鼻子流出来的呢？经过不断探索，妇科大医们发现了撺掇月经从鼻子流出来的两大幕后主使：肝经郁火和肺肾阴虚。

女性肝经郁火型经期流鼻血的表现症状如下：月经前或月经期，鼻子或口中流血，而且量比较多，颜色鲜红；伴有心情烦躁、容易发怒，或两胁胀痛、口苦、嗓子发干、头晕耳鸣、尿黄、便秘。从阴道流出的经血量特别少，或干脆没有。

在我治疗过的经期流鼻血的患者朋友当中，小李的情况比较具有代表性。她的性格自傲又自卑、敏感、多疑，没事就胡思乱想，似乎全世界的人都在说她坏话，因此，她总是心事重重的样子，整天都高兴不起来。

长期的情绪抑郁，导致肝气严重郁结。来例假的时候，冲脉之气旺盛，旺盛的冲气挟肝气上逆，血随气上升，上逆到鼻腔而流鼻血。

那么，如何治疗肝经郁火型经期流鼻血呢？

我在小李的大椎、肝俞穴上拔血罐，10分钟后取下。拔血罐就是用三棱针在穴位上连扎数孔（扎前针具和皮肤都要用75%的酒精严格消毒），然后拔上火罐，把经脉中的毒血拔出来。

注意：这个方法只能由专业医师来操作。自己治疗时，不要用三棱针，用梅花针或医院用的一次性采血针来扎孔（这两种针不容易扎得太深，没有危险），然后用真空罐拔，效果也是一样，操作简便又安全。

除了要拔出经脉中的毒血，还要疏通肝胆经，泻肝火。拔完罐后，我又分别在她的肝经、胆经和行间穴上刮痧，一直刮到皮肤发红。半个小时后，刚刚治疗完毕，她的鼻血就止住了，并且感觉阴道的经血流量明显增加。

我让她回家以后自己每天用气罐对大椎、肝俞拔罐10分钟，然后在肝经和胆经以及太冲穴上刮痧至发红为止。每天坚持操作，直到下个月来月经之前。

一个月后，我收到小李发来的一条短信：张大夫，我的病好了，不再流鼻血了。太感谢您了！

对于像小李这种肝经郁火型的经期流鼻血症状，治疗只是一种手段，保持

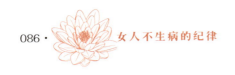

心情愉快才是最关键的。我让她多结交性格开朗豁达的朋友，多听相声，看小品、喜剧片，这样可以经常哈哈大笑。心主笑，笑五行属火，五行中肝木生心火，火为木之子，根据"实则泻其子"的五行理论，哈哈大笑能疏散肝经的郁积之火。小李坚持按我教的这几种方法去做后，她的经期再也不流鼻血了。

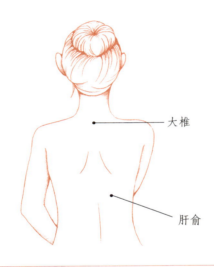

▲ 在行间穴刮痧，在大椎和肝俞拔罐，让经期中的你如沐清泉

　　肺肾阴虚型的经期流鼻血会出现的症状：经前或经期流鼻血，但量比较少，颜色暗红。经常头晕耳鸣，手心和脚心发热，晚上睡着后喜欢把腿伸到被子外面。平时经常一阵阵发热、咳嗽、两颊发红、喉咙发干、口渴。月经每次都会提前，而且量比较少。舌头鲜红或深红，干脆没有舌苔或者只有某些地方有。

　　肺肾阴虚多属先天体质阴虚，需要泻肺火，补肾水。

　　治疗肺肾阴虚型经期流鼻血之症，要在肺经、肾经和尺泽（肺经的子穴）、复溜（肾经的母穴）进行刮痧，在肺俞、肾俞拔罐。

肺肾阴虚的人平时要注意保证充足而有规律的睡眠，睡眠五行属土，土生金，可以养肺。少吃羊肉、狗肉、辣椒等火性极大的食物，以免使肺火更大。平时要多吃梨、百合、银耳、白萝卜、柚子、柑橘、石榴、荸荠等滋阴润肺的东西。

对于肺肾阴虚型流鼻血的女性朋友，我建议她们每天喝两勺枇杷蜜，这样可以起到预防作用。另外，现在市面上的枇杷蜜假货很多，大家最好到大型超市选择品牌的枇杷蜜。

如果您一时分不清自己是肝经郁火型还是肺肾阴虚型的经期流鼻血，那么我告诉您一个非常简单而有效的通用疗法。

把大蒜捣碎，敷在脚心的涌泉穴半个小时，鼻血即可止住。

涌泉是药敷法的常用穴位，因为由它开始往上连着整个脏腑以及五官。大蒜入脾胃肺经，就是说大蒜的营养主要用来供应脾胃肺经。并且，大蒜性温，五行属金，金克木，也就是说，大蒜能把那种逆反上来的肝气迅速往下压，让经血回到子宫内。

这个方法主要是用来应急的，如果您有长期性的经期流鼻血症状，一定要根据我前面说的那两种类型的经期流鼻血的表现来自查，确定自己的这种病属于哪种类型后，对症调治，方能根除。

按两个穴位，读一本书，多少抑郁全扫空

症状：

1. 月经量变少，同时伴有眼睛干涩、耳鸣，还时不时地头晕。

2. 对任何事情都提不起兴趣，抑郁症。

3. 每次来月经前，都莫名其妙地想哭。

方法：

1. 每天按揉内关和太冲。

2. 多读庄子的《养生主》。

音乐疗法：多听里查德·克莱德曼的专辑，或者《绿钢琴》等曲目。

　　我的一位患者介绍她的同事来找我看病。来了后，她告诉我，她不知怎么搞的，总是情绪很低落，而且思维迟缓、眼睛干涩、经常耳鸣，还时不时地头晕。她说她去过很多家医院的眼科、耳鼻喉科，也用过很多的润眼药和健耳药，都不见效。我看了她的舌苔、手掌，诊过脉之后，开始对她进行针灸治疗。

我刚刚用银针刺入她的内关穴，她的眼泪一下子就流出来了。带她来的同事吓坏了，想上前安慰她，被我制止了。我说："就让她痛痛快快地哭吧。"

其实，在给她诊脉时，我就发现她肝脉弦紧，再加上看到她手掌肝部反射区上杂乱的碎纹，我就初步断定她有抑郁症了。扎针的时候，她流的眼泪并不是因为疼，而是她内心的抑郁之气借扎针的机会顺势流出罢了。

她绝对是个很有故事的人，想要治愈她的疾病，就必须要弄清楚病因。于是，我问了她两个问题：一、是不是对任何事情都提不起兴趣，包括工作、饮食、性生活？二、是不是每次来月经前都会莫名其妙有想哭的感觉？

对我提出的两个问题，她的回答都是肯定的。她说自己最近月经量越来越少，基本上两天就没了，乳房也越来越干瘪；另外，每天早上起来都会提不起精神。听她这么一说，我心里已经肯定她患有抑郁症。她的眼睛干涩、耳鸣、头晕的症状都是肝气不畅引起的，如果一味地眼疾医眼、耳疾医耳是不会有效果的，更无法根治。

随后的治疗中，每次我都给她针刺内关、太冲，并且引导她讲一些生活中开心的事情，以及小时候一些好玩的事情。此外，我还把自己遇到的一些有意思的事情跟她分享，我们俩成了无话不谈的好朋友。我还给她讲庄子《养生主》中的养心法："吾生也有涯，而知也无涯。以有涯随无涯，殆已……缘督以为经，可以保身，可以全生，可以养亲，可以尽年。"

经过半年的治疗，她身上的症状已全部消失，抑郁的情绪也有了很大的改善。现在，她经常积极参与集体活动，主动与人沟通、交流，乳房逐渐变得丰挺，月经也变规律了，性生活也重新燃起了火花。

抑郁症有很多类型，但不管是哪种类型的抑郁症，其根本都是神魂紊乱或涣散。《黄帝内经》中说："心藏神，肝藏魂。"这里的神指人的心脑思维、意识，魂则指情感活动。

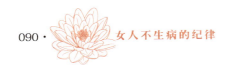

内关是心包经的原穴，是心包、心脏及心经之精气汇聚最深、最足的穴位。《针灸大成》说："内关主治一切郁症"，它能使紊乱涣散的心气收拢聚集，重生心精，使人的心神归经，变得乐观开朗。

《针灸大成》中说："太冲，主心烦闷，惊悸健忘，忘前失后，心神恍惚。"太冲是肝经的输土穴，肝经五行属木，木没有土就无法生根。太冲一方面让肝木有根可依，又善于疏散三焦气机，使胸中开阔，腾出地方给肝木以伸展。如此一来，肝经畅通，肝魂回归肝的怀抱，人的精神也会愉悦起来。

所以，女性抑郁的时候，请一定要记住每天坚持按揉内关和太冲。

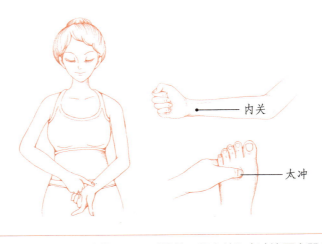

内关

太冲

▲ 您心里有什么不痛快，千万别憋着，跟内关和太冲这两个朋友说说吧！

此外，还要好好研读庄子的《养生主》，要知道我们的生命和精力是有限的，而知识却是无限的。总想得到很多很多，或强迫自己去做难以做到的事情，势必体乏神伤，神魂紊乱。

我们要根据自己的能力，做自己喜欢做的事。这样才可以强身养心，不让亲人为自己担忧，既对得起自己，更对得起亲人。如此，就可以身心健康、益寿延年了。

还有，平时要多听欢快悠扬的钢琴曲。我给大家推荐里查德·克莱德曼的专辑，或者《绿钢琴》这个专辑，曲子中特有的角木音的疏散、宫土音的宁静安稳、羽水音的滋润涤荡，能让人神清气爽、怡然自得。

另外，平时要多结交性格幽默豁达的朋友，多到人多的地方走动，经常到卡拉OK厅放声歌唱，练习瑜伽，信仰某种宗教等，都可以有效地调节抑郁的情绪。

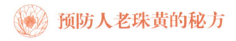

预防人老珠黄的秘方

症状：近视眼、鱼尾纹、眼珠混浊、眼神无光。

方法：

1. 每天转眼珠子，左50下，右50下。

2. 按揉太冲穴1分钟。

3. 每天远眺半小时，以绿色植物为目标。

茶疗：菊花枸杞茶。

音乐疗法：听萨克斯曲《春风》，排箫曲《绿袖子》《蓝色回想曲》等。

因为女性心细，大事小事想得特别多，特别耗损肝血。再加上女性特有的月经、怀孕、产子、哺乳等生理特征，肝血相对男性来说，耗损得更多。

眼睛是肝的窗户，肝血不足让很多女人过早出现人老珠黄的现象，以及眼角下垂、眼皮松弛往下耷拉、鱼尾纹、眼睛看人不灵活，而且暗暗的没有光泽等症状。

《黄帝内经·五脏生成篇》中说："肝受血而能视。"是说有了充足的肝血，眼睛才能看得清楚，并且富有神采。当人一天天变老，肝精被大量消耗，肝这个藏血库的精血也变得越来越少了。当眼睛得不到肝血的滋养，就会变黄，而且越来越浑浊，没有光泽了。

在我的博客里，很多朋友都让我教她们预防人老珠黄的方法。我把自己每天在练的五行美眼功告诉她们。其实做法很简单：

远眺半个小时，转眼珠子100下，按揉太冲穴1分钟。

《黄帝内经》讲究"目不劳，心不惑"，也就是说，通过减少用眼时间来保养眼睛。但这一点，现代人是无法做到的。如果长期用眼过度，又不注意保养，就会出现眼珠混浊、眼神无光、鱼尾纹、近视眼等。

美眼功出自孙思邈的《千金方》：目宜长运。孙思邈100岁时才开始执笔写《千金方》，虽为百岁老人，但他眼睛一点都不混浊，也不花。"目宜长运"，就是他平时常用的养眼功法，并将它收录在《千金方》中，造福后人。大家如果平时太忙，远眺和转眼珠子不必一次完成，在一天中分几次做，效果也是一样的。

许多网友反映，坚持练习3个月之后，都有非常显著的疗效，近视200度以下的，视力全部恢复正常；高度近视的，度数都有不同程度的下降。

让你神采奕奕的美眼功的具体做法

1. 远眺

就是向远处看，并且选择绿色植物作为目标。在向远处看的时候，视野会非常开阔，平时压抑的肝气会得到疏散，肝血充足了，眼睛的营养跟得上了，自然就明亮了。值得注意的是，远眺让肝血充足了，你的乳房也会变得饱满紧挺，皮肤也会越来越光滑。

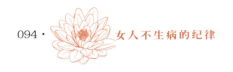
2. 转眼珠子

转眼珠子可以左转50下，右转50下，交替进行。

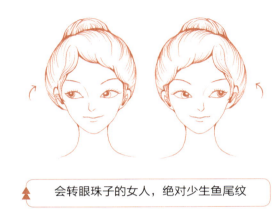

▲ 会转眼珠子的女人，绝对少生鱼尾纹

转眼珠子的美眼运动，能充分锻炼眼部的6条肌肉与3条神经，让它们长期处于有活力的状态，防止鱼尾纹的产生。

3. 按揉太冲穴

肝开窍于目，肝气通畅，双眼才会有神采。太冲穴是肝经的输土穴，是疏通肝气最有效、最迅速的穴位，美眼功效自是不用说。

只要每天坚持练习美眼功，常喝菊花枸杞茶，同时配合听萨克斯曲《春风》，排箫曲《绿袖子》《蓝色回想曲》等音乐，坚持下去，每个女人都会神采奕奕。

水润双眼，靠揉捏耳垂练成

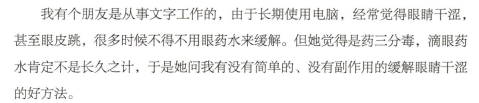

症状：眼睛干涩，眼皮跳。

方法：

1. 每天揉捏耳垂10分钟。

2. 用蒸馏水取代眼药水润眼。

我有个朋友是从事文字工作的，由于长期使用电脑，经常觉得眼睛干涩，甚至眼皮跳，很多时候不得不用眼药水来缓解。但她觉得是药三分毒，滴眼药水肯定不是长久之计，于是她问我有没有简单的、没有副作用的缓解眼睛干涩的好方法。

这个朋友特别爱涂指甲油，我考虑到如果让她揉眼睛周围的穴位肯定会造成感染，所以，就告诉她一个不用吃药，又没有副作用，而且绝对不会让眼睛感染的小方法。方法很简单，就是揉捏耳垂和滴蒸馏水。

耳朵上有91个反射区，耳垂处正是眼睛的反射区，如果说揉眼睛缓解眼部的毛病就像直接按电视机的开关开电视，那么揉耳垂就是用遥控器打开电视。所以，揉捏耳垂等于是给眼睛做按摩了，跟做眼保健操的作用是一样的，而且不用记那么多的穴位，操作安全，绝不会伤到眼睛。

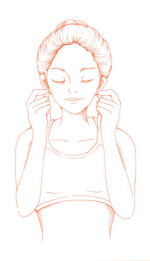

没想到您的耳垂就是美眼的灵丹妙药吧？

揉捏耳垂是我们平时给眼睛做的保养之法，如果眼睛突然干涩，我还有一个急救的方法。这个方法，我和我的朋友们一直都在用，效果非常不错。

具体操作方法：从药店买回一瓶蒸馏水，一支注射器，准备一个空的眼药水瓶子。用注射器抽取蒸馏水，注入空眼药水瓶，然后拿来滴眼滋润。每天上班，携带三四管注射器的量，就足够一天润眼所需了。

蒸馏水是不含任何杂质的最洁净的水，用它来滋润眼睛，没有任何副作用，而且一瓶蒸馏水的价格也就三元钱左右，可谓是便宜、安全，又有效。不过，千万要注意，绝不能用矿泉水、矿物质水等其他瓶装水代替。

月经不调、乳房疾患，推肝胆经好使唤

症状：出痘痘、长斑、乳房胀痛、乳腺增生、月经不正常、烦躁、焦虑。

方法：快乐推肝胆经（具体做法见内文）。

音乐疗法：听萨克斯曲《清晨》，大提琴曲《天鹅》，钢琴曲《云淡风轻》等节奏舒缓的曲子。

提示：此法可隔着衣服推，如果在皮肤上推的话，最好先涂上五行养生油或者薰衣草精油。

很多女性爱吃油炸、辛辣的小零食，还有人喜欢吃冰激凌等寒凉之物，要知道，这些东西虽然好吃，但是会给肝脏的代谢带来很大的负担，是需要肝脏"加班加点"来处理的。

当今社会中的女性，既要照顾好丈夫和孩子，又要操心公婆和父母的身体，在职场中还要承受跟男人一样的竞争和压力，压力一大，您就可能会经常发火，一肚子闷气，也不知道该给谁讲。

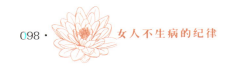

女性的这些生活习惯和受到的压力都容易使肝气得不到疏发，长期郁结后就阻塞经络，这样，肝的压力会越来越大。像出痘痘、长斑、乳房胀痛、乳腺增生等这些让女人烦心不已的事，都是没有好好护肝养肝的结果。

小肖是我众多女性患者中肝气郁结最为严重的。我第一次见她的时候，她脸颊上有些色斑，整个人看起来烦躁不安。她说自己的胸部经常隐隐作痛，月经也不太正常，担心是不是得了乳腺癌。经诊断后，我打消了她的疑虑，也没有给她开任何药，只是让她坚持每天推肝胆经20分钟，坚持一个月。

她很信任我，实实在在地坚持了下去。一个月以后，她给我打来电话，说她不但胸部的隐痛消除了、月经正常了、色斑消失了，心情也变得很愉快，并且慢慢培养起了自信心，年终还被单位评为优秀员工。

后来我才知道，她在家排行老三，大姐漂亮能干，二姐文静聪慧，可她既不漂亮又不聪明，觉得常常被人忽视，由此变得自卑而敏感。

以前，她总以为母亲偏爱大姐和二姐，不疼自己。前不久，她母亲胸口烦闷，眼睛发红，口苦肝火旺。她按我教的方法，用五行养生油给母亲推肝胆经。以前没什么话讲的母女俩，慢慢打开了话匣子。母亲说，其实一直拿她当掌上明珠，只是不愿表达而已。她开心极了，没想到，"快乐推肝胆经法"不但治好了她身体上的毛病，连心病也给医好了！

根据我多年治疗女性疾病的经验，每晚9点推肝胆经20分钟，坚持一个月，焦虑、烦躁、抑郁、失眠、头晕、头痛、月经不调、脸颊长斑、乳房胀痛、胸肋部胀闷、食欲不振等常见的女性肝气郁结的症状都能逐渐消失。

每晚9点左右，三焦经当令，这时候，推肝胆经的效果是最好的。

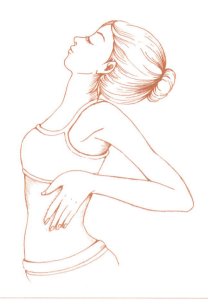

▲　推肝胆经，其实更多的是推开你心里的疙瘩

　　在推之前，先放上一首舒缓的曲子，萨克斯曲《清晨》、大提琴曲《天鹅》，或钢琴曲《云淡风轻》都可以。然后用自己的手掌，自腋窝下开始，顺着往下推到胯部。推的时候，心里想象着有一股清泉从胸口飞流直下，迅速浇灭了刚刚还熊熊燃烧的火焰，并慢慢滋润着肝脏。这时，肝胆经会疏通得更顺畅，身体的毒素加速分解，排出体外。

　　推肝胆经法可以隔着衣服推，也可以直接在皮肤上推。但如果在皮肤上推的话，最好先涂上五行养生油或者薰衣草精油，一来可以避免擦伤您的皮肤，二来可以让郁气疏通得更快，达到事半功倍的效果。

　　俗话说："远亲不如近邻。"胁肋部跟胸腹部是近邻，而胸腹部正是肝气郁结的老巢，推肝胆经就是把胸中郁结的肝气给推散。当您用手掌反复从上往下推胁肋部的肝胆经时，能快速打通肝胆经，让它干劲十足地去排除体内的郁

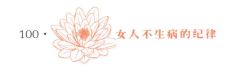

气和毒素。

有些女性朋友天生性格内向、多愁善感，还有的人经常因为一点小事就发脾气。女性的这些心理特点都会让肝胆淤堵，不能顺畅地给身体输送血液和排除毒素，但是，您只要每天坚持推肝胆经，性格就会逐渐变得乐观开朗起来，身体自然也会越来越好。

养生一定要先养心情，如果您在生活中不苛求身边的朋友和家人，也不苛求自己，那么，就能更多地发现保持健康和年轻的秘密。

吃出来的病，还得把它给吃没了——脂肪肝的八食二穴疗法

每天餐后一苹果，肝部脂肪远离我；玉米牛奶燕麦片，早晚冲服最养肝；洋葱海带炒蒜蓉，红薯米饭肝脂清；按揉肝俞和期门，肝部脂肪去无存。

现在，很多女性容易挑食偏食，又不运动，使脂肪在肝脏内堆积过多，而过度节食减肥，又造成营养不良，脾胃极其虚弱；还有的人长期使用不合格的美白产品，等等，这些都容易让女人被脂肪肝盯上。

具体来说，引起脂肪肝的原因有以下几点。

⊙**肝失疏泄**：如果你最近经常会莫名其妙地叹气，乳房和小腹部发胀、疼痛，原先规律的月经开始紊乱，那么你就要注意了，这是肝失疏泄的现象。肝就如大自然中的树一样，树枝和树叶必须是

张开的，伸展的，如果你把它捆得很紧，它会很快枯死。我们身体里堆积的脂肪会把树枝与树叶捆在一起，肝脏被捆住了，自然就不能正常地排毒和代谢了。

⊙ **脾不健运**：食物在小肠里转化成五谷精微，然后脾负责把五谷精微转化成人体需要的气和血。在我所诊治的很多患有脂肪肝的女性中，很多人的脾胃都不好。

女性如果脾不好，就很容易使得五谷精微不能转化为气血，变成脂肪堆积起来，从而形成脂肪肝。

⊙ **痰湿内阻**：现在很多女性穿得都比较少，喜欢熬夜的女性也越来越多，外界的寒凉会加重身体里的湿气，湿气跟一些无法及时排出去的毒素混在一起，会形成像痰一样黏稠的东西，也就是中医所说的痰饮。如果你最近经常觉得头脑和身体发沉、疲惫、恶心、嘴里没有滋味、不想喝水、小便不利、腰腹和大腿变粗，那么你就有可能是痰湿内阻了，要小心脂肪肝偷袭你的身体。

我有一个朋友，是一家广告公司的公关部经理，她有着火行人的仗义豪爽和木行人的聪明才气，每次应酬时，她都会跟客户开怀畅饮，号称千杯不醉。

长期大量地饮酒，加上高脂肪的下酒菜，使她的体形日渐肥胖。对于体形的变化，她毫不在意，因为她对自己的身体相当自信。可是前不久，她感觉看东西很模糊、眼睛没有神、肝区疼痛、上腹部有胀满感、月经量也明显减少了，而且总是不想吃东西，有时还恶心乏力。

去医院做检查，B超显示肝内总脂肪量已经达到40%（正常人为5%），确诊为中重度脂肪肝。如果不及时调治，可能会发展为肝硬化。

她知道我擅长用饮食调治疾病，抱着"哪里跌倒哪里爬起，既然是吃出来的病，还得把它给吃没了"的信念，让我给她开一个食疗的方子。

我这位朋友，肝内脂肪的堆积可以说是"冰冻三尺，非一日之寒"。要想去掉那些脂肪，食疗加按揉穴位的效果是最安全有效的。根据我多年的临床经验，常吃八种食物加按揉两个穴位（八食二穴疗法），再加上适量的运动，效果就会十分明显。

我把这八种食物和两个穴位总结成了一首歌谣，送给了她。

去脂歌

每天餐后一苹果，肝部脂肪远离我。

玉米牛奶燕麦片，早晚冲服最养肝。

洋葱海带炒蒜蓉，红薯米饭肝脂清。

按揉肝俞和期门，肝部脂肪去无存。

她记住了我的《去脂歌》，回家严格按我说的去做了：

一日三餐吃九分饱，饭后过半个小时吃一个苹果。

每天早晚饭前，先用滚开水把燕麦片和玉米粉冲开，兑入牛奶一起喝下，然后再吃饭。

隔三岔五炒洋葱或炒海带吃，炒菜时里面一定要加入蒜蓉。

煮米饭时，把去皮的红薯切成丁，跟大米一起煮熟食之。

以上八种食品，在大型超市和农贸市场都可以买到。长期坚持吃这八种食物，您的色斑会变淡，皮肤会充满光泽，身材会变得凹凸有致，走路时更是体态轻盈。

除了食疗，我还让她每晚9点，三焦经当令之时，按揉肝俞穴和期门穴各5～10分钟。这些年，我在调治脂肪肝患者时发现，她们的肝俞和期门穴都会有不同程度的压痛感，或穴位处皮下有硬结。此时，越有痛感越要按揉，有硬结更要按揉。直到硬结和痛感消失，就说明肝里的脂肪已经减少了。

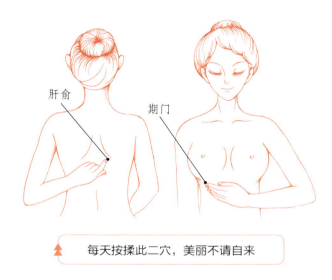

肝俞

期门

每天按揉此二穴，美丽不请自来

　　经过3个月的食疗加按揉穴位，还配合每天练习脊柱调息法，她去医院复查得出的结论是，肝内总脂肪量已降至7%，基本正常了，体重还减了20斤，体形又像原来一样窈窕轻盈了。

　　肝就像我们家里的抽油烟机，是帮助人体排除毒素的。如果抽油烟机里布满油垢，肯定就不能再抽油烟了。您只要像擦洗抽油烟机一样，使用我介绍的八食二穴法，及时清理肝内的"油污"，肝就可以保持清洁，继续积极地为您服务。

四肢发麻、眼皮跳，风池、风门来解决

对象：用眼过度的文字工作者、木行女性。

症状：四肢发麻，双手双脚间歇性震颤。

方法：每晚在风池和风门二穴涂五行养生油，各按揉10分钟。

音乐疗法：听班得瑞的竖琴和排笛曲《变幻之风》、民乐《乡间晚风》。

　　邻居阿华的婆婆退休前是个工程师，退休后闲不住，经常被其他单位请去绘制工程图纸。可最近一段时间，她突然感到四肢发麻，手指不能敲键盘，双手和双脚间歇性地震颤。阿华非常着急，赶紧找到了我，问我该怎么办。

　　我让阿华每天中午给婆婆熬一碗五行益寿养心粥吃。另外，每晚6点左右，肾经当令之时，在婆婆的风池穴和风门穴涂上五行养生油，然后每个穴位各按揉10分钟。按揉穴位时，配合听班得瑞的竖琴和排笛曲《变幻之风》、民乐《乡间晚风》，舒缓的曲调能让婆婆很快静下心来，并在五行养生油的作用下，使肝血得到滋养，肝风得以很快疏散。

《黄帝内经》中说，"肝受血而能视""久视伤血"。阿华的婆婆长期从事绘图工作，用眼过度，耗伤了大量肝血，肝血不足，使得筋膜营养供应不足，所以出现了四肢屈伸不利、手足震颤、肢体麻木等症。

五行益寿养心粥，可以生血补血，令肝血充足。女性朋友，尤其是木行女人，或者用眼过度的文字工作者，最好每星期吃3次，可以保证肝血源源不断地供应，提前预防了，就不会重蹈阿华婆婆的覆辙。

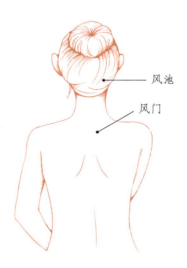

风池

风门

 风邪最爱从背后袭击您，好在每个人都长着两只后眼——风池和风门，有了它们站岗放哨，您就不用担心了

风池是胆经的常用大穴，为风邪聚集的要塞。风池善祛内外风症，主管肢体震颤。风门穴是风邪最喜欢进出的门户，风邪易从此穴入，也最易从此穴被逐出体外。

很多女性容易眼皮跳，面部不由自主地跳动，这都是肝上的风邪在体内作怪。

风门是肝风进出的大门，属膀胱经管，按揉风门，把这个大门打开，就能把肝风赶出去。因为膀胱经与肾经五行都属水，且互为表里。在肾经当令之时，按揉风池与风门穴，可以祛风邪、补肾精；另外，肾属水，肝属木，在五行里，水生木，所以，肾精足了，就能补肝血，筋膜就会得到滋养。

一个星期后，阿华婆婆的症状大有好转。善良细心的婆媳俩，知道我面对电脑写作，也会"久视伤血"，没跟我打招呼，就带着刚熬好的五行益寿养心粥来登门谢我了。吃着热乎乎的粥，想着患者还来帮医者保养，我的心里也暖烘烘的。

是的，只要有健康，只要有爱心，人间处处皆有福报。

女人不生病的纪律

第四章

忘什么都不能忘本——
女性脾系统养护法

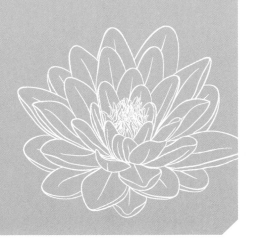

敬重脾胃，从每天吃饱饭开始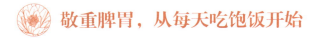

脾是为女人化生气血的功臣，您必须敬重它。另外，脾并不是难伺候的主儿，它就喜爱五谷杂粮的味道。所以，女人，敬重脾胃，提升自己，从每天吃饱饭开始吧。在一碗粥里就能找到属于你的幸福生活。

女人全靠气血养，气血是怎么来的呢？首先，胃将吃进去的食物进行海选，然后把海选出的东西送给小肠进行初试，小肠把初试通过的营养精华（水谷精微）呈送给脾，供脾精选。最后由脾精选出的营养精华就是人体最终所需要的气血。

脾是人体气血生化的源泉，而女人又全靠气血造就。因为女性先天的生理和心理特点，身体里的气血较男性而言是不足的，如果脾又虚的话，气血会更亏。日常生活和"经孕产乳"期都会大受影响。这样的话，女人一生的幸福又从何谈起呢？所以，对女人来说，脾就是女人的本。

在我诊治过的女性中，脾虚的女人触目皆是。而且，一般分为两种类型：脾胃都虚弱的和胃强脾弱的。

先来看看脾胃都虚弱的调理方法。我有位患者个子瘦小，脸色发黄，从小脾胃就不好，19岁才来月经。结婚后，因为脾胃虚弱，房事总是提不起精神。另外，记忆力也不好，工作上怎么努力也不出成绩，没少挨上司的白眼。更严重的是，因为气血不足，她的月经量少得可怜，一天就没了，结婚5年都怀不上孩子。老公虽然很爱她，但迫于父母的压力想跟她离婚。因为婚姻与事业都不顺心，有一天，她来我处就诊，哭诉着问我有没有好的解决办法。

我嘱咐她每天上午9点到11点，脾经经气最旺盛的时候，按摩脾经和胃经30分钟，并且要每天吃一碗五行益寿养心粥。

她按照我说的方法调养了一个星期后，脸色开始红润起来，胃口也变得非常好。我让她每天坚持按摩，一星期吃3次五行益寿养心粥，另外，蔬菜、水果和杂粮之类都要吃。

按我说的方法调理了半年，她工作起来比以往大有精神，整天都神采奕奕的，同事和上司都十分惊讶，说她完全变了一个人。而且，由于气血充足，她的胸部还增大了不少，月经量也变得正常了，还幸福地怀上了宝宝。现在家庭和事业都非常顺心的她，真的算是让人羡慕的幸福小女人了。

脾虚的女人，不要把希望寄托在医生和各种补品上，有时候幸福可能就在一碗粥里。

再来看看胃强脾虚的调理方法。我还有一位患者特别能吃，但她脾不好，虚弱的脾无法将她吃下去的食物更多地转化成气血，于是，不能运化的食物就变成脂肪堆积在身体里，让她显得肥胖而臃肿，另外，她身上的肉很松，黑眼圈非常明显。这属于典型的脾虚肥胖。她还说自己总是感觉没有精神，一天到晚老想睡觉，浑身没劲儿，气短心悸，爬5层楼都会头晕眼花，喘不上气。

因为脾虚，她不但身体不爱动弹，脑筋也懒得动了，当年跟她一起进单位的同事都升职了，只有她还在原地踏步。

像这样胃强脾弱的女性，乳房会逐渐萎缩，容易闭经，难以怀孕，易患卵巢囊肿，还特别贪睡，睡着后呈侧卧蜷缩姿势，这样，时间长了就会引起动脉硬化和三高（高血压、高血脂、高血糖）。所以，胃强脾弱的女人，尤其是土行女人要重点健脾养脾。

我让她每天上午8点左右，胃经当令之时，先在脾经和胃经上寻找经脉上的痛点、皮下有硬结的地方，重点按摩、拨揉。每晚9点，三焦经当令之时，练习脊柱调息法5次。

坚持半个月后，她的黑眼圈淡了很多，爬楼梯不再大喘气，感觉浑身有劲儿，也有精神了。坚持3个月后，她的体重减了10斤，另外在工作中，她的点子也多了起来，思维不再像以前那样混混沌沌的了。因为表现积极，前不久她还被升为部门主管。

有一天，她专门来到我家，激动地说："真没想到，补脾竟然能把生活补得丰富多彩了。"

原来脾胃经上的五输穴可以让你更年轻

当眼角出现第一条鱼尾纹的时候，你一定无奈地感慨过青春的流逝吧。实际上，女人的衰老是从脾胃开始的，皱纹和白发只是紧跟其后而已。所以，当你每天好好地浇灌脾胃两经，上面就能长出延缓衰老、保持年轻的大药。

《黄帝内经·上古天真论》中说："女子五七，阳明脉衰，面始焦，发始堕。"阳明脉指胃经。意思是说，女人从35岁开始，胃经就开始老了，经脉里的气血就一天天变得虚弱了，身体里缺少气血来滋润，女人当然就会面色憔悴，皱纹一天比一天多，头发越来越稀。

胃经一旦衰弱，各种令人烦恼的衰老症状都会乘虚而入。像头发大量脱落、变白、开叉断裂或没有光泽；脸上的皮肤不再光滑，而且经络所过的好多地方都会出现色斑，皱纹悄悄滋生；乳房逐渐变小、萎缩，腰腹部脂肪囤积，卵巢和子宫功能下降，稍微干点活，就腰酸腿疼，等等。

胃经虽然是女人需要重点保养的经脉，但在保养胃经的同时，千万不能忽略了脾经。因为胃经和脾经五行都属土，像手心和手背一样，形影不离，分管着女人的气和血，只有让这两条经脉都畅通无阻，气血才能足够充盈。

如果脾胃总是不和，必然使得气血亏虚。那么，怀孕时孩子就会先天体质不好；生孩子时就等于过鬼门关；生孩子后，孩子要吃奶，而母亲的乳汁都是

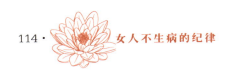

由气血化生而成的。这一切，都需要气血，如果没有气血，女人的这些环节都无法顺利进行，女人的健康和幸福就没有了基础。

我建议女性朋友们每天早上7点到上午11点胃经和脾经经气最旺的时候，在腿部的两条经上均匀涂上五行养生油，然后用五行经络刷来回刮痧，这样可以健脾养胃、化生气血，保证女人一天都精神焕发。

有的朋友一听到刮痧，就会联想到皮肤疼痛和难看的痧。不过，我告诉你，用五行经络刷在涂抹过五行养生油的经脉上刮痧，不仅一点都不疼，而且还很舒服。跟一般的刮痧不同的是，五行刮痧法不必刮出痧点，只要刮到发红即可，一般两个小时左右，刮痧的部位痕迹就会消失，一点也不影响美观，而且对胃非常好。

下面我分别给大家介绍胃经和脾经上的一些重要大穴。

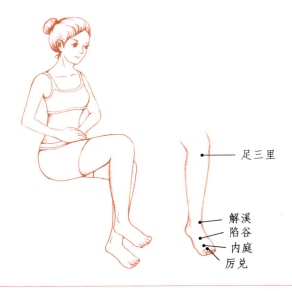

足三里

解溪
陷谷
内庭
厉兑

▲ 人老胃先衰，多让胃经上的这5个穴位活动活动，就能减缓衰老的步伐

胃经从下眼袋处开始到双脚第2个脚指头外侧，总共45个穴位，都是女性的贴心宝贝。

胃经上的五输穴对女人有什么用？

⊙ 如果您经常失眠、脸浮肿、眼袋浮肿、面无血色，每天按揉厉兑（井金穴）30分钟，坚持一个星期，即会看到效果。

⊙ 如果您既爱操心又容易生闷气，脸上起又红又大的疙瘩、便秘、口臭，这是胃火太大，只要每天用力按揉内庭（荥水穴）20分钟，坚持3天，症状即缓解，7天症状消除。

⊙ 如果您先天乳房很小，用很多丰胸产品都不管用，每天按揉陷谷（输木穴）15分钟，坚持1~3个月，胸部就会增大很多。

⊙ 如果您用脑过度，饮食又没有规律，同时秀发大量脱落，额头生皱纹，月经变得不规律，来月经时小腹发胀，只要每天按揉解溪（经火穴）20分钟，坚持一个星期，症状即缓解。

⊙ 足三里（合土穴）更不用说了，是女性一辈子美容健身必不可少的大补穴之一。凡是女性脱发、长皱纹、色斑、痘痘、丰胸减肥、保养子宫和卵巢、延缓衰老等，按揉足三里都是上上策。每天按揉20分钟，长期坚持，所有衰老的症状都会渐渐离你而去。

脾经从双脚的大脚趾内侧到胸肋部总共21个穴位。这些穴位，个个本领高强，堪称是女性的护花使者。

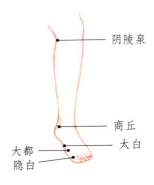

> 敬重您的脾，从学会使用脾经上的五输穴开始，如此就能享受脾给你带来的福祉。

脾经上的五输穴对女人有什么用？

◎如果您月经期过长、月经量过多、崩漏、吐血、便血，只要用陈蕲艾灸条，灸烤隐白（井木穴）20分钟，再配合口服3克云南白药粉，出血症状很快止住。

◎如果您嘴唇总是容易脱皮，抹润唇膏也不管用，这是心脾火郁，只要每天用力按揉大都（荥火穴）30分钟，坚持1个星期，症状即可改善。

◎如果您嘴唇发白，没有血色，看起来没有生气，需要长期涂抹口红来修饰，每天按揉太白（输土穴）20分钟，再配合经常吃五行益寿养心粥，坚持1个月后，嘴唇就会变得红润了。

◎如果您皮肤和肌肉比较松，缺乏弹性，只要每天按揉商丘（经金穴）20分钟，坚持1～3个月，皮肤就会变得紧实而富有弹性。

◎如果您白带多而清、夜尿频繁、性欲冷淡、眼袋浮肿、脸色发暗、没有光泽、全身水肿、虚胖，每天用陈蕲艾灸烤阴陵泉（合水穴）20分钟，1个星期症状即可改善。

张大夫要送给您的不老仙丹——艾灸三宝法

> 目的：增强脾胃活力，调理气血，改善睡眠和月经，温暖子宫，增强性欲。
>
> 方法：每顿饭后半小时，艾灸或敲打关元、中脘、足三里20分钟。
>
> 音乐疗法：听古筝曲《高山流水》，手风琴曲《溜冰圆舞曲》。

有好多网友和患者都问过我："一般古人寿命都不长，又缺医少药，可有些从医者和佛道中人却很少生病，寿命还挺长的。您的气色看起来也挺不错的，一定是有什么秘而不宣的不老仙丹吧？能不能把其中的秘方透露个一二呢？"

一般说来，女性不显老的特征是：秀发乌黑丰厚，发际线不高；肌肤润泽，有水润感和光泽感。额头无抬头纹或纹路很浅；鼻子两边没有法令纹或纹路很浅；没有明显的双下巴，脸部肌肤不是松垮的，而是紧致的；体形匀称，全身的肌肤和肌肉都很紧实；身体柔韧度好，弯腰转身灵动自如；说话中气足。

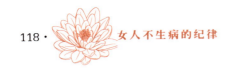

我的不老仙丹的配方就是：关元、中脘、足三里。修炼方法是艾灸这3个宝贝穴位，姑且称之为"艾灸三宝法"吧。

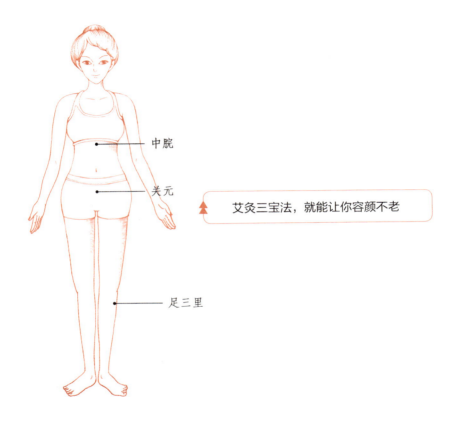

中脘

关元

艾灸三宝法，就能让你容颜不老

足三里

邻居关阿姨，退休后把注意力都放在全家人的保养上了。经我的指导，她和老伴每次吃完饭半个小时后，都互相帮对方艾灸或用五行经络锤敲打这3个穴位20分钟。

五行经络锤在大城市的医疗器械店里都可以买到，如果您家里没有，用拳头敲打或者按揉这3个穴位也可以，只要您长期坚持，效果也是很不错的。

使用艾灸三宝法时，如果配合听古筝曲《高山流水》，就会使效果更加明显。曲子里呈现的壮丽山川之土音，能够充分养脾护胃。另外，也可以听手风琴曲《溜冰圆舞曲》，其欢快的曲风跟肠胃蠕动的节奏正好吻合，可以健脾胃，促进消化，能直接促进气血的生成。

关阿姨老两口坚持使用艾灸三宝法9年了，一直吃吗吗香，身体倍儿棒，这些年体检，身体一切指标都正常。每次单位组织离退休老人联欢，关阿姨两口子总是能唱能跳，显得比同龄人年轻很多。单位的人对关阿姨两口子的活力羡慕不已，在得知原来是艾灸三宝的功劳后，纷纷效仿。

不老仙丹中，这3个穴位的功效究竟妙在何处呢？

⊙关元——主管元气的贴身大管家

练武之人常说"意守丹田"，歌唱家唱歌时也要用到丹田之气，这里的丹田指的都是关元穴。它就像一位贴身大管家，认真经营着元气这份家产，使其不外泄，以保证主人精力充沛，卵巢和子宫的气血供应充足，女人的经、孕、产、乳都能保持正常。

另外，关元主管由肾产生的元气。肾在五行中属水，肾水能克心火，心火能生土，从而能使属土的脾胃更有活力。所以，当很多女性希望能减肥、调节睡眠及月经、增强性欲、推迟更年期、通便祛痘、祛斑抗皱，调治高血压、高血脂、腹痛腹泻及头晕时，我一般都向她们介绍这种一劳永逸的好方法，让她们回家自己调治。

⊙中脘——没有什么胃病不能治

《黄帝内经》中称："脾胃者，仓廪之官，五味出焉。"即说脾胃是人体的气血资源库。巧得很，中脘又名太仓，就是非常大的气血资源库的意思。

中脘身处任脉，五行属土，能调治所有跟胃有关的毛病。中脘善调气血，帮助女性保持青春的活力，祛除疾病，延缓衰老。

⊙ **足三里——发挥本地优势**

《针灸大成》中说："若要安，三里常不干。"意思是如果想要身体不生病，就要使足三里常常保持警醒的状态。足三里是胃经的合土穴，胃经五行属土，足三里也属土。土穴待在土经上，是绝对的"原住民"穴。

足三里得天独厚的优势，使它具有双向调节的功能——您如果气血都虚，足三里可以为您补足；反过来说，如果您上火，足三里又可以把火给降下来。

另外，按摩足三里的作用比吃老母鸡更好。

没有什么消化系统疾病足三里不能调治。如果您肚子痛、高血压、糖尿病、头痛、下肢麻痹、偏瘫、头晕、产后乳汁不足等，请每天多揉揉这个穴位吧，它会给你意外的惊喜。

当身体不好的时候，我们都应该像关阿姨老两口那样，两个字：坚持！坚持按揉、敲打或者艾灸关元、中脘、足三里这3个穴位，可以让您看起来比同龄人更年轻。因为关元、中脘、足三里是调理女人气血最上乘的大补穴，3个强将联手，延缓衰老、调理气血的功效会成倍增强。

在生活中，我首先推荐女性朋友使用艾灸三宝法，因为艾叶性温，补肝、脾、肾经，可以温暖女性的子宫、祛散寒燥湿邪，对女性肾虚、月经不调、痛经、气血不通、性冷淡、脾虚泄泻、腰膝酸痛、冷痛、肌肉酸痛都有很好的调治作用。

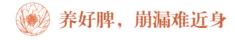

养好脾，崩漏难近身

症状：崩漏——月经量来势急、出血量大，或月经来势缓慢、出血量少、淋漓不尽。

方法：

1. 口服云南白药粉3克。

2. 用陈蕲艾条灸烤隐白、太白和地机各15分钟。

时间：坚持到下个月来月经前。

音乐疗法：多听芭蕾舞剧《天鹅湖》中的《四小天鹅》片段，钢琴曲《玫瑰色的人生》《生命礼赞》等。

有一个周末，一大清早就有人敲门，是我一个病人的老公，他一边喘着气，一边着急地说："张大夫，你快去我家看看我老婆吧。她这个月例假多得吓人，不到一个小时就要换一次卫生巾。去医院妇科做检查，说是功能性子宫出血，已经输了几天的止血液，还输了400毫升的血，可还是不管用。"

这位女士我以前给她治过，她先天脾胃功能虚弱。小时候父母离异，造成

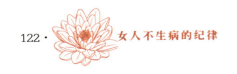

了她敏感、孤僻、伤感、抑郁的性格。而且她又不爱结交朋友，常常独自在家东想西想，忧思过度。我当时心里就大概有数了，拎上医药箱赶紧过去。

当时她脸色苍白，神情恍惚，我摸了摸她的脉，两只手的脉都沉细无力；舌头颜色很淡，舌苔又薄又白；给她量了血压，为70/46mmHg（标准血压为120/80mmHg左右）；再看她的月经，颜色淡红有紫色血块；我又摸了一下她的身上，感觉非常凉，体温偏低。

我让她老公端来温开水，帮她服下3克云南白药粉；然后在她的地机穴施温针灸，把银针刺进穴位，在针柄插上灸艾粒，点燃灸艾粒，让艾灸的药力借助刺入穴位的银针，更直接、更迅速地作用于穴位和经络。

然后我给她针刺太冲穴，并用保存了5年的陈蕲艾条对她的神阙穴、隐白穴施以灸法。

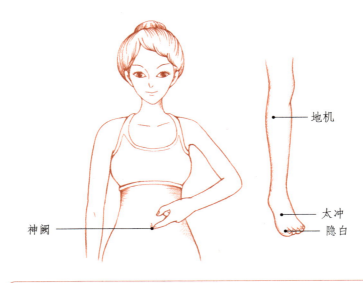

如果经血完全不按常理出牌，让这4个穴位来帮忙，四管齐下，效果非同一般

10分钟后，她的血流量就减少了许多，20分钟针灸完毕，血流暂时止住。接着我又在她的耳穴、子宫、耳中、脾、肝、肾、内分泌、皮质下进行了埋针疗法（此法非专业人士请勿操作）。连续治疗3天后，她的血崩止住，精神也恢复了正常。

我让她每天吃人参归脾丸配逍遥丸调理，疏肝、健脾、补气血。最主要的是要吃饭，还得变着花样吃，以保证气血的充足。

艾叶跟酒一样，越陈，功效越强，因此中医界一直有"七年之病，求三年之艾"一说。艾灸的产地以李时珍故乡蕲州的蕲艾为上品。在医院的针灸和按摩科或大型药店，都可以买到陈蕲艾条。

严格来说，她的症状算是崩。崩和漏是两种症状：来势急、出血量大的称为崩；来势缓慢、出血量少或淋漓不尽的叫作漏。通常情况下，崩和漏会交替出现或者互相转换，所以从《巢氏病源》开始，历代医学家都习惯把崩和漏连在一起，称为崩漏。

先天肾气不足、刚来例假的少女，性格抑郁、好生闷气的青年女性，快要绝经的女性都有可能崩漏。崩漏有很多种，但根本原因都是肝、脾、肾的五行生克失调了。脾的功能是统摄血液在经脉中运行，防止血液溢出经脉之外，但是一旦肝气凝结，木克土太过了，肝把气都撒在脾身上，脾动弹不了了，失去统摄的能力，您就会出现崩漏、血便、皮肤发青、十二指肠溃疡等症。

一旦出现崩漏，请立即到医院就诊。如果离医院比较远，可以先口服云南白药粉3克，用陈蕲艾条灸烤隐白、太白和地机，暂时止血。

去医院彻底止住后，要在每天下午5点到傍晚7点，肾经当令之时，自己灸烤或按揉隐白、太白和地机各15分钟，每天坚持，到下个月来例假时就会好了。

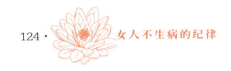

治疗崩漏的三个关键穴位

脾不统血导致的崩漏，就像是河堤没有夯实，水大量外溢。

隐白是脾经的井木穴，河堤的堤土不牢固，只要种上草皮或树，以木克制土，水不流失，崩漏自然就止住了。

太白是脾经的输土穴（本地穴），脾不统血，用太白见效最快。

地机是脾经的郄穴，专门止血，尤其是止崩漏。

女人们，平时请经常推肝胆经，按摩脾胃经，搓八髎，做好肝、脾、肾的养护，要注意多听芭蕾舞剧《天鹅湖》中《四小天鹅》中的片段，钢琴曲《玫瑰色的人生》《生命礼赞》等令人快乐的音乐，保持心情愉快，就能永远把崩漏拒之门外。

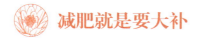

减肥就是要大补

症状：肥胖（不管虚实）。

方法：

1. 每天练习蛇舞15分钟（蛇舞具体方法见内文）。

2. 按揉天枢、关元各3分钟。

音乐疗法：配合听动感的印度歌曲，如《爱情来到我身边》《吉米吉米》《你俘虏了骄傲的心》等。

现在很多女性都为减肥这件事闹心。她们跟我说，试过很多方法：节食、吃减肥药、买瘦身的仪器，但总也减不下去，即使减下去了，也老是反弹。

现在的很多减肥药都是一味地让你拉肚子，老是强调要泻，虽然把身体里的垃圾泻出去了，但连身体里的好东西也一起扔了，其实就是把脾胃给泻虚了。脾经和胃经里的气血不足，就根本没力气把身体的浊气和毒素搬运出去，结果你就会越减越肥。

根据我多年的临床经验，减肥需要补泻结合，才能更有效，而且永不反弹。只要运用我的蛇舞法，加上按揉天枢和关元，每个女人都可以很快拥有完美的身材。

所谓蛇舞，就是每天像蛇一样地扭动全身。每次最少扭动10～15分钟，不用扭动得太快，扭到全身发热和出汗为止。蛇舞没有动作规定，你觉得怎样扭起来更自然，就怎样扭。如果腰不灵活，扭不起来，可以学竞走运动员竞走，或是想象在转呼啦圈，这样就可以扭起来了。

平常任何时候都可以练，但在上午9点到11点脾经经气最旺时，练习蛇舞排毒、减肥的效果最好。练习蛇舞没有地点的限制，可以一边炒菜一边扭动，也可以一边拖地一边扭动，总之，只要你高兴，随时随地都可以练习。练习蛇舞时，配合听动感的印度歌曲，如《爱情来到我身边》《吉米吉米》《你俘虏了骄傲的心》等曲子，会扭动得更有节奏，身体内的毒素会被更快地排出去。

练习完蛇舞后，再按揉天枢和关元各3分钟，效果会更好。

天枢穴属于胃经，五行属土，擅长调理脾经、胃经、大肠经，可以帮人体把垃圾清理出去，并且把身体需要的气血补足，补泻相结合，才能把女人的身体调理到最佳状态。

关元的功效，我在艾灸三宝法里已经说过了，它能帮女性排毒、调节睡眠和月经、提高性欲、推迟更年期、祛斑抗皱，调治高血压、高血脂。关元藏肾之元气，五行属水，是个智慧的双向调节大补穴——你太胖，它能帮你减肥；你太瘦，它能让你变丰满。

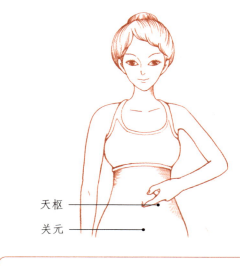

天枢

关元

▲ 把天枢和关元侍弄好，你的身材就不用愁了

　　我曾经诊治过的庞阿姨母女俩，就是这两种类型的典型代表。庞阿姨每顿饭都吃得很少，但还是很胖。而且感觉手脚发沉，胸部发胀，总是不想吃东西，不爱喝水，还老是觉得睡不够，整天都头昏脑涨的，白带量很多，月经不调，长期便秘，舌苔又白又厚。

　　庞阿姨是因为体内有湿气，湿气裹着毒素，形成了像痰一样很难清理的东西，这样毒素越积越多，人就会越来越胖。庞阿姨属于典型的虚胖，虚胖的女人必须提高脾胃运送毒素的能力，如果单纯地靠拉肚子减肥，只能把脾胃折腾得很弱，毒素反而排不出去。

　　而庞阿姨的女儿虽然也很胖，但是情况跟妈妈正好相反。她饭量特别大，而且吃完饭一会儿就饿了，一天要吃五六顿，中间还得时不时地吃零食。

　　她常常觉得口渴，特别容易上火、闹口腔溃疡，嘴上、舌头上三天两头地长疮，嘴里还有臭味，大便发干，总是好几天才拉一次，面色发红，舌质红，

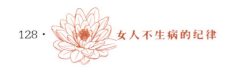

舌苔黄。

像庞阿姨女儿这种，是由于胃火太大，把吃进去的食物都烧着了，食物的营养没有被吸收，而是全都在人体内堆积起来了，这种属于脾胃滞热型的实胖。

虽然庞阿姨母女的肥胖一虚一实，但在使用蛇舞法和按揉天枢、关元的补泻结合点穴法1个月后，母女俩的体重都减了10斤左右，明显瘦了一圈，之前困扰她们很久的与肥胖相关的那些症状都消失了。

其实减肥真的不用折腾自己，每天轻松地扭扭身子，按揉天枢和关元各3分钟，就能让你拥有匀称的身材，如果按揉穴位觉得手指累的话，用按摩棒、筷子头、笔帽等来代替，效果也是一样的。

用五行调脾法打倒糖尿病

症状：血糖和血脂偏高。

方法：

1. 每天艾灸中脘和关元各20分钟，按摩脾经和肾经10分钟。

2. 饭前先吃燕麦片粥，每餐定时定量，不吃零食。

3. 每天跳拉丁舞30分钟，至微微出汗。

同学小雷的妈妈最近在单位组织的一次体检中，被检查出血糖和血脂都偏高。医生给她列了一张饮食清单，规定好多食物都不能吃。看着一向嘴馋的母亲突然这也不能吃、那也不能吃的那种难受劲儿，一向孝顺的小雷又心疼又着急，她就找到我，问中医对于糖尿病的调治有什么好方法。

女性患糖尿病，会有以下症状：外阴瘙痒、月经不调、性冷淡、频繁尿路感染、全身皮肤瘙痒或反复起疖子，有时有蚁走感、针刺感，后脚发凉、四肢麻木或疼痛。

另外，情绪有时候会变得反复无常，致使肝经不通，脸上起色素块、色斑；乳房胀痛或萎缩；卵巢和子宫功能急剧下降；肾功能下降。整个人看起来非常憔悴枯槁。

我让小雷每天上午9点到11点，脾经经气最旺盛的时候，帮妈妈或让妈妈

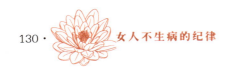

自己艾灸中脘和关元各20分钟，再用力按摩脾经和肾经10分钟。每顿饭前先吃一碗燕麦片粥，然后再吃饭。主食尽量吃荞麦面或玉米面做成的馒头，其他的菜不必避讳，什么都可以吃。但每餐必须定时定量，不要吃零食。正餐要换着花样吃，保证营养的均衡。每天晚饭1小时后，学跳有氧拉丁舞30分钟左右，跳到微微出汗为止。

经过3个月的调理，小雷妈妈去医院复查时，血糖和血脂已经降至正常。因为每天都跳舞，加上艾灸中脘和关元，并以清淡的食物为主，小雷的妈妈不仅降了血糖和血脂，还甩掉了烦人的赘肉，脸上的色斑也消失了，月经恢复正常，变得爱说爱笑，精神状态和体力都跟以前大不一样。

在艾灸三宝法里，我说过，中脘五行属土，专门调治脾胃的疾病。关元主管元气，元气由肾产生，五行属水，只要是肾方面的疾病，它都可以调治。糖尿病就是肾方面出了问题，所以，需要好好地补脾阳和肾阳，用艾灸的纯阳火力灸烤中脘和关元，正好可以达到这个目的，而且效果来得最快。

糖尿病人，由于脾肾都虚，平时一定要多吃五行属土和水的蔬菜和杂粮，补益脾肾，如：荞麦面、燕麦片、玉米面、大豆及豆制品和新鲜的绿叶蔬菜等。忌食：白糖、红糖、葡萄糖及糖制甜食，比如糖果、糕点、果酱、蜂蜜、蜜饯、冰激凌等。

很多女性在知道自己血糖偏高后，就不敢吃东西了，整天把自己饿得晕晕乎乎的，这是一个错误的做法。糖尿病人尤其是糖尿病前期不要不吃东西，要变着花样吃，保证营养均衡。糖尿病初期患者，一定要注意正常吃饭。

因为您本来脾胃功能就弱，再不好好吃饭，没了气血的来源，脾胃就更没劲儿干活了。这样的话，不仅糖尿病不会得到很好的治疗，还会导致女性掉头发、皱纹滋生、子宫和卵巢功能下降等。

只要您合理地安排饮食，注意锻炼身体——跳有氧拉丁舞是个不错的选择，保持好心情，加上艾灸中脘和关元，血糖很快就会降下去的。

一夫当关，万夫莫开——女性脾胃疾病的五行神穴自疗法

症状：胃寒痛。

方法：姜片扎孔放于中脘穴，将点燃的艾条插入艾灸盒，放在姜片上灸烤20分钟。

注意：1. 平时做保养，可每天在中脘、神阙和足三里中任选一个，灸烤20分钟，持续1个月可根治。

2. 吃寒凉食物半小时后，做20分钟隔姜灸或在12小时内吃羊肉、带鱼、韭菜、红枣、桂圆、樱桃等温补之物。

去年夏天非常热，我每天都要接待十几个腹泻的人，杨大姐就是其中的一个。

她来的时候面色暗淡无光，舌头淡红有齿痕、舌苔薄白，手脚发凉，脉沉细无力。我又询问了一下她这几天的饮食情况。

　　她说，前两天太热了，没什么胃口，晚上回到家就吃了半个大西瓜，然后拿西瓜皮做了个面膜。没想到，才吃了两回就开始拉肚子，胃还一阵一阵地疼。当天她老公就去买了止泻药来给她吃，可是不见效。一个星期之内，她去了3次医院，依然没有治好，经朋友介绍找到我这儿。根据望诊和脉诊，以及她的症状和经历，我判断她是属于脾胃虚寒。

　　脾胃五行属土，而西瓜性寒属水。本身脾胃不太好的人，夏天吃西瓜过多，西瓜的寒凉之水就会把脾土给冻住，让气血流通不畅。不通则痛，脾胃受到损伤在所难免。

　　病因找到就好办了。我先让她躺下来，在她肚子上的中脘穴拔上火罐，10分钟后起罐。罐印呈紫黑色，拔罐处还直冒凉气，果然是寒证！

　　然后，我切了一片生姜，用三棱针均匀地扎上小孔，把这片姜放在中脘穴上。然后点燃艾灸条，插入艾灸盒，将艾灸盒放在姜片上灸烤中脘。

　　由于之前拔罐已经将毛孔打开，艾灸和生姜散寒的药力渗透得极快。刚灸了五六分钟，杨大姐就说胃不疼了，感觉胃部以及整个腹部都暖烘烘的，非常舒服。

　　我又给她灸了20分钟。趁着周末，我连着给她做了两天的隔姜灸治疗，她的症状全部消失。

　　中脘五行属土，能调治所有的脾胃疾病。

　　胃寒痛五行属水，只要寒流来袭，胃土就会被冻住。隔姜灸五行属火，在五行属土的中脘施以隔姜灸，可以温暖阴寒之水，让胃恢复正常。

　　有很多女性朋友认为胃寒没什么大不了的，扛一扛就能过去。其实不然，胃寒如果不及时调理，很可能会得急性胰腺炎、胆囊穿孔等。所以，经常胃寒痛的女性朋友，千万不能掉以轻心，一定要特别注意保养好自己的胃。

　　现在正被这种病患困扰的女性朋友，无论哪个季节，只要胃部感到不适，都可以隔姜灸自己身上的3个穴位：任脉上的中脘、神阙，胃经上的足三里。

这3个穴位五行都属土，专门调治属土的脾胃之病，隔姜灸这3个穴位可以暖胃、养胃。

平时做保养的时候，这3个穴位，不用每个都灸到，每天选一个穴位隔姜灸就可以了，第二天再灸其他的穴位。艾灸时，把姜片贴在穴位上，然后放上插着点燃的艾灸条的艾灸盒，灸烤20分钟即可，持续隔姜灸1个月，就可以根治胃寒痛。

中脘和足三里调治脾胃疾病的功能，我在艾灸三宝法里已经详述过了。

这里，我单说说神阙的功效。神阙就是我们常说的肚脐眼，《厘正按摩要术》中说："脐通五脏，真气往来之门也，故曰神阙。"意思是说，肚脐眼不仅是体内真气往来循环的枢纽，还是人体内部跟外界直接沟通的大门。神阙临近胃部，五行又属土。隔姜灸神阙，能让药效迅速到达胃部。

如果您特别喜欢吃冰镇水果、冰激凌等冰凉的东西，那记住一定要在吃完后半个小时内，给自己做20分钟的隔姜灸，以免胃痛难受。或者在12个小时之内，食用一些五行属火的温补之物，比如羊肉、带鱼、韭菜、红枣、桂圆、樱桃等，数量根据自己的食量而定。另外，来月经时，千万不能吃冷饮，尽量不要沾凉水。

一毛钱治好胃溃疡

病症：胃溃疡。

方法：

1. 每天一汤勺小苏打，用水化开，喝下。

2. 按揉中脘和足三里。

3. 做饭时，用小苏打水代替淀粉勾芡。

林女士是一家外企的销售总监，酒量惊人。而且，她酷爱吃辣，总觉得无辣不香。酒帮她开拓了更多的市场，也给她带来了胃溃疡。为此，她吃过各种各样的胃药，但病情总是反反复复，一直没有痊愈。

林女士找到了我，她说自己只要稍微饿一下就胃疼，每次都是火烧火燎地痛。当时，她捂着胃部，苦着脸对我说："希望张大夫赐我一个止痛的良方，只要管用，多少钱都行。"

我告诉她："良方我倒是有，不过非常便宜，总共就一块多钱，可以用很多次，每次算下来一毛钱都不到。"

林女士用一种不相信的眼神盯着我。我拿出一袋小苏打，倒出一汤勺在杯子里，用水化开后，让她喝下去。不到10分钟，她就说胃不痛了，她对我说，真没想到便宜也有好货。

胃溃疡之所以多在饿的时候疼，是胃酸在作怪。胃酸在胃里，温度非常高，腐蚀性极强。但正常人的胃壁黏膜是不怕胃酸的，若长期大量饮酒，吃辛辣的、腌制的食物，就会破坏胃黏膜，从而导致胃溃疡。

小苏打，其实就是食用碱，酸碱能互相克制，当酸过高，加入一些碱就能中和；反之当碱过高，加入适量的酸也能中和。胃溃疡性胃痛，属胃酸浓度太高，只要把食用小苏打用温开水化开，喝下去，一会儿就能止痛。

胃酸由于温度高，具有极强的腐蚀性，在五行中属强火。正常的火可以旺脾胃之土，但火过强则会把土烧焦，导致胃痛。而碱性的小苏打五行属金，入肺经，金能生水，水旺就可以克制胃的强火。

小苏打虽然能迅速止住胃溃疡的疼痛，但要彻底治愈胃溃疡，还得配合按揉五行属土的中脘和足三里，强壮自己的胃，使胃壁的溃疡愈合，才是长久之计。

现在，很多女人为了减肥基本上不吃饭，还有的为了应酬经常喝酒。这种情况，非常容易形成胃溃疡。

不管在什么情况下，我都建议女性朋友一定不要空腹喝酒，一定要先吃点东西，给胃垫个底，或者先喝半杯小苏打水，然后再饮酒。尽量把白酒、辣椒等刺激性食物对胃的伤害降到最低。

胃溃疡是现代女性的常见病，女性由于心思细密，容易敏感，情绪波动或压力大没有地方发泄，就很容易让肝受气，肝有气撒不出去，就直接传给脾胃，脾胃受气上火就溃疡了。若治疗不及时，病情加重会导致胃出血、胃穿孔甚至癌变等。

有胃溃疡的朋友可以多听听相声，保持好心情。坚持每天按揉中脘和足三里，经常用小苏打勾芡炒菜，3种疗法同步进行。

我建议女性朋友们，平时做饭可用小苏打代替淀粉勾芡，这样就能在享受美味佳肴的同时，保养好全家人的胃，做一个称职的健康主妇。

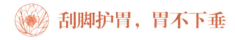

刮脚护胃，胃不下垂

症状：胃下垂。

方法：温水泡脚后，在脚心涂适量润肤霜，手指弯曲刮脚心，左右脚各15分钟。

音乐疗法：配合听增强韧带弹性的歌曲《东方红》《青藏高原》《一个美丽的传说》等。

应急妙用：突然腹胀不消化，左右脚各刮20分钟。

我有一个朋友，因为工作忙，经常饥一顿饱一顿的，但她自恃体质好，所以根本不在意吃饭的事情，没想到，最近在单位体检时查出患有中度胃下垂。

她找到我，说自己没时间去医院，更不愿意吃药，问我有没有什么不用吃药治疗胃下垂的好方法。

我把我在治疗过程中发现的一个简单的脚心护胃法教给了她，这个方法治疗胃下垂、慢性胃炎，以及各种慢性脾胃病，都很灵验。

我告诉她，每天用热水泡过脚后，最好在晚上9点，三焦经当令之时，在脚心涂抹适量按摩膏或润肤霜，用跪指刮脚心，左右脚各刮15分钟。在跪指刮脚心的同时，最好配合听增强韧带弹性的歌曲《东方红》《青藏高原》《一个美丽的传说》等，这些曲子的整体曲风是上升的，跟着音乐刮脚心时，心里要想着，胃在上升、上升、上升，你的意念可以把你的气血传递到悬吊胃的韧带，韧带气血充盈，弹力回升，胃也就跟着升回原位了。

这位女性患者朋友坚持使用脚心护胃法一个半月后，胃下垂的症状明显好了很多，我告诉她，一定要坚持，吃饭再不能饥一顿饱一顿了。

人的脚心是脾胃肠的反射区，五行属土。用脚心护胃法，能补益、调理五行属土的脾胃，对胃下垂和各种慢性胃病都有很好的疗效。

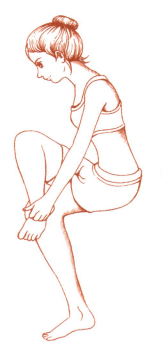

脚心是胃最敏感的反射区，胃不舒服了，刮刮脚心，胃就平安了

如果你突然腹胀、不消化，这时你用跪指刮脚心，每只脚刮20分钟，一会儿就感觉到全身的气通了，会放屁，再过一会儿上完厕所，肚子里就清爽了。

很多女人总是忙忙碌碌的，对自己的脾胃疏于照顾。加之女性普遍心思比较重，思虑太多，《黄帝内经》中说："思则伤脾。"女性很容易被各种脾胃疾病找上。胃下垂是一种很常见的脾胃疾病，长期胃下垂会使人变得消瘦、浑身没劲儿，有时候会突然晕倒，甚至出现低血压、心悸、失眠、头痛等症状。

因此，您如果要想有个很好的脾胃，应该保持愉快的心情，小事和琐事不思考，大事不过度思考，保持心神安宁。

拥有好的心态，是女人保持健康和年轻的秘密武器。

用您的耳朵就能治好慢性胃炎——揭秘神奇的五行耳穴疗法

病症：慢性胃炎。

方法：

1. 用王不留行籽贴耳豆（此法必须由专业医师操作）。

2. 在耳朵上涂上护手霜，把整个耳朵都揉捏一遍，每天15分钟。

　　我的好朋友桃子是个不折不扣的工作狂，事业上取得了很大的成功，但因为经常加班、吃饭不定时、压力过大等原因，患上了慢性胃炎。

　　桃子是个感情特别丰富、心思很细腻的女人，而且性格特别急，动不动就发火，这很容易伤肝耗血。五行之中，肝胆之木克脾胃之土。一般情况下，木管着土，肝胆和脾胃相处非常和谐，但是如果肝气过旺，木太多了，脾胃之土就不够用了，这样女人就很容易脾胃虚弱或患上慢性胃炎等脾胃病。

　　就像您的花盆里种6棵富贵竹刚刚好，您却种了10棵，这时候花盆里土的营养就不够分配了，富贵竹也会因为太拥挤而缺氧。

　　在行医过程中，我一直用贴耳豆疗法治疗慢性胃炎，效果不错，而且这个方法没有痛苦，更没有副作用。

　　贴耳豆就是把沾有防过敏胶带的王不留行籽，贴在耳朵相应的穴位上，让它对耳穴进行24小时连续的按摩和刺激。

　　贴耳豆后，可以洗头、洗澡，对日常生活没有妨碍，每48小时更换一次新的王不留行籽就可以了。我用这个方法治愈了很多得慢性胃炎的人，效果非常不错。

　　但是这个方法必须由专业的医师来操作，自己不能轻易尝试。

　　贴耳豆的方法虽然很有效，但是因为不能自己操作，贴上以后也很不好看，桃子问我："有没有自己可以在家做的，既有效，又不影响美观的方法？"

　　《黄帝内经·灵枢·口问篇》中说："耳者，宗脉之所聚也。"宋代《苏沈良方》中说，"摩烫耳目，以助真气"。意思是说，全身经脉的精气都汇聚于耳朵，每只耳朵上都有独立的五行，经常按摩耳朵，可以调理五脏六腑，治病强身。脾、胃、肠、内分泌、三焦等消化系统都在耳朵上占据着反射点，所以，即使不贴耳豆，自己经常揉捏这些反射点，一样可以治疗慢性胃炎。

　　人体的各部位与耳朵有着亲密关系。一只小小的耳朵，分布着91个反射点，想要记住每个反射点的位置，确实有点难。不过没关系，如果得了慢性胃炎，您根本不用花时间、花心思去记反射点，只要每天在耳朵上抹上一点护手霜，把整个耳朵都揉捏到就可以了。尤其是耳窝处，必须揉捏到发红发热，每天15分钟。这样也能治疗慢性胃炎。

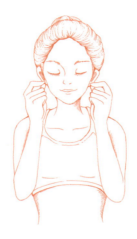

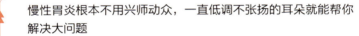
慢性胃炎根本不用兴师动众，一直低调不张扬的耳朵就能帮你解决大问题

　　桃子在揉捏耳朵治疗慢性胃炎时，原本不准时的月经也变得守约了，问我是什么缘故，我说："因为跟血相关的3个脏器脾、肝、肾在耳朵上都有反射点，脾化生气血，肝藏血，肾精生血。你坚持揉捏耳朵，使这三个脏器强大起来，气血充足了，月经当然就准时了。"

脾胃不和，上吐下泻，隔蒜一灸就见效

症状：吃得多而杂导致的上吐下泻。

方法：上吐，大拇指从中脘处往胸口方向推1分钟。呕吐后隔蒜灸20分钟。

下泻，隔蒜灸20分钟（隔蒜灸具体方法见内文）。

郑阿姨是我的一位患者，有一次她和一个老同学去吃自助餐。自助餐品种非常多，大家吃得很开心。但是回家后，郑阿姨就开始觉得肚子胀，想吐，她的同学则是拉肚子。

第二天，她们一起来到了我的诊所。我分别给她俩号脉，郑阿姨胃脉滑而有力，舌苔很厚，而且发腻。我试着捏了一下她的胳膊，才用了一点力气，她却疼得嗷嗷叫，我又摸了摸她的胃部，感觉硬邦邦的。她的同学则是胃脉濡（湿润）而缓慢，舌苔发白、发腻。我用手按压她的胃部，她立马喊痛，肠子里还一阵咕噜噜乱叫。很显然，两个人都是因为饮食不当而引起的脾胃不和。

我先让郑阿姨站到卫生间的洗脸池旁，用大拇指对着她的中脘按压下去，等她感觉到痛的时候，我的大拇指借按压的劲儿往胸口的方向推。刚推中脘1分钟，郑阿姨就对着池子吐起来。虽然她在呕吐，但我的手没松，继续用大拇指反复推中脘，直到她吐干净为止。

呕吐完毕，我让郑阿姨和她的同学都躺着，在她们的肚脐眼里填满食盐，然后拿来六瓣大蒜，分别盖在盐上，肚脐周围，覆盖面积跟一元钱的硬币那么大就可以了。然后点燃艾灸条，插进艾灸盒，将艾灸盒放在蒜泥上灸烤20分钟。这种灸法中医界称之为隔蒜灸。20分钟后，郑阿姨的腹部不再硬邦邦的了，变得柔软有弹性，也不想吐了。她的同学则不再拉肚子了。

虽然同样是脾胃不和，郑阿姨是上吐，她的同学则表现的是下泻。这是为什么呢？

因为脾主升清，胃主降浊。脾负责化生精微气血，然后上输至心肺，是为升清。食物进入胃，经胃的初步消化后，必须往下行走进入小肠，进一步消化吸收，所以说胃主降，而且是降体内的浊气、浊物。脾喜欢干燥，讨厌湿气，一旦脾湿就无法升清；胃需要滋润，害怕干燥，一旦干燥，就无法降浊。虽然它俩的喜好相反，但正常情况下，它们像一个唱红脸一个唱白脸的夫妻俩一样，各司其职，使身体正常运转。

郑阿姨的上吐是因为胃将初步消化后的食物精微送给小肠的能力减弱了，胃的降浊功能失调，不降反升而呕吐。她的同学则是脾的升清功能失调，脾不升清使肠鸣泄泻。但一个是上吐，一个是下泻，为什么同样用隔蒜灸神阙都管用呢？

因为脾是秋收之土，胃是春种之土，现在俩土闹不和了，只有神阙（肚脐眼）能调解。神阙是体内真气往来循环的枢纽，还是人体内部跟外界直接沟通的大门。神阙临近脾胃部，五行又属土，跟脾胃可以说是一家人。

治疗五行属土的脾胃病，选它进行艾灸治病，见效最快。

食盐在《本草纲目·金石部》中记载："治胃结热喘逆，令人吐，伤寒寒热，调和脏腑，通大小便。"大蒜在《本草纲目·菜部》的记载是："治腹中不安，理胃温中，除邪痹毒气。"食盐和大蒜均能治疗急性脾胃不和，再加上温通经络、行气活血、消肿散结的艾灸纯阳火力，脾胃自然调和，病症全无。

如果说脾和胃是一对分别唱红脸与白脸的夫妻，隔蒜灸神阙就是这夫妻俩的孩子。夫妻不和，外人也许劝不动，但孩子哄一哄，脾胃这一对夫妻很快就和好如初了。

关于隔蒜灸和隔盐灸，张景岳在《类经图翼·卷八》中说："在神阙行隔盐灸，若灸至三、五百壮，不唯愈疾，亦且延年。"《外科理例》灸法总论说："治毒（此毒为饮食不当，进肚子后互相不和而至腹胀腹泻，急性肠炎也属此毒范畴）者必用隔蒜灸。"

综上所述，隔蒜灸神阙，不仅能治疗饮食不当的脾胃不和、急性肠炎、上吐下泻症，若坚持经常隔蒜灸神阙，还能延缓衰老，延年益寿。

至于郑阿姨跟她的同学，为什么在脾胃不和时难以入睡，并且肌肉酸痛无力呢?《黄帝内经》中曰："胃不和则卧不安。"胃经的循行路线是由头到足的，正常情况下，人躺下后，胃经的气血从上往下走，人就可以安睡。而郑阿姨属于胃气上逆，胃经里的气血反过来都从足部涌向头部了，像火一样在脑袋里呼呼燃烧，致使大脑不得安宁，所以很难入睡。她的同学则是不停地上厕所拉肚子，肠鸣声声，难以入睡。所以，我们在平时要坚持多揉肚子，按摩脾经和胃经，让胃经的气血畅通，正常地由头到足，就能保证有个踏实的睡眠了。

只要脾胃不和，必然浑身肌肉酸痛无力。《素问·痿论》早就说过："脾主身之肌肉。"全身的肌肉（包括躯干和四肢）都需要依靠脾胃所运化的水谷精微来滋养。一旦脾胃不和，肌肉暂时营养缺乏，肌肉"饿"了，也会以酸痛无力的方式向我们要吃的。

还有一种脾胃不和是因为乱吃减肥药和不合格的保健品导致的，这种情况会让女性月经不调或闭经，卵巢功能衰退，体内激素紊乱，乳房内生肿块，上唇长胡子。

可能很多人没有注意到，自己脾胃不和时，会莫名其妙地哼唱歌曲。这是因为脾胃不和会气机凝结，身体的本能需要借助唱歌把郁结的气机舒散出来。《黄帝内经·阴阳应象大论》中说："脾，在声为歌。"意思是说，只要脾胃有病变，人都会莫名其妙地哼唱歌曲。反之，如果您最近突然浑身肌肉酸痛无力，不由自主地哼唱歌曲，晚上难以入眠，必然是脾胃有了病变。这时，及时地给自己做20分钟的隔蒜灸神阙，或者用力按摩脾经和胃经各20分钟，或者揉肚子30分钟，都能立即治愈您的症状。

第五章

肺没病，女人才显得水润——
女性肺系统养护法

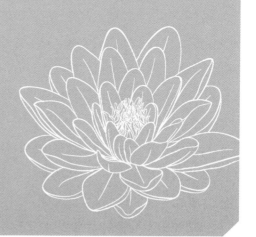

要像爱母亲一样爱护我们的肺

> 肺就像我们的母亲一样，每天无怨无悔地操劳着我们全身的气，合理分配，妥善安排，保证身体这个大家庭平平安安。过度的操劳，肺很快就老了，所以，一定要像爱母亲一样爱护我们的肺。

肺是干吗的呢？肺负责将我们呼吸时吸入的空气，以及食物通过脾转化而成的精微之气安排发放到全身。有了气的推动，血液才能在你身体里欢快地循环，气血足，你才能面色红润可人，显得年轻又有活力。

另外，它每天会及时清理你全身的脏气，随着呼吸和流汗，把体内的垃圾（毒）排得干干净净，让体内不生尘埃。肺，就像我们的母亲一样勤劳。

肺功能好的女性，肌肤纹理细腻，几乎看不见毛孔，而且富有水润感，涂抹护肤品也很容易吸收。这样的女性，反应灵敏，行为果断，做事有魄力，在事业上能比一般人取得更大的成就。

肺功能出现问题的女性，气肯定不足。气不足，就没力气推动血液去营养身体，更没法把身体里的毒素排干净，从而出现肌肤粗糙、干燥、瘙痒、过敏、毛孔粗大、失眠、反应速度下降、记忆力下降、行为异常等症状。

另外，肺气弱了，对血液的推动慢了，就会连累到心，让人胸闷、咳嗽、鼻子不通，甚至患上哮喘。

我有位患者，在家里的跑步机上锻炼出汗后，图一时凉快，汗还没干就开始吹空调。结果，风从她的毛孔和皮肤直接窜到肺里，肺被寒邪困扰，不能顺利地为全身供气，更没法很好地清理体内的浊气，这使她每天不停地咳痰，而且还胸闷，呼吸不畅。

她找到我后，我嘱咐她在每天上午9点到11点脾经当令的时候，把半斤生姜去皮拍碎，跟水一起煮。煮好后盛一碗出来，余下的生姜水倒入泡脚桶中，稍凉时，泡脚30分钟，水要没过脚踝以上。另外，在泡脚的同时，把留下的那一碗生姜水趁热喝下去。

她回去后就照此法做了，不一会儿，就出了一大身汗。她打电话告诉我，说舒服多了。但我不准她扇扇子，好让汗痛快地流出去。我还告诉她，放上节奏强烈的金行鼓曲《将军令》，让金行音乐和生姜水一起调动她体内的肺金之气，合力驱走体内的寒气。

以往，她也有过类似的情况，每次都要吃半个月的药，但这次我只用了最普通的生姜就把她的病治好了。生姜五行属金，肺也属金，所以用生姜来驱肺上的寒邪再好不过。

还有，上午11点保养肺效果最好。肺经五行属金，脾经五行属土，土生金。每天上午11点的时候，脾经最活跃，能最快速把食物化生气血的精华送给心肺，肺此时得到的养分最充足。

因此，在脾经当令之时调治肺系毛病立竿见影。鼓曲《将军令》五行属金，铿锵的节奏能使肺有力地伸缩，毛孔打开得更彻底，从而与以上方法强强联手，把寒邪彻底逐出体外。

心脏有问题，要找肺的碴儿

对象：心脏不好的人，金行女人，喜欢晨练的老年人。

方法：

1. 每天按摩两胳膊的肺经各15分钟。

2. 每星期吃3次五行益寿养心粥。

3. 每天练习脊柱调息法5分钟。

我有位患者，从来都不在意自己的身体，更不向别人倾诉自己的心事。长期忙碌地工作，加上工作上的压力在身体里积攒，久而久之，她的心脏系统开始出毛病了。

有一次，单位让她凌晨4点去机场接一位客户。一直自认为身体不错的她，却在刚出门时晕倒在地，被送往医院急救。

这么一闹腾，她开始在意自己的身体了。她找到我，问有什么好的保养方法没有。

我让她每天上午9点到11点脾经当令之时，去按摩两只胳膊上的肺经，每只胳膊按摩15分钟，有痛点和疙瘩的地方重点按摩。另外，每星期吃3次五行益寿养心粥或五行润肺化痰粥，每天一定要抽5分钟时间练习脊柱调息法。并且，我还特意嘱咐她，凌晨3点到5点要注意休息。

她一直坚持按我说的去做，3年过去了，她的心脏的毛病再也没发作过，精力也比以前更充沛了。自己调理见效后，她就经常帮肺不太好的婆婆按摩肺经，还隔三岔五地煮五行润肺化痰粥给婆婆吃，并嘱咐婆婆早上5点之前不要起床晨练。现在，婆婆的身体也一天比一天好，她们婆媳之间也变得更亲密了。

当你呼吸急促，脸色灰白或暗红，鼻子长期硬邦邦或鼻尖长期肿胀发红，手指或脚趾末端粗大时，就要去检查你的心脏了。另外，不爱运动、工作紧张、喜欢疑神疑鬼、肥胖的、爱抽烟的女性，有糖尿病或高血压的女性，都易发心脏病。

凡是金行人和心脏不好的朋友，尤其是喜欢晨练的老年朋友，在凌晨3点到5点，肺经当令之时，都不要起床。因为金行人用脑过度，耗费心血比一般人要多，心脏相对比较脆弱；有心脏病的人，心脏功能更弱；老年人由于身体衰老，心脏功能也一天不如一天。所以，这3类人要更加注意，过了5点，肺把血液分配妥当，心脏有了充足的血液，再起床活动。

女人真正的百忧解——肺经和大肠经上的五输穴

肺经和大肠经是一对默契的伙伴。肺经主管你的精气神，给心情排毒；大肠经是体内气血最足的经脉之一，给身体排毒。肺经和大肠经各自为战，又密切合作，让每个女人都能无毒一身轻。

你把胳膊伸直，手掌朝上，从锁骨下边的中府开始，循着胳膊外侧一直到大拇指的少商穴，就是肺经，它上面生长着的11个穴位，是专门为你的鼻腔、咽喉、胸部、皮肤和呼吸方面的大小毛病准备的良药。

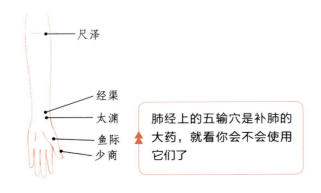

肺经上的五输穴是补肺的大药，就看你会不会使用它们了

你肺经上的五输穴，更是治病调心的好手。在我诊治过的有肺系统问题的女性朋友中，五输穴屡出奇效。

肺经上的五输穴对女人有什么用？

⊙如果你因为不停地讲话，嗓子突然发不出声音，说不了话，只要在少商（井木穴）针刺放血3～5滴，当时就能说话了。

⊙如果你每天按揉鱼际（荥火穴）20分钟（最好在每天上午11点时），肌肤会变得水嫩嫩的，不容易衰老、起皱纹。

⊙如果你经常做事犹疑不决，在做重大决定时缺乏果断性，只要每天按揉太渊（输土穴）30分钟，慢慢地，您就会变得果敢，雷厉风行了。

⊙如果你先天体质较差，经常感冒咳嗽，每天按揉经渠（经金穴）30分钟，两天后，咳嗽症状即可缓解。

⊙如果你是敏感型皮肤，经常得皮炎、湿疹，每天按揉尺泽（合水穴）30分钟，一个星期，过敏症状就会得到缓解。

另外，与肺经相对的掌背的那一条经络，则是与肺经相表里（相表里就是孪生子的意思）的大肠经。

大肠经与肺经一样，五行同样属金。大肠的主要功能是把你体内没有用的东西腐蚀后转变成大便，排出体外。要想大肠好好干活，绝对离不开肺的支持。如果肺功能弱了，肺里的浊气就不能及时排出去，这浊气就要窜到大肠捣乱，就会给大肠造成很大的负担，毒素就这么堵在大肠经上了。

肺功能的强弱直接影响到女人的皮肤和毛发，而大肠与肺相表里，大肠经的毒多了，女性的脸上就会起痘痘，身上起湿疹，甚至出现便秘、痔疮或便血等问题。

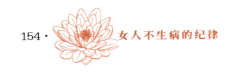

不过，只要你每天在大肠经刮痧20分钟（早上7点到上午9点胃经当令之时效果最好），就可以把淤毒都给排出去，避免上面说的那些麻烦。

大肠经的全称是手阳明大肠经。《黄帝内经》中说，阳明经在人体所有的经脉中，是气血最多的经脉。女人全靠气血滋养着，因此，保障女人的健康和美丽，首先要从手阳明大肠经下手。

大肠经对女人如此重要，其经脉上的五输穴，更是保证女性健康的好手，您一定要把它们用起来。

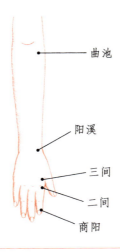

曲池

阳溪

三间

二间

商阳

> 如果你想让自己气壮血足，无毒一身轻，就别忘记大肠经的五输穴对你的恩情

大肠经上的五输穴对女人有什么用？

⊙如果你经常上火牙痛及牙龈肿痛，只要在商阳（井金穴）针刺放血3～5滴，当时止痛，第二天就可消肿。

⊙如果你经常窝在沙发里看电视，就很容易有双下巴，每天按揉二间

（荥水穴）30分钟，坚持一个月就能甩掉双下巴，回归年轻态。

⊙ 如果你长期不爱喝水，便秘，小腹部又鼓又胀，脸上长痘痘，每天用力掐揉三间（输木穴）30分钟，5～7天，症状即可减轻。

⊙ 如果你想成为小脸美女，每天按揉阳溪（经火穴）30分钟，1～3个月，整个脸部就能紧绷缩小。

⊙ 曲池（合土穴）是女人必须牢记的美容要穴。每天按揉曲池30分钟，能排出毒素，使身材保持窈窕。

大肠经总共20个穴位，您记不住或找不准都不要紧，只要每天把两只胳膊上的大肠经都按摩一遍，就可以达到排毒的效果了。早上5点到7点，大肠经当令时，或者7点到9点，胃经当令之时（取土生金之意），按揉的效果最好。

请记住，越是按起来比较痛的、皮下有结节和条块的地方，越是要着重按摩捏揉，直到痛感和结节条块消失，才说明您的经脉畅通了。

早上5点到7点，大肠经里的气血最足。所以，我建议您在早上起床后，要空腹喝一杯温白开水，帮大肠一把，使其更有力地排出宿便。

让大肠经畅通无阻，女人就能变成"无毒"女人，越来越年轻。

让父母不便秘比送什么礼物都强

> **症状**：经常便秘，有时鼻子、嗓子、皮肤发干。
>
> **方法**：
>
> 胳膊外侧抹上少量按摩油，然后在肺经和大肠经上刮痧，刮到发红。
>
> **食疗**：多吃五行润肺化痰粥，每天早晚喝1勺枇杷蜂蜜。

一位同学的母亲，总是便秘，去医院做检查，医生说她年纪大了，脏器功能衰退，便秘是自然现象，并给她开了很多通便的药。但是这些药只要停吃，大便依然拉不出来。而且，长期吃寒凉的泻下药，伤了她的脾胃，不但便秘没有治好，又平添了很多脾胃的病。

女性先天肺气就比男性弱，所以，年纪大了以后，肺功能衰退得更快，也更容易肺燥连带肠燥，形成便秘。老年女性如果长期便秘，会诱发女性老年痴呆症，手腕、胳膊、脸庞成片地长老年斑。

同学的母亲看了很多治便秘的书，查了很多方法，并且都在自己身上试验，但无奈这便秘顽固得很，怎么都甩不掉。同学急坏了，就带着母亲找到了我。

我看了一下她的病历本，医院仪器检查显示她的所有脏器都很正常。

我在给她诊脉时，看到她手指甲周围生了不少倒刺，指甲根部的皮肉与指甲呈分离状态。我就问她，除了便秘之外，是不是鼻子、嗓子、皮肤也发干呀？她肯定了我的回答，并说自己现在用的是名牌保湿护肤品，可皮肤依然干燥，毛孔也越来越粗大。

其实，她的病根不在大肠上，而是与大肠相表里的肺脏，属肺燥连带肠燥。医生说她年岁增长、脏器功能下降，这个没错。正因为脏器功能下降，本就娇气的肺，更耐受不住外界邪气的干扰。

老年人的肺功能逐年下降，极易感受外邪。而大肠与肺相表里，肺燥必然引起肠燥，便秘在所难免。我见过的50岁以上的老人，大部分都有便秘的毛病。

肺燥连肠燥，用针灸治疗，见效最快，但年纪大一点的女性容易出现晕针的现象。因此我在她胳膊外侧抹上少量按摩油，然后用五行经络刷在她的肺经和大肠经上进行刮痧，全部刮遍，刮到发红即可。并让她以后多吃五行润肺化痰粥，每天早晚喝一勺枇杷蜂蜜。

经过一个星期的调理，困扰她多年的便秘终于好了。此后，我送了她一把五行经络刷，让她平时自己在家进行润肺刮痧。如今5年过去了，同学的母亲再也没被便秘骚扰过。

女性便秘会导致面色晦暗、皮肤粗糙、毛孔扩张、褐斑、痤疮、细小皱纹、肥胖、乏力、内分泌失调、月经紊乱、子宫位置不正。子宫位置不正是因为直肠内粪便过满，子宫颈被向前推移，而子宫体则向后倾斜。如果长时间反复发生子宫后倾，阔韧带内的静脉就会受压而不畅通。因此，子宫壁也会发生充血，并且失去弹性，进而使子宫长久保持在后倾位置，发生骶部疼痛、腰痛、月经紊乱、经期肛门直肠坠胀等。

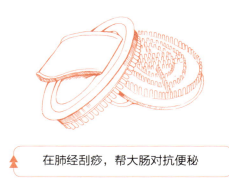

▲ 在肺经刮痧，帮大肠对抗便秘

老年人由于脏器衰老，肺脏极易感受外邪，肠子蠕动变慢，形成便秘。便秘会导致痔疮、直肠炎、肛裂、口臭、老年痴呆症等，还会因排便困难使腹压增高，诱发心肌梗死、心绞痛、脑出血、中风猝死等严重后果。

要让我们的父母晚年生活得更舒心，防治便秘是重中之重。做子女的有时间就多给父母刮肺经和大肠经吧，让父母安心，让自己放心，也算是我们孝敬父母的方式之一吧。

恩师教我的淘米水养肤法

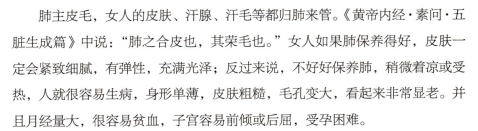

症状：月经量大，容易生病，皮肤粗糙，毛孔粗大，稍微运动就大喘气。

用料：淘米水。

用具：脸盆。

方法：把脸埋进淘米水里，练习憋气。

音乐疗法：配合听古琴曲《幽兰》《阳关三叠》。

注意：干性皮肤的人在淘米水中加蜂蜜。

肺主皮毛，女人的皮肤、汗腺、汗毛等都归肺来管。《黄帝内经·素问·五脏生成篇》中说："肺之合皮也，其荣毛也。"女人如果肺保养得好，皮肤一定会紧致细腻，有弹性，充满光泽；反过来说，不好好保养肺，稍微着凉或受热，人就很容易生病，身形单薄，皮肤粗糙，毛孔变大，看起来非常显老。并且月经量大，很容易贫血，子宫容易前倾或后屈，受孕困难。

我表妹就是这样，一点风吹草动就开始小病不断，皮肤也非常粗糙，用什

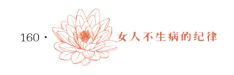

么护肤霜都不顶事，而且稍微一运动就大喘气，甚至走路都不敢走得太快。

恩师紫玄道人曾让我教给表妹一个方法：在淘米水中练憋气。具体做法很简单，就是把淘米水倒在洗脸盆里，把脸埋进淘米水里，就可以开始练了。

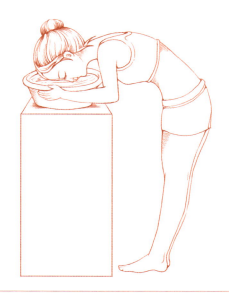

淘米水不要随便倒掉，在煮饭的闲暇，就可以给自己的身体做一次保养了

淘米水为白色，在五行里属金，练憋气时，淘米水的营养通过皮毛进入肺部，是润肺、养肺的首选。这种方法不仅能让我们的肺不生病，还能使皮肤变白，一举两得。另外，对于像我表妹这样干性皮肤的人，师父嘱咐说，要在淘米水里加入一勺蜂蜜，增强保湿的功效。

连续练习半个月后，她走路不再大喘气了，肺活量提高了，一口气能爬6层楼，皮肤也变得好起来。看来，淘米水加蜂蜜泡脸练憋气，还真是见效了呢！从那以后，这么多年，她就没用过粉底霜，洗完脸随便抹点润肤霜，皮肤就很白皙。

后来，我把这招告诉身边的女友和众多网友，很多人都说特别管用，肺气虚、爱大喘气、容易感冒的毛病全部得到改善，皮肤都不同程度地变白了，可以说是养肺美肤，一举两得。

在淘米水中加蜂蜜练习憋气时，配合听古琴曲《幽兰》或《阳关三叠》，曲子中土音的沉稳，能让气憋得更长，肺泡更充分地扩张，从而达到更好的养肺、健肺的功效。

平时会随便倒掉的淘米水竟然还有这么神奇的功效，看来我们真的应该善待生活给予的每一种事物。健康是强求不来的，有时候，只要适当地留心，一盆淘米水也能给您带来意想不到的美丽和惊喜。

一吸一呼蛤蟆功，多年哮喘去无踪

病症：哮喘。

功法：蛤蟆功。

做法：双腿跪在床上，身体前倾，双手压在床上，全身放松。鼻子深吸气，同时肚子往外鼓。气在丹田停留1分钟，然后用嘴呼气，同时瘪肚子。

时间：每天一次，每次练习20分钟。

食疗：每天中午吃一碗五行润肺化痰粥。

音乐疗法：听无起伏的水行音乐，如《水想》《生命之水》《海豚之歌》等。

　　钟阿姨的女儿大学毕业后，被分配到珠海工作。孝顺的女儿，每星期都托人空运海鲜给妈妈吃。身体虚弱的钟阿姨可高兴了，她觉得海鲜可以大补，就天天变着花样吃。

　　可是，吃了一年以后，钟阿姨的身体不但没有变好，还患上了哮喘，经常感觉呼吸不痛快，喘不上气。钟阿姨很纳闷，难不成吃大补的东西还补错了？钟阿姨找到了我，想弄个明白。

原来，钟阿姨天生身体就不好，稍微着凉或受热就会感冒，身体内血液的循环本来就不好，现在又天天吃容易生痰的海鲜，身体里的痰越来越多，毛病就出来了。

钟阿姨的女儿得知情况，非常心疼和内疚，没想到自己的一片好意，却害苦了母亲。我让她不必着急，只要练习蛤蟆功，就可以治愈母亲的哮喘。

我让钟阿姨每天下午5点到傍晚7点，肾经当令之时，双腿跪在床上或沙发上，身体前倾，双手压在床上，支撑住前倾的身体。全身放松，然后用鼻子深吸气，气要一下子吸到丹田，并且吸气时肚子要往外鼓，想象这口气是从山崖倾泻而下的一股清泉。气必须在丹田停留1分钟，让清泉带动肾水，然后用嘴呼气，并且要瘪肚子。呼气时，清泉和肾水一起，把痰浊用力冲出体外。每天做一次，每次练习20分钟左右就可以了，呼吸要均匀，有深度，慢而细长，气沉丹田。

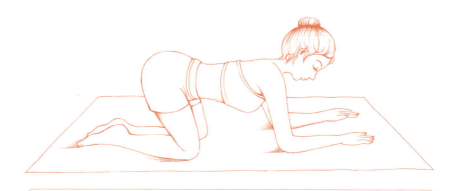

▲ 练蛤蟆功，姿势不必苛求，关键是要保证肚子一鼓一瘪地腹式呼吸

这种肚子一鼓一瘪的蛤蟆功，通过深度的腹式呼吸，就可以改善女性肺的换气功能与血液循环，排出痰浊，使气管畅通，能很好地改善哮喘的症状。

在练习蛤蟆功时，最好配合听无起伏的水行音乐，如《水想》《生命之水》《海豚之歌》等。蛤蟆功的清泉之水、肾的有力之水、音乐的纯净之水，三水合一，彻底洗去痰浊，哮喘就会痊愈了。

另外，有呼吸系统毛病的女性朋友，早上8点胃经当令之时，最好能散散步。脾胃五行属土，土生金，土经是金经之母。把脾胃保养得好好的，能使肺的功能更加强大，另外，再配合每天上午11点吃碗五行润肺化痰粥，每晚练习蛤蟆功20分钟左右，症状无一例外地就会得到改善。

钟阿姨按照我说的坚持了一个星期，就不再喘了，一个月后病情完全好转。如今过去4年多，她的哮喘再也没犯过。

蛤蟆功之所以要在肾经当令之时练习，是因为哮喘属肺病范畴，五行属金。而肾经五行属水，金生水，水是金之子，也就是说肺是大河，肾是小河，大河堵塞了，就赶紧把小河的河道疏通了，大河的水顺利地通过小河流出去，堵塞的症状自然就得到缓解。

气候寒冷的地方，易使人感受风寒，导致肺部痰饮凝聚，因此患哮喘者众多。所以，生活在寒冷地方的人尤其是北方女性，更应该好好地保养自己的肺。而一些长期吃海鲜的人，脾很容易因运化无力而生痰浊，痰浊上输至肺，拥塞气道，也极易患上哮喘。

女性哮喘发作时，因为呼吸不畅，常会痛苦地拱着肩膀。时间长了，乳房也会跟着下垂，月经也会不规律，卵巢功能也在相应下降，导致早衰。

钟阿姨自己尝到了蛤蟆功的甜头，还热情地把这个功夫教给了被哮喘折磨的姐妹们，现在跟她一起练蛤蟆功的人，哮喘都有了很大的改善。

随着年龄的增长，女人的肺功能会越来越弱，蛤蟆功不仅适合像钟阿姨这样已经得了哮喘的女人，还适合所有患肺系统疾病的女性。

一个蛤蟆功，就可以帮助到那么多人。所以，我建议所有通过练习此法受益的女性朋友，把这个方法和更多的人分享。如果每个人都能跟别人一起分享保持健康的方法，我们在得病的时候就不会觉得孤立无援了，福报也会更多。

永别呼吸系统毛病——五行润肺化痰粥

病症：发烧，咳嗽，咽炎，气管炎，支气管炎。

材料：西米1小把，白果20粒，干银耳1小块，冰糖适量。

做法：将干银耳用凉水泡发洗净，撕碎，跟西米、白果、冰糖一起放入砂锅，加水熬煮。煮烂后即可食用。

作用：滋养肺脏，化痰祛浊。

　　肺的结构像海绵一样，有很多小孔。每次我们吸气时，空气中的灰尘和杂质都随之进入这些小孔。虽然肺不停地在排除这些杂质，但还是有一些灰尘和杂质在这些小孔里堆积，给肺造成负担。

　　女性一般穿得都比较单薄，肺部受到寒冷的侵袭后很容易感染支气管炎，如果不及时治疗，不仅容易诱发心脏病，还容易因为气血不足使得乳房萎缩、月经量减少或闭经、脸上长皱纹等。年龄越大的女性，肺的小孔里积累的灰尘和杂质就越多。如果不及时清理，再时不时地得个感冒，感冒后又不及时治疗，就会让肺发炎、发肿。这样一来，原来比较畅通的那些小孔就变小了，身体里的很多痰饮不能顺利地排出去，病毒趁机侵犯，人就很容易发烧、咳嗽。时间一长，咽炎、气管炎、支气管炎就来找你麻烦了。

所以，有上述病症的女性朋友必须经常给肺"洗澡"，把肺里面的脏东西全都冲出去。

本节最上面讲的就是给肺"洗澡"的五行润肺化痰粥。

西米、白果、银耳、冰糖颜色均为白色，五行都属金，入肺经。

西米不但能润肺化痰，还能健脾。脾变得强健，才能更好地把食物化生的精微之气输送给肺。《药海本草》中就说："西米，健脾，补肺，化痰。"

白果更是化痰良药。《医学入门》中说："白果，清肺胃浊气，化痰定喘，止咳。"《本草便读》也说："白果，上敛肺金除咳逆，下行湿浊化痰涎。"

银耳可以滋阴润肺，化痰祛浊。肺主皮毛，肺里面没有脏东西，肌肤自然就会充满水分，有弹性了。《本草诗解药注》赞道："白耳有麦冬之润而无其寒，有玉竹之甘而无其腻，诚润肺滋阴之要品，为人参、鹿茸、燕窝所不及。"银耳虽然价钱便宜，其补肺化痰、养颜润肤的功效，却丝毫不输给价钱昂贵的人参、鹿茸和燕窝。

粥里加入冰糖，可以使口感更甘甜滑爽，并且，冰糖本身也是润肺化痰的高手。《中药大辞典》就专门记载："冰糖，补中益气，和胃润肺，止咳化痰。"

五行润肺化痰粥能够有力地清除肺里的痰浊和杂质，很好地调治急慢性咽炎、支气管炎和气管炎，以及哮喘、肺气肿、高血压和冠心病。

大肠经与肺经相表里，五行同样属金。早上7点，大肠经当令，气血最为旺盛，此时吃粥，粥的营养能很快到达肺部，润肺化痰效果更迅猛。

上午11点，脾经当令。而脾经五行属土，土生金，脾经是属金的肺经之母，此时喝粥，粥里的营养会以最快的速度转化成精微之气，输送给肺。有这股气的强大支持，肺的化痰作用会发挥得更好。

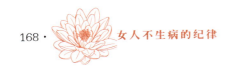

因为女性的肌肤天生比男性薄，更容易衰老。而且女性的肺更娇弱。五行润肺化痰粥能滋养娇气的肺，使肺部保持一定的滋润度。因为肺主皮毛，肺润则皮肤润泽，光滑细腻，不易生皱纹和色斑，毛孔不易变粗大。又因肺与大肠相表里，肺润则大肠有足够的水分帮忙处理宿便，使宿便能及时排出体外。

需要提醒您的是，粥煮熟后，最好在12小时内吃完，因为煮熟的银耳放太久的话，吃了容易让人拉肚子。

此粥能彻底清洗肺里的杂质，让肺变得很干净，不仅养颜美肤，还可以调理多种女性常见疾病，但糖尿病病人不适宜吃。

如果您经常呼吸不畅、咳嗽、发烧，甚至哮喘、高血压等，五行润肺化痰粥绝对是最贴心的安慰，如果能配合练习蛤蟆功，则更是锦上添花。

咳痰气喘、肺气肿，华佗夹脊有奇效

症状：经常咳嗽，喘气困难，咳痰，气急，呼长吸短，肺气肿。

方法：双手大拇指推华佗夹脊20分钟，重点按揉定喘穴，按揉到发酸、发麻、发胀为止。

音乐疗法：听《漫步云端》《蓝色思绪》。

　　常常有女性朋友跟我说，觉得自己的饮食和生活习惯没什么不好，但是为什么肺系统就老出问题呢？我说，这其实应该从环境上来找原因。现在，我们的环境越来越不好了，汽车尾气、空调排出的浊气、抽油烟机抽出的乌烟瘴气……污染越来越严重，空气质量一天不如一天，最受罪的就是我们的肺了。

　　肺系统疾病不是一下子就得的，很多都是被小毛病拖累的。如果您本身体质就不好，还经常透支体力，吃饭睡觉没什么规律，也不锻炼身体，那你本来娇气的肺面对疾病时就完全没有还手的能力了。

　　在我身边的女性朋友中，很多人都不拿感冒当回事，总是好歹扛一扛，或

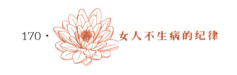

胡乱吃点药意思意思就行了。其实，感冒会使肺严重感染，我上边提到的哮喘、咽炎、气管炎、支气管炎等都跟感冒脱不了干系，而且这些病如果一直得不到很好的治疗，一不小心就会发展成可怕的肺气肿。肺气肿还会使女性乳房胀痛、乳房里面生肿块、卵巢囊肿、子宫长肌瘤、月经变少或闭经、难以怀孕、肌肤粗糙、毛孔粗大等。

肺气肿可以说是一种长期耗出来的病，我的患者邢阿姨就是肺气肿的受害者之一。她以前特别喜欢玩牌，经常整宿整宿地玩，吃饭也很凑合，总是随便吃点什么，又接着上牌桌。

长期不锻炼和营养不良，让感冒成了她身体的常客，每次感冒，都得折腾半个多月。6年前，邢阿姨开始经常咳嗽，喘气困难，还常常咳痰。她以为又是感冒，就大把地吃感冒药。可是吃了三四个月的药，一点都不见好，平常干活，上楼或爬坡时会气急，慢慢地，即使是平时待着的时候，也会感到喘气困难，出现呼长吸短的难受症状，到医院检查，竟然是肺气肿。

医院建议邢阿姨用抗生素治疗和氧疗法，可邢阿姨的女儿觉得母亲的身体再也经不起药物的折腾了，她问我有没有少吃药、自己在家就能治疗肺气肿的好方法。

我让邢阿姨的女儿每晚9点（三焦经当令之时），帮母亲推揉后背的华佗夹脊20分钟。华佗夹脊就是后背脊椎旁边的两条沟，上面有34对穴位，连着身体的五脏六腑，它们虽然不在12条正经的行列，但对付心肺的毛病很有一套。

恩师紫玄道人给病人治疗肺气肿时，都是针刺华佗夹脊，见效快，疗程短，病人免受很多痛苦。但是我们在家做的时候，为了安全起见，最好改成推或者揉，效果慢一点，坚持下去也是一样的。

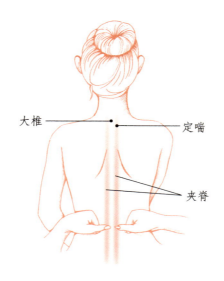

大椎 —— 定喘

夹脊

得了肺气肿不要怕，推揉华佗夹脊，你就是家人的小华佗

　　在华佗夹脊上，大椎穴旁边半寸的位置，有个穴位叫定喘穴。凡是肺气肿等严重的肺部毛病，在这个穴位上按压，都会感觉到疼，或是皮下有条索、结节、块块等。

　　定喘穴五行属金，是治疗肺气肿的灵穴。因此，在推揉华佗夹脊时，要重点按揉夹脊上的此穴，按揉到发酸、发麻、发胀为止，最好把整个华佗夹脊都按到。

　　治疗肺气肿，在推揉华佗夹脊时，配合听瑜伽曲《漫步云端》和《蓝色思绪》，曲子里特有的土之平静，能让人的呼吸变得平稳均匀，迅速缓解呼长吸短的症状。还要配合每天早中晚各吃一小碗五行润肺化痰粥。另外，选择您喜欢的一项运动，长期坚持下去，增强身体的抵抗力，也是必须做的基础性保养。

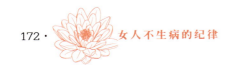
一般情况下，年岁大一点的女性，尤其是金行女人，肺最容易出毛病，如果长期拖着，就很容易发展成肺气肿。所以，女儿们，如果妈妈是金行人，或者妈妈的肺不好的话，要经常帮她推推华佗夹脊，尤其是定喘穴，经常跟妈妈一起听一些舒缓的曲子，一起煮煮润肺化痰粥。

拥有以上好方法，就会让妈妈舒舒服服地度过晚年。

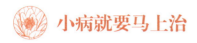 **小病就要马上治**

症状：反复感冒。

用具：气罐若干。

方法：在整个后背拔3排罐。督脉拔1排，两边膀胱经各拔1排。

时间：第一次15分钟，以后每次10分钟。

注意：

1. 初期感冒拔一次，长期感冒连续拔三四天，每天一次。

2. 身子弱的人不要拔满3排。

3. 出水疱后立马取罐，用75%的酒精消毒，用采血针把水疱弄破，用酒精棉从上往下捋，水疱里的水流出即可。

我的父母都喜欢看电视，每次看着看着就睡着了，总是着凉感冒，然后就去诊所输抗生素。在我没学医以前，心想，输液就输液呗，只要他们感冒能痊愈，身体不受罪，也没什么。

等到学了医以后，才知道，我错了。假设病毒细菌与抗生素是两个人，抗生素比较聪明，总让病毒细菌吃亏上当。但是，病毒细菌跟人一样，是不可能反复吃同一个亏的。所以，抗生素口服或输液，次数多了，病毒细菌就有了抵抗能力，身体也就产生耐药性了。以后一旦有点别的病，很可能就因为身体耐药而很难治好。

感冒虽然分很多种，但总结起来都是因为身体里有了毒，那么，只要把这些毒都拔出来，就可以治病去根了。

发现这一原理后，我千里迢迢地从北京给父母带回去30个玻璃火罐，手把手地教他们拔罐。今年春节，母亲又因看电视睡着感冒了。我一边叮嘱二老，以后坐在沙发上看电视，要拿毛毯盖着，一边让母亲趴在床上，在整个后背给她拔了三排罐。督脉拔一排，两边膀胱经各拔一排。

火罐全部拔上背部后，母亲就说鼻子通气了。由于天冷，我给母亲拔完罐后，让她赶快穿上睡衣，躺在被窝里睡觉。

请您注意，平时我们刚拔完罐后，也必须严格注意保暖。因为此时的毛孔被火罐给拔得全敞开了，寒邪更容易乘虚而入，如果不注意保暖，感冒反而会加重。

第二天起床后，母亲的感冒就好了，父亲见母亲这次感冒没去输液，单单用我手上的火罐就给治愈了，便主动要我教他拔罐，他这以后就可以做妈妈的私人医生了。

现在，老两口感冒了再也没去过医院。

我们在家操作的时候，最好用安全的气罐。每次感冒，在背部的督脉和膀胱经拔上三排罐，15分钟后起罐。如果是刚刚感冒，一般一次见效；若是已经感冒了好长时间，则要坚持拔三四天，才能痊愈。

拔罐治疗，第一天拔15分钟，第二天以后，每天只要拔10分钟就行了。如果是身体本身比较弱的人，不要一下子拔满三排，最好一半一半地拔。另外，拔气罐虽然安全，但是有些体内湿气比较大的人，也很有可能会拔出水疱，这时候一定要赶快取下气罐，并用75%的酒精给水疱部位消毒，消完毒之后，用一次性的消毒针或者是采血针，把水疱弄破，然后用酒精棉从上往下捋，让水疱里的水流出来就好了。

后背脊柱的两侧，有肝俞、心俞、脾俞、肺俞、肾俞等，因此，整个后背是一个独立的五行世界，木火土金水全都有了，而且这五个穴位分别是与肝、心、脾、肺、肾直接相关的穴位，可以说是每个脏器身边最红的"人"。在后背拔罐，能使五脏重新焕发出活力，五脏合力把感冒这个病邪轰出去。

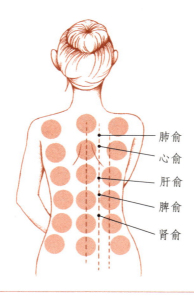

肺俞
心俞
肝俞
脾俞
肾俞

▲ 用后背的五行反射区对付感冒真的是"大材小用"

我在前面提到的哮喘、急慢性鼻炎与鼻窦炎、肺气肿、急慢性咽炎及支气管炎、气管炎等病症，都是由这个看似不起眼的感冒引起的。

每隔两三年感冒一次，对身体没有太多伤害。若您每年都要感冒好几次，

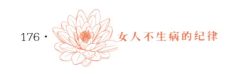

每次感冒都得半个月才痊愈，那么，您就该提高警惕了，以上这些跟肺有关的病很可能会缠上你。

如果频繁感冒，频繁吃感冒药，会伤脾胃、伤肝肾，导致女性贫血，月经量减少或闭经，难以怀孕，卵巢和子宫早衰，更年期提前到来，脸颊长斑，全身皮肉松弛，甚至诱发肝炎。

不要小瞧了感冒，同样不要小瞧了小小的拔罐。不给感冒任何机会，就是给我们娇气的肺一个永久的保护。

罐印的颜色及所对应的疾病

罐印发红	体内有火
罐印发白	气血亏虚
罐印发紫	体内有寒，受风，或寒火夹攻
罐印发黑	体内大寒，寒邪过盛
拔罐起水雾	体内有湿气
拔罐起水珠	脾虚，湿气较重
拔罐15分钟内，皮肤起水疱	体内的湿气和火毒很大
拔罐时皮肤痒	体内受风
罐印粉红	身体正常

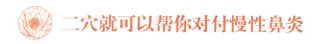 二穴就可以帮你对付慢性鼻炎

症状：经常流鼻涕，打喷嚏，咳嗽，鼻炎、鼻窦炎每次感冒都犯，眼珠子和太阳穴处胀痛。

方法：

1. 在鼻部涂润肤霜，中指和食指并拢，搓热后摩擦整个鼻部100下，到鼻部发热、发红为止。

2. 按揉迎香、合谷两穴，每穴3分钟，揉到穴位发酸发麻为止。

音乐疗法：听排箫曲《清香回溢》《天与地》《扬帆》。

我有位患者，今年51岁。20多年前，她由于感冒拖得时间太长，患上了急性鼻炎，到现在已经被鼻炎折磨了20多年。平时稍微好一点，可每次感冒，鼻子就会排山倒海地折腾一番，往往是感冒好了，鼻炎就会好一点，可是下次感冒，鼻子又会经历一次排山倒海的考验。但她一直硬扛着，倒也没出什么大事。可是最近几年，她的眼珠子和太阳穴处经常性地胀痛得受不了。

在老伴和孩子的劝说下，她去医院做了鼻部和脑部的CT扫描。结果脑部

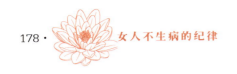

什么毛病也没有，倒是鼻部被扫出有鼻窦炎，而且是鼻窦炎中的筛窦炎。鼻窦一共有4个窦腔，其中筛窦腔正是从鼻子处开始，经过眼球后面，一直通到太阳穴。难怪她最近老是眼珠子和太阳穴痛，原来是筛窦里有化脓和炎症感染。

家人都说让她动手术，可医生说筛窦在眼球后面的脑子里，手术会非常危险，有可能危及生命，全家一听都吓出了一身冷汗。

经人介绍，她找到了我，问我有没有不用动手术就能治好慢性鼻炎和鼻窦炎的方法。我告诉她，鼻炎和鼻窦炎并不可怕，在中医看来，其实就是肺里的气堵住了，只要把肺气疏通就可以了。

我让她每天早上7点（大肠经当令之时）先在整个鼻部涂抹一层润肤霜，起润滑作用。中指和食指并拢、搓热，然后用搓热的手指反复摩擦整个鼻部，摩擦100下，到鼻部发热、微微发红为止。然后按揉迎香、合谷两穴，每穴按揉3分钟，揉到穴位发酸发麻为止。

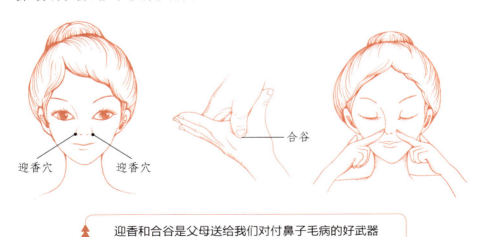

迎香穴　　　迎香穴　　　　　　合谷

▲　　迎香和合谷是父母送给我们对付鼻子毛病的好武器

按揉穴位时，配合欣赏能打通七窍的排箫曲《清香回溢》《天与地》《扬帆》等，想象自己的鼻子就是排箫那一根根的箫管，摩擦鼻部，穴位得到了疏通，鼻腔跟箫管一样畅通无阻了。

鼻子是肺的大门口，《黄帝内经·脉度》中说："肺气通于鼻，肺和则鼻能知香臭矣。"摩擦鼻部能通过加速鼻部气血的运行，疏通肺气，消除炎症。

迎香属于大肠经，大肠经跟肺经互为表里，五行同样属金，而且迎香还挨着鼻子，鼻子有毛病，迎香是第一个要找的穴位。

大肠经多气多血，合谷是大肠经的原穴，原穴为源动力的意思。五行属金，调理肺功能非常有效。《杂病穴法歌》中云："鼻塞鼻痔及鼻渊，合谷太冲随手取。"恩师紫玄道人在给鼻炎、鼻窦炎患者治疗时，每次都要针灸合谷，疗效非常明显。

这位患者的鼻炎和鼻窦炎，已经有20多个年头了，治疗起来见效要稍微慢一些。但她使用我这个方法半个月后，就不再咳嗽、打喷嚏了；使用半年后，症状全部消失，眼珠子和太阳穴也没再疼过，去医院做CT检查，筛窦里的脓也没有了。而且，使用此法后，以前老爱感冒的她，现在也很少感冒了。

看起来，很多时候疾病本身并没有那么可怕，倒是它总是卷土重来的气势把我们吓怕了，只要我们有信心，动动手指，就能把多年的疾病轻松甩掉。

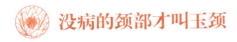

没病的颈部才叫玉颈

症状及病症：喉部肿大，咽唾沫疼，舌苔又黄又厚，扁桃腺炎。

方法：

1. 在颈部自上而下刮痧20分钟。

2. 在大椎、肺俞、膈俞上拔罐。

3. 每天吃一次五行润肺化痰粥。

功法： 每天做脊柱调息法10次。

音乐疗法： 听钢琴曲《雨的印迹》《星空》《雨滴的节奏》等具有水润清凉效果的音乐。

　　我曾经诊治过一个急性扁桃腺炎的患者，她来就诊的时候，喉部肿得很大，已经快说不出话了，而且舌苔又黄又厚，脉浮而快，明显属于热证。

　　她说，因为扁桃腺炎，咽唾沫都疼，她已经3天没吃什么东西了。我用牛角刮痧板，在她的颈部从上往下轻轻地刮痧20分钟（颈椎：脖子前面部分叫颈，后面部分为椎，也叫项），然后在她的大椎、肺俞、膈俞处拔火罐。治疗完毕，我让她喝下一杯白开水，趁机把拔罐和刮痧的毒素冲下去。

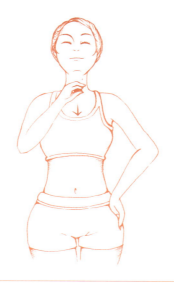

▲　别小看颈部这块小地盘，里面有不少五行大药

当天治疗结束后，她回到家就可以吃东西了。我又连续给她做了4次拔罐和刮痧治疗，她的扁桃腺炎就彻底治好了。

颈部有五行属木的胆经、属火的小肠经和三焦经、属土的胃经、属金的大肠经、属水的任脉循行走过，可以说颈部本身就是一个小五行，是人体经脉运行的交通要道。在颈部刮痧能把五行全部疏通，五条道路齐刷刷地通畅，病毒细菌想留都留不住。

肺开窍于喉，就是说通过喉部的症状就能知道肺有没有毛病，这位患者的扁桃腺炎也跟肺脏脱不了干系，在直接跟肺相关联的肺俞穴拔罐，能很快

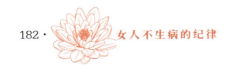

泻肺火。

　　大椎是去火退热的要穴，不管是身体哪个脏器的实火和实热，在大椎穴拔罐都会有明显的疗效。

　　膈俞是全身之"血"的聚会之地，如果得了急性扁桃腺炎，血液中的毒素会非常多，在膈俞穴拔罐，能集中、快速地排除血液里的毒素。

　　扁桃腺经常发炎的女性，不要动不动就输液、打针、吃药，这样很容易伤到肝肾，使女性的气血受阻，色斑、皱纹、衰老、月经不调、闭经、阴道干涩、性欲减退等问题都会随之而来。我建议女性朋友们平时要多练习脊柱调息法，增强身体抵抗力；经常吃五行润肺化痰粥，润肺养肺；隔三岔五地在颈部刮痧，在后背部拔罐；多听具有水润清凉效果的音乐，如钢琴曲《雨的印迹》《星空》《雨滴的节奏》等。

气短才会悲春伤秋，好好补肺就能改善

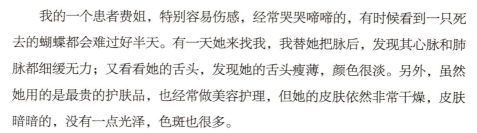

症状：常为一点小事伤感，舌头薄，颜色浅，皮肤干燥无光。

方法：

1. 每晚按揉太渊20分钟。

2. 每天吃一碗五行润肺化痰粥。

快乐疗法：每天听相声，看喜剧片。

　　我的一个患者费姐，特别容易伤感，经常哭哭啼啼的，有时候看到一只死去的蝴蝶都会难过好半天。有一天她来找我，我替她把脉后，发现其心脉和肺脉都细缓无力；又看看她的舌头，发现她的舌头瘦薄，颜色很淡。另外，虽然她用的是最贵的护肤品，也经常做美容护理，但她的皮肤依然非常干燥，皮肤暗暗的，没有一点光泽，色斑也很多。

　　女人气短，容易伤感，不但伤肺，还会伤肝。肝气郁结，就会使乳房胀痛或乳腺增生；月经来得不痛快，哩哩啦啦的；脸部肤色暗沉，滋生黑色素块或色斑；易患子宫肌瘤或子宫颈癌。

我嘱咐她的老公每晚9点到11点，三焦经当令的时候，给她按揉太渊穴，左右手的太渊各按揉20分钟。一边按揉，一边听相声专辑，或者看喜剧电影。并且，我还让费姐的儿子每天给妈妈出最新、最搞笑的脑筋急转弯。

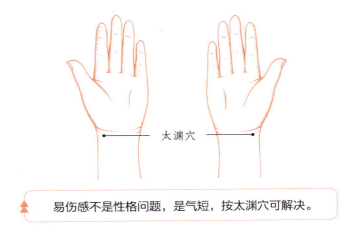

太渊穴

▲ 易伤感不是性格问题，是气短，按太渊穴可解决。

我还嘱咐她在每天上午11点，脾经当令之时，吃一碗五行润肺化痰粥。

经过一个星期的调理，我再给费姐诊脉，发现她双手的脉象均匀有力，跳动正常，舌头颜色红润，皮肤也变得水润、有光泽，整个人都非常开心。

《黄帝内经·阴阳应象大论》中说："忧伤肺，喜胜忧。"意思是肺气不足的人特别敏感多疑，容易伤感。而伤感的人老是爱哭，又进一步伤肺，使肺气更加不足，这就形成了一个恶性循环。

很多人认为，敏感多疑、伤感爱哭是性格的问题。其实，这跟性格没有关系，而是我们生理上的毛病，原因就是肺气不足。

肺经五行属金，五行里土生金，而太渊是肺经的输土穴，也就是肺经的母穴。虚则补其母！肺气不足，培土生金，按揉五行属土的肺经母穴太渊，是最好的选择。

三焦经是调节全身之气的经脉。每晚9点，三焦经当令，此时，三焦经里气血最足。在这个时候按揉太渊，能加倍给肺补充"气"的能量，让虚弱的肺气变得强大起来。

另外，在脾经当令时喝五行润肺化痰粥，脾会以最快的速度把粥的营养精华输送给心肺，让肺气充足。而且脾经五行属土，脾土能滋养肺金，所以在这个时候吃粥，补肺气的效果最好。

费姐坚持按揉太渊和快乐疗法3个月左右，不仅身子骨变得很结实，肌肤纹理细腻，几乎看不见毛孔，而且富有水润感，涂抹护肤品也很容易吸收，乳房变得饱满坚挺。而且，遇到不开心的事也不再唉声叹气了，在单位里，跟同事也是有说有笑的，不再像以前那么敏感了。更重要的是，因为老公每天给她按揉太渊，儿子每天给她出脑筋急转弯的问题，一起看喜剧片，费姐觉得日子开始变得有滋有味了。

我觉得并不是我的方法治好了费姐的病，而是家人的爱让疾病悄悄地消失了。说真的，对一个女人来说，爱就是最大的健康，最大的幸福。

没主见不是你的错，太白、经渠二穴壮胆魄

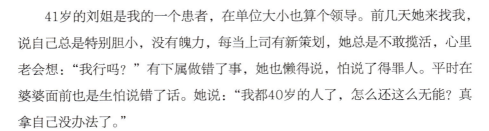

症状：做事总是出错，没有主见。

方法：

每天按揉太白穴和经渠穴各15分钟。

音乐疗法：听萨克斯曲《翅膀》《爱拼才会赢》。

41岁的刘姐是我的一个患者，在单位大小也算个领导。前几天她来找我，说自己总是特别胆小，没有魄力，每当上司有新策划，她总是不敢揽活，心里老会想："我行吗？"有下属做错了事，她也懒得说，怕说了得罪人。平时在婆婆面前也是生怕说错了话。她说："我都40岁的人了，怎么还这么无能？真拿自己没办法了。"

我根据自己的临床经验，并结合《黄帝内经·宣明五气篇》中"心藏神，肺藏魄，肝藏魂，脾藏意，肾藏志"的说法，判断她是由于肺出了问题，所以做事才总是没有魄力，唯唯诺诺的。

我让刘姐每天上午11点，脾经当令之时，按揉脾经的太白穴、肺经的经

渠穴，每穴各按揉15分钟。按揉时，要想象一股清气由鼻腔进入，随着吐气，浊气被排出体外。如果此时配合听振奋肺脾的萨克斯曲《翅膀》《爱拼才会赢》，强肺健脾的效果更好。

脾经五行属土，太白是脾经的输土穴。肺经五行属金，经渠是肺经的经金穴。土经土穴，金经金穴，都是本地穴。本地穴就像你是土生土长的本地人一样，附近的人都熟悉，不论是上班还是做生意，自然都比外地人便利得多。因此，太白健脾、经渠强肺，效果又快又好。

刘姐坚持按揉太白和经渠半个月后，发现自己改变了很多。现在上司提出新方案，她会毫不犹豫地揽下来，并且发现自己完成得还不错。现在，只要下属做错了，她都敢于去批评，并且批评人时，脑子里总是能冒出好点子，让被批评者愉快地接受。肺功能强了，有了魄力和意志力，刘姐做事变得雷厉风行、敢说敢干。

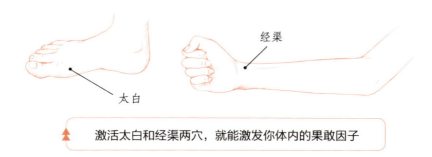

经渠

太白

▲　激活太白和经渠两穴，就能激发你体内的果敢因子

做事意志力不坚定，没有魄力，没有争强好胜的心和行动；说话办事小心谨慎，总是怕得罪这个、得罪那个；身形单薄，贫血，怕冷。这些都属于脾肺弱。

如果您也想像刘姐一样，做个雷厉风行的干练女人，请坚持按揉太白和经渠，相信您会有意外的收获。

女人不生病的纪律

更年期是可以推迟的

清清亮亮的阴道，与艾药汤和中极有缘

每个女性的盆腔都应该像花儿一样

五行子宫保养术

多种妇科疾病，一搓八髎就好

无寒一身轻——来自道家的治痛经法

抱腿压涌泉，卵巢无囊肿

保养卵巢的五行蝴蝶展法

献给中年女性的性福之饮——五行黑豆芝麻薏米浆

性福可以不请自来——五行阴道紧缩法

至尊五行养肾法

为女人撑腰的是肾经和膀胱经

肾精足，女人才有女人味

第六章

肾好的女人福气大——
女性肾系统养护法

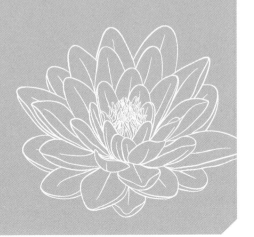

肾精足，女人才有女人味

对象：肾不好的女性。

方法：

1. 每天按摩肾经和心包经到发酸发胀为止，有条索和块块的地方重点按揉。

2. 每天用五行养生油搓八髎穴30分钟。

食疗：五行益寿养心粥。

　　肾在五行里属水，在我们肚子里的五脏中处于下方，正是它里面收藏的肾精，默默无语地为全身提供活力，让我们的生活充满福气。

　　肾精是女人体内的黄金。肾的主要功能是藏精，生产元气。肾精是什么呢？说白了，它就像黄金一样，从古至今，满世界都可以流通。你生活中所需要的一切东西，都可以用黄金换来。同样，滋润女性身体里的一切物质，比如唾液、血液、消化液、内分泌液等人体里的阴，都是需要肾精来生产的。肾精的库存不够了，身体就会元气大亏，你的白带就容易清稀，还会造成无月经或月经不调、痛经、腰膝酸软、眩晕，甚至还会出现性冷淡、不孕不育、早衰、更年期提前等病症。

你想要不生病，就必须让体内的心火往下走，这样，心火便能和肾水交融在一起，温暖肾水。如此一来，心火不会过热，更不会蔓延，肾水也不会过凉，不会泛滥，两相平衡。

上面这种现象，就是中医所称的水火既济或心肾相交。

健康的人一定是心肾相交的人。

我有位患者，因为肾虚，肾水约束不了心火，心火噌噌地往上蹿，额头长满了痘痘，嘴里还老是发苦发干，闹口腔溃疡。晚上躺在床上胸口烦热，总也睡不着，而且夜尿特别多，一晚上要起3次夜。

女性如果肾不好，卵巢和子宫就会缺乏营养，从而功能衰退，然后出现月经不调或闭经、白带清稀、性欲减退、不孕不育等症。另外，肾不好的女人，尤其是水行女人更容易乳房瘦小、臀部塌瘪、大腿部毒素和脂肪堆积；头发脱落、开叉断裂、变白；头脑晕乎不清爽、思维不敏捷；听力减退，耳鸣；体力不佳，稍微干点活就腰酸背痛，经常性腰痛和后脚跟痛。

我让她每天傍晚6点半到晚上7点半（肾经和心包经相交接之时），按摩肾经和心包经，每条经脉按揉到发酸发胀为止。而且要顺着经脉查找痛点，皮下有条索和块块的地方，重点加以按摩拨揉，把条索和块块揉开，痛点揉到不痛，这样，经脉就都打通了。

另外，我还让她配合吃五行益寿养心粥。

调理一个星期后，她的口腔溃疡就愈合了，晚上也不再起夜。一个月后，她胸口不再烦热，躺在床上很快就能睡着，额头上的痘痘也都消失了。而且，她的思维也变得清晰而敏捷，工作时精力特别充沛。

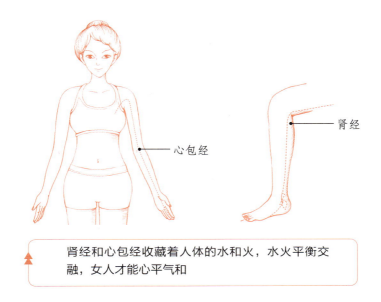

心包经

肾经

肾经和心包经收藏着人体的水和火，水火平衡交融，女人才能心平气和

我还有位患者，一天早上梳头时，发现头发掉了好多，接下来的一个星期，每天都大把大把地掉头发。她跟我说，最近自己还经常头晕，月经也越来越少，面对自己心爱的老公，以往充满活力的她却出现了性冷淡。

我告诉她，《黄帝内经》里面讲，人头发乌黑浓密，富有光泽和弹性，就证明她先天肾气充足。而大量脱发、早生白发、头发稀疏细软、无光泽无弹性、干燥、容易开叉断裂，就是肾精不足了。

我让她老公每晚7点，肾经当令之时，用五行养生油帮她搓八髎穴30分钟。搓八髎穴时，要让腰部的热力从后腰部一直渗透到前面的肚脐眼四周以及关元部位。只用了一个星期，她就不再掉头发了，和老公也恩爱如初。

我们身体需要的所有营养都靠肾精来生产，而女人的记忆力、思维能力、白带、月经、生育、性欲等每时每刻都要用到肾精，所以必须随时随地保证肾精充足。

为女人撑腰的是肾经和膀胱经

肾经上的五输穴能降血压，治疗阴道瘙痒，提高性欲，改善水肿型肥胖。膀胱经则是女人身体最大的排毒通道。有肾经与膀胱经撑腰，二者强强联手，每个女人都能健康无忧。

肾经起于我们脚底的涌泉穴，终止在胸膛上的俞府穴，当你被各种妇科病困扰时，找它求治准没错。

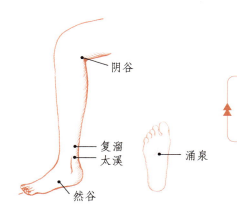

涌泉能让好梦源源而来，而肾经上的五输穴则是让你保持年轻的秘密武器

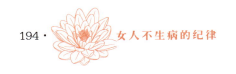

另外，肾经上总共有27个穴位，特别是其中的五输穴，个个都是保证女性年轻不老的法宝。

肾经上的五输穴对女人有什么好处？

⊙如果您经常口腔溃疡，心烦失眠，每天用手掌根搓左右脚底的涌泉（井木穴）20分钟，失眠者当天就能很快入睡，口腔溃疡5天就会愈合。

⊙如果您白带多而黄浊，阴道瘙痒，每天用力按揉然谷（荥火穴）20分钟，再配合陈蕲艾草煮水熏洗阴部，3天症状即缓解。

⊙太溪（输土穴）是肾经的大补穴，也是女人一生妙用无穷的十大补穴之一，每天按揉太溪20分钟，能保持卵巢和子宫的活力，推迟更年期的到来。

⊙如果您比较胖，而且在肥胖的部位按一下，那个坑半天才能弹起来，那就属于水肿型肥胖。每天按揉复溜（经金穴）30分钟，配合蛇舞30分钟，坚持10天，体重就可以减掉6斤。

⊙如果您是肺肾阴虚型的崩漏，或是性交疼痛，或是膝盖内侧疼痛，每天按揉阴谷（合水穴）30分钟，3天症状即缓解。

您的肾经每天下午5点到傍晚7点时，气血最充盈，在这个时候做肾保养，或搓八髎穴，补肾效果最佳。

另外，肾在季节里对应冬季，在方向中对应北方。由于肾属水，水有寒凉的特性，冬季的北方相对来说比较寒冷，这时，女性的肾气最为不畅，也最容易罹患跟肾有关的疾病。

所以说，女性在冬季应特别加强肾的保养。头年冬天把肾保养得好好的，等于是往身体这个银行多存钱，第二年你就会精力充沛，即使偶尔透支一点体力，也会健健康康不生病，因为存的钱够多，有老本可以吃。

《素问·灵兰秘典论》中说："膀胱者，州都之官，津液藏焉，气化则能出矣。"意思是说膀胱是贮藏人体水液的地方，靠它的气化功能，帮我们把身体里没用的水液转化成尿，排出体外。女人体内的毒素，大部分都通过大小便和汗液排出体外。所以，膀胱经是女人最大的排毒通道。

膀胱经就像勤劳的清洁工，看起来不怎么起眼，却遍布城市的各个角落，一旦没有了它，或者它不好好干活了，我们身体这个城市就会处于无法收拾的瘫痪状态。

膀胱经还是我们女人身上最长的一条经络，上面生长着67个（也称67对）穴位。要记住它们有个小窍门：后背脊柱两侧的穴位，全是膀胱经的穴位。按摩整个后背，或在后背刮痧、拔罐、艾灸等，就可以轻松将膀胱经的毒排出去。

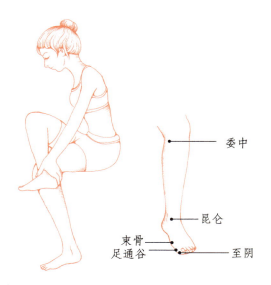

委中

昆仑

束骨
足通谷 ————— 至阴

女人身体上的各种莫名其妙的疼痛，膀胱经都可帮你一一化解

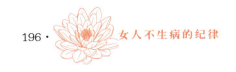

足太阳膀胱经于每天下午3点到5点气血最旺，在这个时候，如果你去刺激它，能更快地把你身体里的毒素排出体外。

膀胱经上的五输穴对女人有何用处？

⊙ 如果您白带多而发黄，每天用力按揉双脚小脚指头上的至阴（井金穴）20分钟，3天白带减少，颜色变淡。一个星期，白带恢复正常的颜色和流量。

⊙ 如果您头发早白，额头长痘痘，每天用力掐揉足通谷（荥水穴）30分钟，坚持一个月，便能看到令人惊喜的效果。

⊙ 如果您便秘，有痔疮，每天按揉束骨（输木穴）30分钟，可以通便，防止痔疮的生成。

⊙ 如果您有颈椎疼痛和落枕的现象，每天按揉昆仑（经火穴）30分钟，配合喝黑豆芝麻薏米浆，3~5天，症状即可缓解。

⊙ 如果您小便红黄，味道重，每天用力按揉委中（合土穴）20分钟，配合多喝白开水，3天症状即改善。

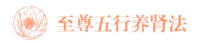

至尊五行养肾法

症状：肾虚。

用药：自制五行肾宝酒。

方法：每晚睡觉前，热毛巾敷热后腰，药酒均匀涂抹其上，轻拍至吸收，迅速裹上保鲜膜，将药气密封。第二天揭下保鲜膜即可。

音乐疗法：听马头琴曲《初升的太阳》，热瓦普曲《塔西瓦依》。

　　五脏里的每个脏器都藏有阴精和阳精，肾当然也不例外。肾阴指肾贮藏的能量，肾阳指肾向外散发的活力，以及跟肾有关的外在身体表现。我们通常所说的肾虚，其实有肾阴虚和肾阳虚两种。它们的症状分别如下：

　　肾阴虚症状：耳朵薄小，头晕，耳鸣，四肢酸软，五心烦热，面颊发红，口干舌燥，盗汗，掉头发，爱忘事，思维和反应迟钝。女性月经量越来越少，或闭经，或见崩漏，形体消瘦，乳房小，易患乳腺增生、子宫肌瘤，尿黄，大便干燥难下，舌红少津，两颧骨处发红，两颊长色斑，额头和下巴处长痘痘，容易郁闷或烦躁不安。

肾阳虚症状：怕冷，头晕目眩，脸没血色，没有精神，腰部以下肿，每天早上拉肚子，腰膝酸软，手脚冰凉，面色苍白或黧黑，舌色淡胖，舌苔白，宫寒不孕，心悸。有些女性还会全身浮肿，腰以下肿得更厉害，按一下，凹陷半天弹不起来。

我的一位患者，56岁的袁阿姨，生活特别节俭，经常是米饭馒头加咸菜就把一天的生活对付过去了，像鱼肉蛋之类的东西根本舍不得吃。她告诉我，她平时总是腰膝酸软没有力气，特别怕冷，头晕目眩，脸色发白，精神振作不起来。同时，她全身微微浮肿，腰部以下肿得更厉害一些，用手按下去，凹下去的肉半天也起不来，而且每天早上五六点钟都会拉肚子。

袁阿姨本来想把钱节约出来给孩子，却把自己给节约病了，反而让孩子着急担心，还得分出精力来照顾她。其实，老年人不要老想着省下多少钱，把自己的身子骨养得硬硬朗朗的，就是给孩子最大的爱了。

对于肾阴虚和像袁阿姨那样肾阳虚的人，我一般用恩师紫玄道人配制的五行肾宝酒给她们调治。

一般是让她们在每天下午5点到傍晚7点肾经当令之时，先用热毛巾热敷后腰部，打开毛孔。然后把补肾药酒均匀涂抹在上面，轻轻拍打，使药酒吸收，之后迅速裹上保鲜膜，把腰部的肾气和药酒之气密封住，使之不往外泄，腰肾最喜欢五行肾宝酒的味道。

第二天早上起床再扔掉保鲜膜。因为药酒已差不多全部被腰肾吸收，所以，揭掉保鲜膜后，没有药味，也不用擦洗。

我还向她们建议，在做肾保养时，要配合听马头琴曲《初升的太阳》和名曲《塔西瓦依》，曲子的节奏能让皮肤的毛孔跟着一开一合，每个毛孔像婴儿吃奶一样，把药酒全部吸进腰肾里面。

一般肾虚的女性，在使用五行肾宝酒3天之后，症状即明显缓解。使用半个月后，那些不适的症状基本消失。

五行肾宝酒的配方、做法及功效

配方：

党参30克，熟地30克，枸杞30克，母丁香30克，沙苑子20克，淫羊藿20克，龙眼肉8克，远志8克，沉香8克。

做法：

购买1000毫升75%的酒精或65度的二锅头，放在大玻璃瓶里，然后将上述中药泡入酒中，浸泡30天后，过滤掉药渣，再用纱布精心过滤一遍，滤出的药酒即可用于肾保养了。

功效：

1. 肾阴和肾阳俱补，安神健脾生气血。保养卵巢和子宫，调理月经和白带。

2. 益智健脑，补充脑髓，增强记忆力，使思维活跃。

注意：此药酒只可外用，严禁内服，皮肤严重过敏者忌用。这个方法最初来源于《验方新编》，经恩师紫玄道人亲自配制，治愈了许多肾虚病人。配方中的中药、酒精及大玻璃瓶，您在正规的药房都能买到。

肾还有一个人体不可缺少的功能——生髓，这个髓包括骨髓、脊髓、脑髓。一个女人的脑子好不好使，决定着她一辈子生活质量的高低、成功的概率与幸福指数。智力足的前提必须是脑髓营养充足，而这一切全有赖于肾精的供应。因此，一星期做3次肾保养是身体弱的女性的当务之急。

记住，把肾保养好了，每个女人都会活力四射，美丽动人。

性福可以不请自来——五行阴道紧缩法

神不知，鬼不觉，性福生活尽收囊中。

很多女性跟我说，生完孩子后，发现原来紧实的阴道变得松弛了很多，虽然有了做母亲的喜悦，但性生活却不和谐了。其实完全不用担心，采用阴道紧缩法，要不了多长时间，就能让性福重归你身边。

有很多朋友，最开始不得要领，不知道怎样让阴道收缩。其实，你可以先收缩肛门，等到肛门收缩自如了，阴道自然也会跟着收缩。

一般情况下，练习阴道紧缩法3个月后，就会有明显的效果。

阴道收缩法，不仅可以让女人的阴道变得紧实有弹性，还可以让女人脸色得到调整，色斑和痘痘消退，同时还能使人做事更有精神。

未婚的女性朋友和没有生过孩子的女性朋友，都可以练习阴道收缩法。

如果能一直坚持下去，等到将来生孩子时，会生产得更顺利；生完孩子以后，阴道能更快恢复紧实状态。

如此简单的方法，随时随地都可以练习，长期坚持下去，每个女人都会女人味十足。

献给中年女性的性福之饮——五行黑豆芝麻薏米浆

症状：性冷淡，走路说话没有力气，眼袋浮肿，腰部和小腹部发凉，小便次数多，大便拉稀，月经量越来越少。

工具：豆浆机。

材料：黑豆，黑芝麻，薏米。

方法：

上述材料各一小把，头天晚上泡好，第二天榨成豆浆，喝掉即可。

我曾经应邀去一家健康俱乐部讲授养生知识。这家俱乐部的会员均为关注健康又爱美的中年女性。大家听我讲完课后，争先恐后地找我诊脉、咨询。结果我发现，很多女士都在持续节食减肥后，出现了性冷淡、走路说话没有力气的症状；而且大多数人都舌体淡白胖大、舌边有齿痕；脉虚细；眼袋略浮肿；腰部和小腹部发凉，比一般人怕冷；不爱喝水，小便次数却很多；大便有的拉稀，有的几天才排一次便；月经量越来越少，还有几位女士已经有3个月没来月经了。这就是典型的脾肾两虚症。

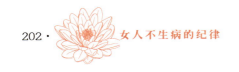

每一个结了婚的女性，都希望能永远拴住老公的心。于是，她们都拼命美容、保养、节食减肥。

众所周知，女人的美丽与健康离不开气和血。气血的来源首先就是要吃五谷杂粮，然后经由胃初步筛选，小肠细选，再往上输送给脾化生气血，脾将气给肺，血给心，心肺再合力将气血输送到全身，以滋养身体。过度的节食使胃没有五谷杂粮的来源，化生气血的第一个环节都不到位，那后面的环节肯定通通跟着遭殃。

另外，你每天过度节食，就没有食物需要脾化生气血。长时间不工作，脾也会变得越来越懒。

再说肾，肾藏精。如果你长期过度节食，身体就没有气血的来源。肾精光耗不补，时间久了，它也扛不住呀。如此，就出现脾肾两虚。

我经常向女性朋友推荐黑豆芝麻薏米浆，它能肾脾同补，减肥美肤，改善性冷淡，以及治疗怕冷、大小便失常、眼袋浮肿等。

你只需要买一台豆浆机，准备黑豆、黑芝麻、薏米各一斤。每天晚上把黑豆、黑芝麻、薏米各抓一小把，泡在水里。第二天上午11点脾经当令之时，或下午5点肾经当令之时，将这3样食物放入豆浆机，榨成热乎乎的豆浆喝掉即可。

听完我的讲座，一个女会员回去就照办了，每天服用黑豆芝麻薏米浆，一个月后，不但那些烦人的症状没了，久违的性快感和高潮也回来了。但是有一天，她有点担心地问我："性冷淡，脾肾两虚当然要补。可是，补了之后会不会使身体发胖呢？"我说："你们家每天都要扔垃圾吧？脂肪赘肉就是人体的垃圾，如果你生病了，躺在床上，懒得动弹，垃圾还扔得出去吗？"

同样的道理，脾肾强健，经络里气血运行有力，才能更彻底地帮人体扔掉脂肪和赘肉。所以，喝五行黑豆芝麻薏米浆不但不会长胖，反而会让你轻松减肥。

黑豆芝麻薏米浆中，黑豆色黑，入肾经，五行属水，能补肝血，益肾精，增长智力。《本草纲目》中记载："黑豆，疗男女人阴肿，治肾病，利水下气……活血，解诸毒。"《本草纲目拾遗》也赞道："黑豆，服之能益精补髓（脑髓足，智力好，思维敏捷），壮力润肌，发白后黑，久则转老为少，终其身无病。"由此可见，黑豆补肾精、壮脑髓、强身体、延年益寿的功效何其强大！

黑豆补肾力强，黑芝麻岂肯服输？《玉楸药解》中云："黑芝麻补益精液，润肝脏，养血舒筋。"《新编药性歌括四百味》更是详细指出："黑芝麻，性平，入肝肾、大肠经。甘平滋润，补肝肾，益精血，乌发明目。润滑大肠，适宜老年人血虚津亏肠燥便秘。"由此可见，黑芝麻能补益肝肾，健脑益智，延年益寿。

虽然它富含油脂，但都是不饱和脂肪酸，不但不会令人发胖，还能润肠通便，排出人体脂肪。

另外，此浆中的薏米，可以说是能健脾强身的明星大腕。薏米也叫薏苡仁，五行属土，健脾，去体内水湿之气，清肺热，治便秘，祛除水肿型肥胖，祛眼袋和黑眼圈，美白肌肤，延缓衰老。《本草纲目》赞曰："薏苡仁，久服，轻身益气，除筋骨中邪气不仁……消水肿……健脾益胃，补肺清热。"

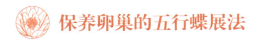 保养卵巢的五行蝶展法

很多朋友练习过五行蝶展法后，还把这个方法教给了她们的母亲和朋友，效果都很好。关心朋友，孝敬母亲，就是要把健康送给她们，而你用五行蝶展法就可以达到目的。

在我诊治过的女性患者朋友中，她们普遍生活和工作压力都非常大，有的人会月经不调，脸颊长斑，性欲减退；有的说自己胸腹胀闷，总想发脾气；有的失眠烦躁，脸上长痘痘，心慌心悸；有的说吃得很少，腹部脂肪却拼命堆积，弄得自己敏感多疑，看谁都有敌意；有的说乳房越来越干瘪，担心失去魅力，老公嫌弃自己。

中医认为，她们的这些症状都是卵巢功能衰退了，必须赶紧想办法保养卵巢。在这里，我给女性朋友们推荐我从道家功法中改良过来的五行蝶展法。

**五行蝶展法的
具体做法**　　1. 每晚9点，三焦经当令，这是全身经脉大开的时候。你可以穿上宽松的睡衣，在八髎部和卵巢部（小腹部）涂上一层五行养生油，轻轻拍打至吸收。

2. 裹上保鲜膜，趴在床上。

3. 双臂往前，双腿往后，四肢分开，伸直，与肩同宽。

4. 深吸一口气，吸气的同时，腰腹部使劲贴在床上，四肢和头颈则同时往上抬，悬起来，像蝴蝶展翅飞翔一样。

5. 慢慢地吐气。

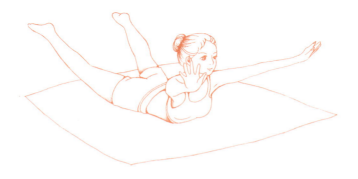

▲ 卵巢孕育着女性的健康和美丽。如蝶般飞起，每个女人都能破茧成蝶

需要注意的是，展翅飞翔的动作至少要维持1分钟，吸进去的气也要尽量憋住。想象这股气在腰腹部运动，然后再缓缓吐气，同时，四肢和头颈放回床上。吐气时，要想象自己把衰老、烦躁、浊毒这些令人烦恼的东西都给拽出来了，仿佛自己又回到了少女时代。

还有，吐气要慢慢地、细细地吐。吸气和吐气各控制在1分钟左右，能延长时间更好，如此反复练习20分钟即可。第二天起床时，再把保鲜膜揭下来。

练习五行蝶展法时，配合听古琴曲《平沙落雁》《幽兰》，能让你的呼吸更绵长均匀，清气在腰腹部循环氤氲。

五行蝶展法能保养卵巢，让你的眼睛黑亮，比同龄人看起来更年轻。

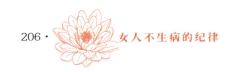

　　请注意：您在练习蝶展法时，如果腿部的筋被抻得有点疼，请不要担心，那是腿部的经络在自我调理和修复。只要坚持练习，经络畅通了，疼痛也就消失了。

　　很多朋友练习过五行蝶展法后，还把这个方法教给了她们的母亲和朋友，效果都很好。关心朋友，孝敬母亲，就是要把健康送给她们，你用五行蝶展法就可以达到目的。

抱腿压涌泉，卵巢无囊肿

症状：卵巢囊肿。

功法：抱腿压涌泉（具体方法见内文）。

注意：初次练习者、协调性不太好的人，请先从第二种方法开始练习。

音乐疗法：听萨克斯曲《歌声醉人》《生命之喜悦》。

　　我有位患者，在单位体检时查出了"多囊性卵巢囊肿"。她害怕做手术在腹部留下一道难看的疤痕，就拿着化验单找到我，希望我用中医的方法为她治疗。

　　她说自己最近来月经时腹部会剧烈疼痛，月经里有血块。我给她把脉，为沉弦脉，舌苔薄而润，再用手指推压她的卵巢处，发现里面有可以上下移动的小块。她说，因为自己比较受公司的重用，工作压力自然不小。不过还好，自己性格大度，人缘不错。

　　其实这位患者的疾病完全是"内伤"所致。因为我注意到一个细节，她一边强调自己大度，一边唠叨当天一位同事说她面色憔悴后，她就反复照镜子。像她这样看似大度、什么都不在乎的女性，属于隐形生气者，这样的人很容易使郁气憋在身体里面，造成"气滞型囊肿"。

卵巢囊肿最爱长在她们这种号称从不生气的隐形生气者，以及好嫉妒、抑郁、敏感多疑和性格孤僻的女性身上。

我让她每天下午5点到傍晚7点（肾经当令之时）练习抱腿压涌泉20分钟，配合听萨克斯曲《歌声醉人》《生命之喜悦》。

抱腿压涌泉的
具体做法

1. 坐在床上或沙发上，右腿向后屈起。

2. 用鼻子深深吸气，同时左腿往头面方向抬起，伸出双手，将双手的四指并拢压在脚底的涌泉穴上。

3. 抬起的腿一定要伸直，不能打弯。

4. 双手压住涌泉时，吸进的气要快速到达卵巢部位，并从卵巢中央向涌泉的方向冲击。

5. 坚持1分钟再吐气，吐气时猛然松开压着涌泉的双手，想象卵巢囊肿从涌泉猛然弹出。练完左腿，再练右腿。如此反复，练习20分钟为宜。

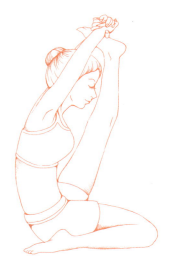

卵巢囊肿是疾病给你设置的绊脚石，你通过涌泉穴把它搬开就行了

　　年纪比较大、平衡性较差，或者初次练习的女性，就躺在床上做好了。一条腿绷直放于床上，缓缓抬起另一条腿，伸出双手，四指合抱按压在涌泉穴上。这样就非常安全了。

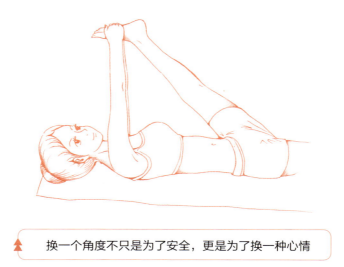

　　▲ 换一个角度不只是为了安全，更是为了换一种心情

　　萨克斯曲《歌声醉人》《生命之喜悦》五行属水，像奔流的泉水，能帮助您散开囊肿，并将之冲出体外。

　　肾经当令之时，肾经里的气血最充足。练习抱腿压涌泉，涌泉的冲击，绷腿、收腿的互换动作对肾经的按摩，以及奔流的泉水音乐的冲洗，三者功效合一，效果才能最快。

　　两个月后，她去医院复查，囊肿块已经变得很小，几乎没有了。她兴奋地给我打来电话道谢。我嘱咐她，以后要懂得及时发泄情绪，有什么事情别憋在心里，注意保持好心情，这才是卵巢最好的补药。

　　卵巢囊肿在中医里除了气滞型，还有血瘀型和痰湿型。但不管是哪种类型的卵巢囊肿，都属于胞宫（子宫、卵巢、附件的统称）的问题，胞宫归属肾的

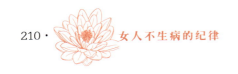

管辖范围，因此，卵巢囊肿五行属水。

涌泉是肾经的井木穴，五行属木，为肾经之子穴。

母亲（肾）有难了，儿子（涌泉）肯定要来救助。《黄帝内经·本输》中说："肾出于涌泉，涌泉者足心也。"把肾里的卵巢囊肿块化散开来，然后从经脉排出去，涌泉正是不二之选。

卵巢囊肿的自测方法

如果你有以下症状，请及时到医院检查卵巢。

1. 突然痛经。以前不痛经者开始痛经，并且痛经持续加重。

2. 月经失调。以前规则的月经变得丝毫没有规律。有时候提前，有时候错后，或者有时这个月流量大下个月又特别小，等等。

3. 不孕。卵巢囊肿是导致不孕的重要病因之一。

4. 清晨醒来时，空腹并排空大小便，在床上仰卧，屈髋屈膝，腹部放松，用指尖压下腹各部，尤其是两侧，仔细触摸有无包块。

5. 如果一段时间腰围持续增粗和腹胀，不要简单以为自己是"发福"，应到医院接受妇科及B超检查，确定该现象是否因卵巢肿瘤引起。

卵巢囊肿听着挺可怕的，但此病是完全可以预防的。平常注意保持心情愉快，碰到不愉快的事，要及时发泄出去。

经常练习抱腿压涌泉，用五行养生油搓八髎穴，或用补肾药酒做肾保养，并且用艾灸炉灸烤腰部和卵巢部（小腹部），都可以养护胞宫和肾，让女人无病无灾。

无寒一身轻——来自道家的治痛经法

症状：痛经。

工具：温灸器，艾条。

方法：每天灸烤关元、水道、归来3穴，每次20分钟。

时间：每次月经开始前10天至月经来临。

提示：注意保暖，少吃寒凉之物，少吹空调。

在我当医生之前，也跟很多女孩子一样，非常喜欢穿裙子，低腰裤、露脐上装也是我的至爱，冬天也不爱穿毛裤，棉裤更是绝对不会去穿的。

夏美三伏，冬美三九，寒毒在身体里越积越多，痛经就找上门来了。每月那几天，总痛得我死去活来，常常抱怨，为什么做女人要遭这份罪？

直到遇上恩师紫玄道人，痛经这个恶魔才被彻底赶跑了。

恩师对我进行了3个月的温针灸治疗。每晚9点，三焦经当令之时，恩师在我的关元、水道、归来穴上分别扎上银针，然后在针柄插上艾绒点燃，让艾草的药效透过银针，深入穴位，发挥其功效。

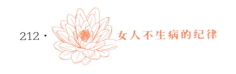
其中，关元补元气、固根本、增加自身正气，用以驱寒；水道、归来专治痛经，又临近子宫，是子宫的守护神，能第一时间温煦寒凉的子宫。

亲身感受过痛经的痛，更能了解很多姐妹正在忍受的痛苦。所以，从我拜在中医门下的那天起，我就发誓，只要碰上痛经的女性，我一定要帮她们从痛苦中走出来。到现在为止，来找我治疗痛经的女性朋友，没有一个失望而归的。

请您注意：温针灸治疗寒性痛经当场见效，并且能除根，但必须由专业人士来操作。没时间去医院治疗痛经的朋友，只要买回一个温灸器，两三盒艾条，于每次月经来临的前10天开始直到月经来临，每天灸烤关元、水道、归来3个穴位。一般连续治疗3个月就能除根。

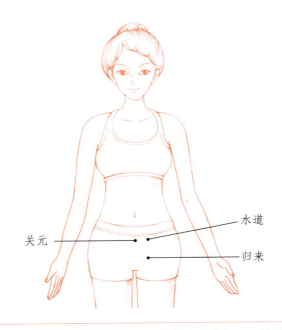

关元　　水道　　归来

▲ 在你每月的痛苦来临前，别忘了你的贴心朋友——关元、水道、归来3穴

关元、水道、归来都在小腹部，像邻居一样紧挨着，每次治疗，只要把艾灸盒放在上面，3个穴位能一并烤到，每次灸烤20分钟就可以了。

中医讲究"寒证热治"。既然这种痛经是冻出来的寒证，就用"热"来对付它，我们的武器就是艾草。艾草性温，入肝、脾、肾经，能温暖子宫、祛除寒湿、疏通经络。

关元穴在五行里属水，能留住肾的元气，是肾的大补之穴。

胃经上的水道、归来在五行属土，而且紧挨着子宫，它们就像一道河堤，专心地守护着子宫，不让子宫的气血外溢。所以，它们是护宫的要穴。

在这些年的治疗中，我发现痛经绝大多数是冻出来的。虽然用艾灸炉灸烤以上穴位可以很快治愈痛经，但痛经是个屡败屡战的家伙，如果你还继续大量地吃冰激凌、雪糕等寒凉之品，夏天不停地吹空调，冬天穿得很少，痛经还是会随时来找你的麻烦。

多种妇科疾病，一搓八髎就好

症状及病症：月经不调、月经过多或过少、闭经、白带异常、子宫病、卵巢病、盆腔病、附件炎、泌尿系统疾病、肾系统疾病、乳腺病等所有妇科病。

用药：五行养生油。

方法：五行养生油在掌心搓热，用搓热的双手从命门、肾俞、志室3穴一直搓到八髎穴。来回搓30分钟，裹上保鲜膜。

音乐疗法：听大提琴曲《梦后》《梦幻曲》。

现代女性需要和男人一样上班，担负着和男人一样繁重的工作，回家后还要照顾父母、老公和孩子，料理家务。在我遇到的女性病人中，90%的人都有妇科病。所以，女人更要珍惜自己的身体。

我有位患者，从二十几岁开始在商场打拼，在外人眼里，她成功了。但如今，还不到40岁的她爬6层楼都会累得大喘气，经常凌晨两三点还无法入睡，吃饭也没胃口，还总是莫名心悸，没来由地发脾气，月经两个月才来一次，眼角的皱纹也越来越多……她在多家医院做过全身检查，结果都显示一切正常，根本没病，医生都说多休息就会好起来的。

这下她就纳闷了，自己明明每天都这么痛苦，怎么能没病呢？在朋友的推荐下，她找到了我。我告诉她，她这些症状在中医里叫"疾"，也就是我们现在所说的"亚健康"，但如果不及时治疗，这些"疾"自行发展，就会发展成"病"，也就是胃肠道疾病、高血压、心脏病、乳腺增生、子宫肌瘤、肾虚等女人一想起来就觉得恐怖的东西。

我让她每天下午5点到傍晚7点，肾经当令之时过来。在给她搓八髎穴之前，先在影碟机里放上梦幻甜美的大提琴曲《梦后》《梦幻曲》，然后把适量的五行养生油倒在掌心，搓热，用搓热的双手来搓她后腰部的八髎穴。搓到发热，让热力从后腰部源源不断地往腹部的神阙和关元渗透，一直来回搓30分钟，然后给她裹上保鲜膜，让五行养生油更彻底地被吸收。

八髎是上髎、次髎、中髎、下髎一共4对（8个）穴位的合称。历代医家的用法是只搓八髎那8个穴位，后经我的恩师紫玄道人临床运用演变，搓的面积扩大到整个后腰部，从命门、肾俞、志室开始，一直到八髎。

当天晚上，这位患者胃口大开，晚上也很快进入梦乡。连续治疗一个月后，她原来的那些症状全都不见了。我接着又给她做了一个疗程加以巩固，并叮嘱她，自己在家多搓搓八髎。

八髎这个区域，正是盆腔所在之处，邻近胞宫。这个区域的皮肉，应该是松软得能捏起来的。如果不松软，说明经络肌肤之间有粘连，这种粘连，正是体内尤其是胞宫有毛病的外在表现。而妇科的一切疾病，都与胞宫紧密相连。用五行养生油搓八髎，对于女性的月经不调、月经过多或过少、闭经、白带异常、子宫病、卵巢病、盆腔病、附件炎、泌尿系统疾病、肾系统疾病、乳腺病等，全部都可以调治，而且操作方法简单，没有任何副作用。搓八髎可以自己

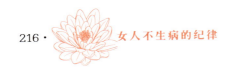

独立操作，但最好是异性操作，这样能调和阴阳，协调脏腑，通经活络的效果更好。

八髎调治妇科疾病的功效，早在《黄帝内经·骨空论》中就有明确的记载："腰痛不可以转摇，急引阴卵，刺八髎与痛上，八髎在腰尻分间。"这里的腰痛包括了肾部疾病，因为腰为肾之府。"阴卵"，对女人来说指的就是盆腔、子宫、卵巢、阴部、泌尿系统。

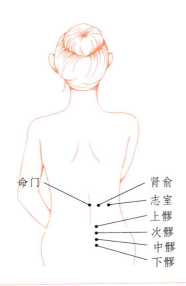

用五行养生油搓八髎，不得任何妇科病，如此一劳永逸的方法，你一定要记得与好朋友分享。搓八髎是要讲究五行的，首先，从命门开始

另外，八髎五行属水，擅长调节全身的水液，疏通气血。凡是妇科病，都跟气血水液有关。因而，八髎能通调所有的妇科病。

命门、肾俞、志室在腰部横向同一条线上。《难经·三十六难》中记载："命门者，诸神精之所舍，元气之所系也。"肾俞的功效，跟命门近似。

《铜人腧穴针灸图经》中说："虚肾俞，主治虚劳羸瘦。"志室最早记载于《针灸甲乙经》，书中说："志室又名精宫。"《灵枢·本神》中云："肾藏精，精舍志。"

可见，此三穴为肾精和元气聚集之地，按摩搓揉此处，可以补充元气，滋养肾精。从而令女人身体强壮，气血充足。

命门五行属火，女人要想身体好，永远不显老，就需要命门之火不停燃烧，使肾水保持温暖畅通。

肾俞是肾的直接代言人，跟肾一样，五行也属水。另外，凡是妇科病、肾系统疾病，在肾俞处都有压痛点。

志室是藏肾精的宫殿，五行属土。肾水没有土的藏纳，便会泛滥成灾，女人身体的毛病也会一发不可收拾。

如何自制五行养生油

五行养生油的制作非常简单。您到药店的中药柜台购买细辛、藏红花各3克，苏木、茯苓、生何首乌各30克。然后，到超市买一桶2.5升的大豆油，倒出少量的油，留出放置药物的空间。然后，将上述药材直接放入油桶，浸泡一个月。

待药性浸出到油中后，连油带药一起倒入锅中，用温火炸一下。待药香飘出来，捞出药渣子扔掉，等油冷却后再用细纱布精心过滤一遍，放在油桶里密封备用。此油制作好后，保质期为18个月。

搓八髎和五行养生油强强联手，治疗和保健效果无药能及。

但是，您一定要记住：月经期间搓八髎时，就不能用五行养生油了，最好改用普通橄榄油或婴儿油。还有，血小板低下者、有出血倾向者、孕妇、皮肤上有出血伤痕处的人，都不能用五行养生油。此油只可外用，严禁内服。

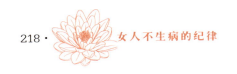

细辛：色青，五行属木。《本草纲目·草部》中记载："细辛，主治百节拘挛，风湿痹痛死肌。久服利九窍，轻身长年。安五脏，益肝胆，通精气。除血闭，妇人血沥腰痛。"

细辛以辽宁所产为佳。

藏红花：色赤红，五行属火，能活血化瘀，散郁开结。治忧思郁结、胸闷、精神恍惚，调理卵巢、子宫和盆腔系统，使周身气血畅通。

藏红花听名字就知道，以西藏所产为上品。

苏木：色黄，五行属土，能调理你的子宫、卵巢和盆腔系统，善治痛经和外伤肿痛。

苏木以云南所产为佳。

茯苓：色白，五行属金，能排除体内浊毒及湿气，令你神清气爽、脸色透亮，还能健脾化痰、抗癌、宁心安神、促进睡眠、消除水肿型肥胖。

茯苓以云南所产药效最佳。

何首乌：色黑，五行属水，能补你的肝肾，生精血，乌发生发，强筋骨，还能防治骨质疏松，延缓更年期的到来，调理子宫、卵巢和盆腔系统，抗衰老，增强身体抵抗力。

野生何首乌以河南、安徽、湖北、四川所产药效最佳。人工种植的以贵州和江苏所产药效最佳。

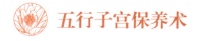

五行子宫保养术

症状及病症：子宫肌瘤，宫颈炎。

方法：

1. 在合谷和三阴交涂上五行养生油，每穴按揉15分钟，揉到穴位发酸发胀最好。

2. 每天用艾药汤熏洗阴部20分钟。

3. 每晚按揉大赫穴和横骨穴，每穴15分钟。

音乐疗法：琵琶曲《千章扫》《月下欢舞》，巴乌曲《多情的巴乌》《阿里山的姑娘》。

在我的博客上，有好多网友问我：子宫的疾病除了你以前说的卵巢囊肿、子宫肌瘤等，还有很多像宫颈炎、子宫糜烂、子宫内膜异位、宫颈息肉什么的。有什么好办法能保养子宫，预防这些疾病的发生呢？

恩师紫玄道人治疗子宫疾病一直只用两个穴位：合谷和三阴交。我在临床

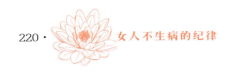

中也经常用这两个穴位，效果非常不错。

对于子宫肌瘤的患者，我一般让她们每天下午5点到傍晚7点，胞宫里气血最足的时候，在合谷和三阴交涂上五行养生油，用力按揉。每个穴位按揉15分钟左右，揉到穴位发酸发胀最好。

每次按揉穴位时，配合听琵琶曲《乾章扫》《月下欢舞》，使曲子的节奏推动气血有力运行，将营养输送到子宫，给子宫以滋润。

做完后，再用五行养生油搓八髎，就能很好地强壮肾和胞宫。

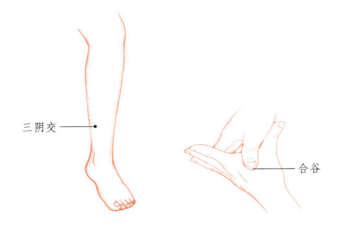

三阴交 ————

————— 合谷

▲ 其实子宫的要求并不高，用五行养生油揉一揉合谷和三阴交，就能让它心满意足了

一般这样坚持一个月，子宫肌瘤就会减轻。

合谷五行属金，是大肠经的原穴，是人体十大保健要穴之一。子宫归胞宫和肾管辖，五行属水。五行中，金能生水，按揉合谷，能让气血滋养子宫，祛除子宫肌瘤，防止子宫的其他病变。

三阴交五行属土，是脾肝肾三条阴经相交会的穴位。脾化生气血，肝藏血，肾精生血。三条生血的经脉都在三阴交会合，使此穴生血活血的功能十分强大。当气血归拢于子宫后，子宫的营养会特别充足。

如果你在按揉这两个穴位时，感觉非常疼，或者穴位的皮下有结节，则说明穴位所属的经脉不通。这时候，每次需要将按揉时间延长5分钟。

我建议，女性朋友们要坚持每天按揉，直到经脉畅通，子宫才能被气血喂得饱饱的。

年满24岁的女性，都应该经常按揉合谷和三阴交，保持胞宫的活力，由内而外延缓衰老。

我有个患者小李，她说自己最近白带特别多，护垫一天要换3个，流出的白带像脓一样黏稠，有点腥臭，小肚子和腰骶部有坠痛感，去医院做妇科检查，竟然被告知患了宫颈炎，还是慢性的。

我让她每天傍晚6点半吃完晚饭，用艾药汤坐浴熏洗阴部20分钟。然后，在晚上7点肾经当令之时，按揉小腹部的大赫穴和横骨穴。这两个穴位都是成对的，因此，实际上是4个穴位点。每穴按揉15分钟，揉到穴位发热。

小李按我说的每天坚持做。半个月后，白带不再那么浓稠，腥臭味消失，但腰骶部还是有点酸痛。一个月后，白带变得很少，腰骶部的酸痛感无影无踪。如今5年多过去了，她每年做妇科检查时，子宫颈都好端端的。

子宫上宽下窄，像一个倒挂的军用水壶，子宫颈就是壶口。有此病的女性朋友，在按揉大赫和横骨时，您要用鼻子深深吸气，想象气从主管气血的心肺而来，然后这股气像洗澡时的淋浴喷头一样，在子宫处冲洗。吐气时，要快而猛，并且想象着让气一半从口中吐出，一半从子宫颈至阴道猛烈吐出，随吐气带出炎症。

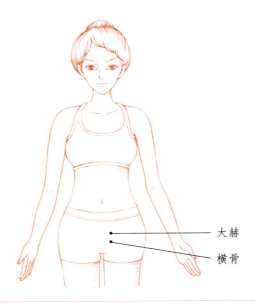

大赫

横骨

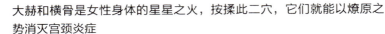

大赫和横骨是女性身体的星星之火，按揉此二穴，它们就能以燎原之势消灭宫颈炎症

　　按揉大赫和横骨时，配合听巴乌曲《多情的巴乌》《阿里山的姑娘》等欢快的曲子，能让你的手指随着曲子的节奏，按揉得更均匀。

　　另外需要注意的是，您在治疗慢性宫颈炎期间，一定不要同房，否则炎症难以治愈。

　　《针灸甲乙经》中记载，大赫和横骨都是冲脉和肾经相交会的穴位。冲脉起于胞宫，肾经主管胞宫，按揉大赫和横骨，就能强壮胞宫和肾，能很快消炎除疾。

　　宫颈炎属胞宫与肾的范畴，五行属水，大赫和横骨五行属火。宫颈炎是阴部气血有浊毒，就像是烧水的水壶遭湿气而发霉一样。五行属火的大赫和横骨，能用自己的火力，烧热水壶，化掉长出的霉，从而消掉宫颈部的炎症。

查白带知子宫健康情况

正常情况下，白带为白色黏液状，无特殊气味，量不多，仅使女性微微有湿润的感觉。但如果出现下面几种情况，您就要注意了。

1. 白带呈乳白色，像水一样，多为子宫后屈、心力衰竭、糖尿病、贫血、肺结核等。

2. 白带呈乳白色或淡黄色，量大，像脓一样，有臭味，多伴有腹痛，一般是由慢性宫颈炎或宫颈内膜炎等引起的。

3. 白带中带血，多为宫颈息肉、黏膜下子宫肌瘤、重度慢性宫颈炎或上环时带进炎症及上环后的副作用等。

4. 白带呈淘米水样，浑浊而有恶臭，有时混有血液，呈淡粉色、量多，要警惕宫颈癌、宫体癌，需要尽快去医院检查。

5. 白带呈黄色或黄绿色，像脓一样，在排除霉菌、滴虫性阴道炎后，有可能是慢性宫颈炎、子宫内膜炎。

6. 白带量特别大，像水一样，用卫生护垫都截留不住，需要动用卫生巾的，可能是子宫黏膜下肌瘤或宫颈癌等症在作怪。

每个女性的盆腔都应该像花儿一样

病症：盆腔炎，附件炎。

方法：玫瑰花、月季花、牡丹花各10朵，每天用滚开水泡着喝。

注意：最好选择有盖儿的茶杯，随身携带，随时续水。

附件、盆腔就像花儿一样，点缀着女性的人生。它们生性娇气，稍不注意，炎症就会进驻，让女人小腹隐痛、白带和月经异常、不孕不育，甚至引起危险的宫外孕。

我有位患者，工作很忙，婚后首次怀孕便去医院做了人流术。她自恃年轻，术后没有休息，每天照常上班。但是后来，她的小腹两侧和腰部经常隐隐疼痛，老是感觉疲倦乏力，精神萎靡；白带量逐渐增多，黏稠，而且发黄；月经量也增多，颜色暗红，并且在经期小腹部有坠痛感。

她以为只是工作太累，就没在意，只是去买了一些抗疲劳的保健品。可是，吃了一个月后，那些症状非但没有消失，还越来越严重。她去医院做了妇科检查，诊断结果为慢性盆腔炎。

医生让她住院输液治疗，但她是单位的骨干，根本没有那么多时间，于是她找到我，问我有没有省时、省力又有效的方法。

我告诉她，只要每天喝五行三花养宫茶，让胞宫喝足了，痛快了，气血畅通，炎症就会消失。

她遵照我的嘱咐，每天把玫瑰花、月季花、牡丹花各10朵，放入茶杯中，用滚开水泡着喝。另外，最好选择有盖儿的茶杯，能随身携带最好，以便随时续水。

另外，我还告诉她，除了坚持每天喝三花养宫茶，还要用五行养生油搓八髎。

10天后，她的白带明显减少，但仍有腰痛、小腹痛。继续调治一个半月后，症状基本消失。我又让她巩固治疗，接着调治了一个月，症状彻底消除了。

因为她上班时，每天都坐在电脑前面，一天都不怎么动，而长期坐着不运动，盆腔经脉回流受阻，瘀血过多，就容易导致急性盆腔炎和附件炎。

下面我们来看看这些花儿到底有哪些深藏不露的功效。

1. 玫瑰花的治病功效

入肝脾经，五行属木，能疏通肝气，令人心情愉快，使女性容颜白里透红。活血散瘀，调理月经，调治子宫、卵巢、盆腔及附件诸疾病。

《本草正义》中赞道："玫瑰花，香气最浓，清而不浊，和而不猛，柔肝醒胃，流气活血，宣通窒滞而绝无辛温刚燥之弊，断推气分药之中、最有捷效而最为驯良者，芳香诸品，殆无其匹。"

2. "花皇"月季花

入肝经，五行属木。主治月经不调，经期腹痛，血瘀肿痛，子宫、卵巢、盆腔及附件诸疾病，通便排毒。《本草纲目》中云："月季花，活血消肿，敷毒。"

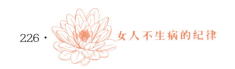
3. 牡丹花

入肝脾经，五行属木土。《本草纲目·草部》中赞道："牡丹花，安五脏，除瘀血，女子经脉不通，血沥腰痛。和血、生血、凉血，治血中伏火，除烦热。"

三花养宫茶稍微有一点苦，您可以在喝的时候加入蜂蜜。

女性朋友们不要等到疾病发展成了慢性病再治疗，平时还是要以保养为主，每天喝五行三花养宫茶和搓八髎。每天健康一点点，幸福就不会走远。

清清亮亮的阴道，与艾药汤和中极有缘

病症：阴道炎。

方法：

1. 干艾叶一小把放入水中，旺火煮开换中火煮15分钟，艾叶扔掉，用艾药汤熏洗阴部20分钟。

2. 按揉中极10分钟。

音乐疗法：听《下雨的声音》。

从一出生开始，您的阴道内就存在着各种细菌，正常情况下，这些细菌和平共处，对女人的身体没什么影响。但是，如果经常服用广谱抗生素、性生活过于频繁又不注意卫生、过度使用杀菌液冲洗阴道、使用妇科杀菌塞剂等，都会使原本和平共处的细菌发生紊乱，阴道炎就开始肆虐了。

我在临床中一般建议患者用艾药汤熏洗阴部，用天然的汤药给私处最温和的抚慰。每天拿干艾叶一小把放入水中，旺火煮开后用中火煮15分钟。捞出艾叶扔掉，并将艾药汤倒入消过毒的盆中。晾到温度合适时，自己坐进去，让艾药汤熏蒸阴部20分钟，再洗净即可。艾药汤熏洗阴部，对于各种阴道炎的

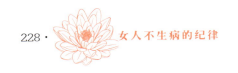

治疗效果都非常好。艾叶在各大药店都可以买到，而且价钱便宜。

除了要用艾药汤熏洗阴部，我还建议女性朋友，每晚9点三焦经当令之时，要按揉中极10分钟。按揉中极时，配合听音乐《下雨的声音》。另外，鼻子要深吸一口气，一直吸到阴部，想象这股气像清亮的雨水，在阴部顺时针旋转3圈，然后随着音乐声呼气，把阴部的细菌吐出去。

很多患者采用此法在家调理，不出一个星期，炎症就开始好转。《本草纲目》中记载："艾，可作煎，治下部疮痒，利阴气，生肌肉。"《中药大全》中也说："艾，治湿疹癣癞等皮肤病。外用以艾叶30克煎水熏洗，效果较好。"艾叶性温，五行属火。以艾叶之火力，冲出阴道内的浊水，这是古代名医们常用的方法。晚上9点，三焦经当令，所有的脉道大开。中极这个控制着4条经脉的神奇穴位，也敞开了大门，此时按揉中极，治疗阴道炎的功效会来得更快。女性的任脉和脾肝肾3条阴经都在中极交会，中极汇聚了4条经脉的气血，是治疗阴道大部分疾病的终极之道。中极五行属水，按揉中极，就能冲走阴道里的污浊之水，让女人清清爽爽。中极穴比较敏感，按揉时力度不要过重，以自己能承受为宜。

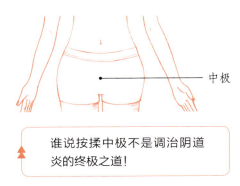

谁说按揉中极不是调治阴道炎的终极之道！

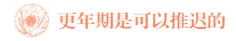

更年期是可以推迟的

病症：更年期综合征。

方法：

1. 在督脉、膀胱经刮痧，每次刮痧20分钟。

2. 每天中午和晚上各喝一杯黑豆芝麻薏米浆。

音乐疗法：多听舒缓的曲子，如理查德·克莱德曼的钢琴演奏专辑，肯尼·基的萨克斯演奏专辑和王中山的古筝演奏专辑等。

　　更年期是您从性成熟期过渡到老年期的一个生命的必经阶段，是卵巢功能从旺盛状态逐渐衰退，到完全消失的一个过渡时期，包括绝经和绝经前后的一段时间，以卵巢功能的逐渐衰退至完全消失为标志。

　　这段时间，你的生理变化特别明显，90%以上的妇女都会出现不同程度的不适症状，影响个人健康和整体生活质量。

　　现在，随着生活节奏的加快，生活压力的加大，还有各种化学污染，女性更年期已经开始提前，反应在每个年龄段的更年期症状，都有所不同。

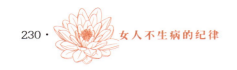

更年期的表现

1. 30岁左右：皮肤明显松弛，粗糙，暗淡，没有光泽，毛孔越来越大，色斑和痤疮纷至沓来。

2. 30～40岁：内分泌紊乱，月经不调，乳房下垂、萎缩，老年斑，外阴干燥，性欲减退等。

3. 40～55岁：失眠，多梦，烦躁易怒，精力体力下降，记忆力减退，骨质疏松等。

4. 55岁以上：肾功能大幅下降，卵巢基本萎缩。

中医认为，更年期综合征是由肾气渐衰、冲脉和任脉亏虚、精血不足、脏腑气血不调所致，强调调养以固肾为主，另外加上疏肝健脾。

我的邻居刘阿姨最近也到了更年期。刘阿姨的独生儿子婚后与父母同住。刘阿姨的儿媳妇不论样貌、工作、为人都没得挑，可她经常莫名其妙地看着儿媳妇就心烦，逮着机会就数落她，挑她的刺，事后又觉得自己有点过分。为此，刘阿姨十分郁闷，搞得婆媳关系很是紧张。

刘阿姨的儿子带着她找我诊治。刘阿姨说她老感觉浑身发热，每天要喝很多水，晚上睡觉也不想盖被子，觉得身体内有火往外冒；情绪很不稳定，有时甚至有打人的冲动，有时又无来由地郁闷，总是焦躁不安；每晚躺在床上都很难入睡，即使睡着了，四五个小时就醒；大便几天才一次，每次排便都很费力；小便倒是很多，几乎一个小时就要排一次尿，想忍都忍不住；走路腿没劲儿，时间稍微长一点就腰酸。

我把了把刘阿姨的脉，发现她心脉脉数无力，肝脉脉弦，双手肾脉沉迟；再看看她的舌苔，舌体赤红，舌尖及舌两边有星点，舌中间呈裂纹状，舌根干涩。

刘阿姨今年51岁，正好处在更年期综合征高发的年龄段。因为肾功能衰退、绝经和卵巢功能下降的缘故，她的各个脏器都发生了变化。心肺、肝胆火旺，脾弱肠燥，肾虚。刘阿姨的情况，不是动用一两个穴位，花费一两天时间就能调理好的。

我让刘阿姨的老伴、儿子和儿媳妇，全家总动员，每天下午5点，轮流在她后背均匀抹上五行养生油，然后用五行经络刷，在后背刮痧。

刮痧顺着三条路线刮：中间督脉一条，两边膀胱经各一条。每次刮痧20分钟为宜，刮痧时不需要太使劲。

我告诉她，在后背的膀胱经上，肝、心、脾、肺、肾，都有其在后背占据的背俞穴。因此，后背是一个独立的五行区域，在后背刮痧，可以把五脏的五行关系全部调理和谐。

更年期在古代中医学里被称为脏燥。这是因为肾功能下降，肾水不足，导致体燥。因此，我还让刘阿姨每天中午和晚上各喝一杯黑豆芝麻薏米浆，补肾精，益肾水，滋润发燥的内脏。

另外我说，在刮痧时，要配合听一些五行属水、舒缓愉快的曲子。

水行曲子能安抚情绪，使燥气降下来。您可以选择听理查德·克莱德曼的钢琴演奏专辑、肯尼·基的萨克斯演奏专辑和王中山的古筝演奏专辑等。

更年期卵巢功能急剧衰退，特别容易罹患子宫肌瘤、卵巢肿瘤、宫颈癌等胞宫疾病。因此，更年期的女性朋友除了用本节中的方法，还要再配合练习我前面说到保养子宫和保养卵巢的方法，效果会更快，更明显。

更年期的女性，情绪波动特别大，经常会感到烦躁、焦虑、委屈、多疑、抑郁等。如果您的妈妈正处在更年期，一定不要埋怨她爱发火，要多与母亲谈心，和她一起做子宫和卵巢保养法，隔三岔五地帮她在后背刮痧。

相信有了你的关心，你的母亲会很快迈过更年期这一道坎。

女人不生病的纪律

第七章

张大夫的压箱宝贝

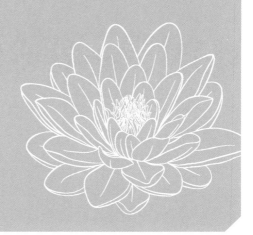

您会永远年轻——五行梳头养生法

症状：少白头，斑秃，脱发，失眠，眩晕，偏头痛，眼部衰老。

工具：砭石梳子或木梳。

方法：从额头往后脑勺顺着梳头，整个头都梳到，每次梳3分钟，梳完后用梳子柄轻拍头部3分钟。

我有位朋友，父亲被医院诊断为肺结核，每天大把大把地吃药。母亲看在眼里，急在心里。过分的担忧让她母亲头发花白，还患上了高血压，血压由110/70mmHg升至140/100mmHg。可治疗到第4个月时，医院告知老人是误诊，没有肺结核，只是普通的肺部感染。

这个结果让全家人都很高兴。但她的父亲在这几个月里吃了很多药，伤了肝肾。由于肾其华在发，肾受到伤害后，头发就会脱落、变白。

看着操劳半生的父母身体受到如此摧残，自己却束手无策，朋友又着急，又心疼，弄得自己也开始失眠头晕。

我告诉她，不必难过，这件事一点都不难办。她只要购买一把好用的木梳，让父母每天早、中、晚各梳头3~5分钟就可以了。梳头时，从额头处往后脑勺顺着梳，力度要轻，整个头部都要梳到。梳完后，再用梳子柄轻轻拍打整个头部3分钟。坚持一段时间，问题就会迎刃而解。

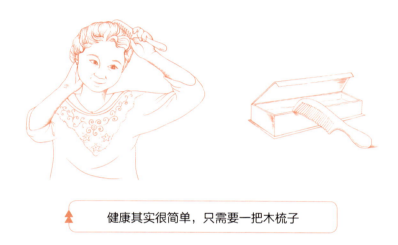

▲ 健康其实很简单，只需要一把木梳子

她的父母按照我说的方法，坚持了1年多。母亲的头发90%都变黑了，血压也正常了；父亲不但白发转黑，还长出了新头发。看到父母的惊喜变化，她自己也每天梳头，结果没多久，她以前失眠焦虑的毛病也没了。

朋友一家子因梳头得到健康，这并不奇怪。活了一百多岁的药王孙思邈就讲究"发常梳"，一直使用梳头养生法；宋代文豪苏东坡，曾一度严重脱发，后接受当地一名医劝告，早晚坚持梳头，不久脱发症状就痊愈了。他还深有体会地说："梳头百余下，散发卧，熟寝至天明。"我的恩师紫玄道人，每天早晚都坚持梳头100下，虽然年逾古稀，但头发依然黑密，发光，并且耳聪目明，反应灵敏，步履矫健，超过很多年轻人。

梳头养生，可以治疗少白头、斑秃和脱发；能降血压，预防脑出血，防治失眠、眩晕、头痛及偏头痛；防止大脑衰退，增强记忆力，防治老年痴呆症；

增加眼睛活力，提升眼角，防止鱼尾纹滋生，延缓眼部衰老。

明代《摄生要录》中说："发多梳，祛风明目，不死之道也。"意思是说，经常梳头，可以祛头风，治头痛，使眼睛明亮有神，是延缓衰老最有效的方法。

梳头为何能起到延缓衰老、保健养生的作用呢？因为人体经脉和络脉的气血都在头部集合，还有近50个穴位在头上安营扎寨，所以头被称为"诸阳之会"，"牵一发而动全身"之说也说明了头发对健康的重要性。

头部是一个独立、完善的五行区域，心、肝、脾、肺、肾这五脏都通过经络与头部相连。经常梳头，不但可以打通经脉和络脉，还能调理心、肝、脾、肺、肾这五脏，使它们健康运转。

工欲善其事，必先利其器！你要使用五行梳头法，必须选择一把好梳子。材质方面以木梳、玉梳、牛角梳、砭石梳子为佳。做工要讲究齿尖圆滑，梳齿浓密相宜，能渗进发根又不伤头皮和毛囊。女性朋友们，用梳头养生法时，切忌使用塑料梳子，最好用砭石梳子或者木梳。

梳子不仅仅是理顺头发那么简单，所以选择梳子也不能应付了事。善待我们的头，才是头等重要的事。

五行脊柱调息法，迅速消除亚健康

症状：视力、听力、记忆力下降，颈肩综合征，电脑综合征，胸闷气喘，腰腿痛，鼠标手等亚健康症状。

方法：每天练习脊柱调息法15分钟。

我的患者樊女士，今年刚刚45岁，但是听力和视力都相当差，记忆力也很不好，总是手里拿着眼镜，却还到处找眼镜；浇花时，不是浇了两遍，就是一遍也没浇。严重的颈椎病还让她时常头晕，有好几次都差点摔倒。最令她烦恼的是，平时稍微活动一下就胸闷、大喘气。

这是典型的亚健康状态。

樊女士说，虽然身体有这么多的毛病，但是自己懒得去医院，不管是去门诊还是住院治疗，都觉得太折腾了，费时又费钱，效果也不一定好。

我告诉她一个不用吃药，也不用花钱，而且不费时间，在家就可以练习的方法——脊柱调息法。

脊柱调息法的具体操作方法

1. 自然站直，双脚与肩同宽。

2. 深深地吸一口气，吸气的同时双臂上举。

3. 然后把举起的双臂和头颈，以及腰部，都往后仰。

4. 上半身整体后仰时，让吸进的气在小腹部顺时针转一圈。同时想象这股清气正在清洗体内的浊物。向后仰时，吸进去的那口气尽量多吸一会儿。

5. 缓缓呼气，双臂垂直向地面方向下压，双腿绷直不能弯曲，同时想象体内的毒素已经随着呼气被带出体外。

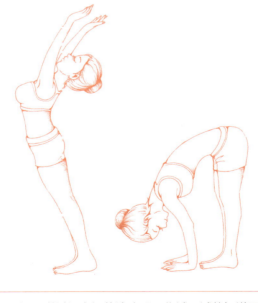

没听说过调息还能治病吧，你试一试就知道了

樊女士的症状遍布全身，短时间内是无法全部治愈的。于是，我让樊女士每天早晚去公园或在家里练习脊柱调息法。

脊柱调息法属于全能型的保养功法。外可以调理脊柱、肩膀、胸部和四肢

（脊柱包括颈椎、胸椎、腰椎、骶椎、尾椎）；内可以调理气血和筋骨，保养胸腔与腹腔；还可以增强记忆力，提高视力和听力。

半个月后，樊女士的胸闷症状大大缓解，听力和视力都得到改善。一个月后，樊女士的胸闷和头晕症状基本消失。那些疼痛的现象都没了，她还带动全家一起练习。

练习到第3个月，樊女士看书看报时就不用再戴老花镜了，而且记忆力也明显提升，看完小说后，还经常讲给家人听。

脊柱调息法功效通达全身，可以增强身体柔韧性，尤其擅长调治颈肩综合征、电脑综合征、胸闷气喘、腰腿痛、腿肌无力、鼠标手等各种亚健康症状，而且操作简单，没有副作用，男女老少都可练习。

治腰腿寒痛的灵验方——五行泡脚法

脚上的脾、肝、肾3条阴经通过卵巢部位，到达乳房，泡脚可以通脾经，保养卵巢和乳房；胃、胆、膀胱经一直通到头面部，泡脚可以防止脱发、白发，防止皱纹滋生，使女人老得慢。

很多网友在博客上问我："怎样用最简便的方法祛除腰腿寒痛？"提问者年龄从20多岁到60多岁不等，有的是长期穿着单薄冻出来的，有的是长期吃冷饮导致的"内伤"，还有很多老年人则是长期积累下来的寒气。

患者倪大姐，年轻时落下了腰腿寒痛的毛病。我让她每天睡觉前把一小块生姜拍碎，与一小把陈蕲艾一起放在锅中加水煎热，倒在木桶里，再加入1勺蜂蜜或3滴薰衣草精油一起泡脚。水温控制在40摄氏度左右。

泡脚时，最开始热水刚没过脚背即可。旁边放一把暖水壶，待水温稍降时，把暖水壶的热水往木桶里添加。这样反复加热水，水一直泡到脚踝骨往上一点就可以了。

泡脚过程中，双脚必须对搓。用一只脚的脚后跟，搓揉另一只脚的涌泉穴、脚背的太冲穴、脚内侧的太溪穴。大概15分钟后，就会感到一股热气顺着双脚一直到达了腿、腰以及头部。

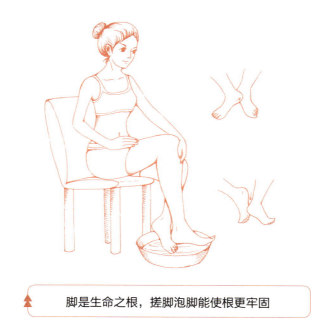

▲ 脚是生命之根，搓脚泡脚能使根更牢固

倪大姐坚持泡脚半年多，现在即使是阴雨天，腰腿也不再寒痛了。即使偶尔有感冒，泡脚后出一身汗，第二天就好了。从此以后，她几乎每天坚持泡脚，不但腰腿不再寒痛，睡觉也踏实了，以前轻度动脉硬化、血流不畅的情况也得到了改善。

女人腰腿寒痛有些是坐月子时吹了风，或吹空调所遗留的寒气所致；有些是肾阳虚导致的；有些是长期睡觉盖不好被子，被冻出来的；有些是风湿导致腰腿寒痛的。

女性只要腰腿寒痛，没生过孩子的肯定伴有痛经；生过孩子的会伴有失眠，乳房胀闷，心情烦躁，五心烦热，爱唠叨别人。

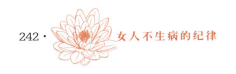

《本草纲目·菜部》中记载：生姜能通神明，归五脏，祛伤寒头痛鼻塞。艾叶则能够散寒止痛，温通经络，暖子宫和腰膝。

艾叶以李时珍故乡蕲州的蕲艾为上品，中医界一直有"七年之病，求三年之艾"之说，艾叶越陈，功效越强。若赶上蕲州的蕲艾，又是3年以上的陈货，那就是药效最好的上上品了。生姜和陈蕲艾的驱寒功效都很强劲，且价格便宜、取材方便。

因为热水泡脚会让脚部的油脂流失，在泡脚水中加入蜂蜜或薰衣草精油，能很好地给脚部保湿。泡完脚后，必须及时在脚上涂抹一层凡士林霜保湿，以免脚部过干而皲裂甚至起血口。

另外，用荷叶煎汤泡脚，可以减肥；用红花、玫瑰花煎汤泡脚可以祛斑去皱；用柏子仁、酸枣仁、远志煎汤泡脚可治女性失眠。您不妨试试。

"养树扩根，养生护脚。"树的生命源头在根，而人的生命源头在脚。根深者枝叶茂盛，脚健者通体安和。在脚部63个反射区中，人体所有的器官都有各自的反射区。泡脚及搓揉脚，等于是给全身上下内外做保健，加上生姜和陈蕲艾的温经功效，让脚这个生命之源永远生机盎然，保佑女人健康、美丽。

"手"是女人的第二张脸——女性手部的五行护养法

症状：手寒痛，手粗糙、老化。

方法：

1. 陈蕲艾、干姜、桂枝各30克于1000毫升75%的酒精中浸泡30天，滤掉药渣，药酒待用。

2. 每天临睡前，点燃艾灸条，插入艾灸炉中，熏烤手背，至发热微红。

3. 灸烤后，把药酒反复均匀涂抹手背3次，拍打至吸收，再抹上一层护手霜，裹上保鲜膜。第二天揭掉保鲜膜，涂上护手霜。

很多女性朋友的手一到冬天就痒，还会裂口子。还有那些常年操持家务的全职太太，如果不注意保养手部，手就会很快粗糙、苍老。最让女性朋友苦不堪言的是手寒痛，这种寒痛通常都会波及手腕、手掌、指关节甚至是整个手

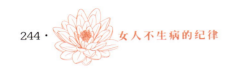

臂，夏天还好一点，冬天就会非常难熬。

导致手寒痛的原因是什么呢？现在很多家庭中，都是女人在操持家里琐碎的家务，做饭、洗菜、洗碗、洗衣服、拖地，所有这些都得沾水，再加上很多女性懒得去戴胶皮手套，寒气顺着毛孔钻入皮肤，最后进入骨头缝堆积起来。

中医《六淫学说》中指出，寒有凝滞的特性，凝滞不通就使血液流通不畅。一年365天，女人的手随时随地都在遭受寒凉之水的袭击，长年累月，手部寒痛、酸胀等各种疾病就接踵而来了。

遇到被手痛折磨的女性朋友，我一般就给她们介绍以上的方法。

一般首次治疗，她们的手寒痛就会缓解，3天后，疼痛消失。坚持治疗一个月，寒气就被彻底驱逐出去了。另外，保持女性手部肌肤细腻光滑，指甲不容易发脆断裂，指甲周围没有倒刺，用这个简单的方法即可搞定。

在这里要提醒女性朋友的是，干家务活的时候，一定要戴上胶皮手套，这样寒气就根本没有机会伤害你的双手了，不光可以预防手寒痛，还可以防止手部因接触洗涤灵、洗衣粉等碱性物质太多而变得粗糙、老化。另外，尽量养成随时涂抹护手霜的习惯。

面部和手是女人的两张脸，大家一定不能忽略手部的细节。做美丽的女人，从"手"护健康开始吧。

愿您天天吐气如兰——女性口腔疾病的五行疗法

症状：口臭，口腔溃疡，大便干燥，小便红黄。

方法：

1. 在腹部的天枢、滑肉门、中脘，后背的心俞、胃俞、肾俞用真空罐拔10分钟。

2. 每天起床后，空腹喝1杯蜂蜜水。

3. 每天用竹叶、麦冬、天冬、玄参泡茶喝。

4. 黑芝麻1汤勺、麦冬15粒、银耳1小朵、绿豆20粒，浸泡8个小时，榨成豆浆，每天喝1杯。

俗话说，闻香识女人，但现在很多女性一开口，就让人敬而远之了。口臭、口腔溃疡等问题经常在关键时刻让女人面临尴尬，所以，很多人都不得不整天嚼口香糖，每次溃疡犯了，都是去药店买溃疡贴来对付。可如果溃疡长在舌头边缘，溃疡贴贴不住怎么办？或者溃疡反复多次发作，这里贴好了，那里又长出新的溃疡，按下葫芦浮起了瓢，又怎么办呢？

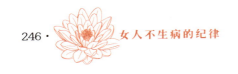

　　我的患者何阿姨就是这样。她的溃疡正是长在舌头边缘，嘴唇边缘也有，而且有十来天了，都不见好。每次吃东西时，都得忍住钻心的疼痛。

　　我让她张开嘴巴，发现她舌尖赤红有芒刺，舌苔厚而发黄，嘴里还有口气。她跟我说，自己最近大便干燥，小便红黄。她这种症状属于典型的心火旺盛和脾胃炽热兼而有之。

　　像她这种情况用放血疗法见效最快了，可她偏偏晕血。没办法，我只好帮她拔罐。在腹部的天枢、滑肉门、中脘，后背的心俞、胃俞、肾俞用真空罐拔上10分钟，这属于里应外合法，就是从里面补肾水，让自身的水扑灭体内的火。罐子在外部，一来拔出火毒，二来加强跟溃疡相关脏器的活力，让它们更快地将火毒排出去。一般单纯性口腔溃疡，用这个拔罐法非常管用。

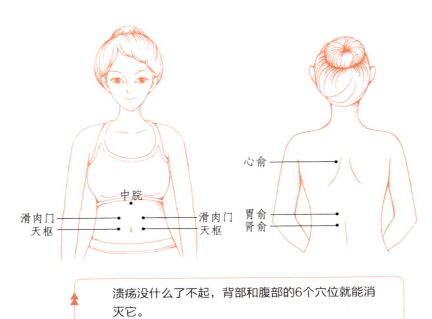

溃疡没什么了不起，背部和腹部的6个穴位就能消灭它。

何阿姨为了照顾小孙子，经常熬夜做家务，饮食也不规律，所以口腔溃疡经常复发，单用拔罐法不能除根。我还让她每天起床后，空腹喝1杯蜂蜜水；随身携带水杯，用竹叶、麦冬、天冬、玄参泡茶喝（俗称二冬茶）；一天吃1个煮鸡蛋。

治疗到第3天，她的溃疡处就不疼了，第5天基本痊愈，第7天溃疡口完全愈合。自那以后，她按照我说的，每天坚持，到现在一年过去了，她的口腔溃疡再没复发过。

如果您不喜欢拔罐后留下的罐印，那么可以每天用棉签蘸蜂蜜涂抹溃疡处至少5次，坚持喝二冬茶，配合推腹，效果会非常明显。

通过这些年对很多口腔溃疡病例的治疗观察，我发现一种效果好、最省事的去溃疡浆。每次取黑芝麻1汤勺、麦冬15粒、银耳1小朵、绿豆20粒，浸泡8个小时。然后将这4样宝贝一起放入豆浆机，榨成豆浆，到温度合适的时候加入1小勺蜂蜜即可饮用。

在饮用祛溃疡浆的同时，还要多吃养阴清虚热的食物：梨、荸荠、甘蔗、枇杷、百合、银耳等，这样女性才不会反复地得口腔溃疡，从而变得更加滋润。

闻香识女人，只有吐气如兰的女人才能由内而外，散发迷人的魅力。

会"吃醋"，才能远离"三高"

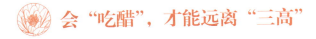

每天吃一吃醋，不仅让你快乐，更能让你肌肤透亮，远离"三高"（高血压、高血脂、高血糖）和亚健康。

我的患者吕大姐今年才50岁，单位体检时，发现血糖和血压都偏高，脑动脉中度硬化。如果不采取治疗措施，发展下去，有可能会得老年痴呆症。

吕大姐一下子慌了神，不知该怎么办才好，在同事的介绍下，她找到了我。

原来这跟她的饮食习惯有很大关系。吕大姐是贵州人，几乎不吃素菜，喜欢吃辣子鸡、回锅肉、水煮鱼等，而且每次炒菜都要放很多油才觉得有味道。由于平时吃得太油腻了，麻辣，味咸，使她体内火气旺盛，胸口跟着火一样，只有吃点凉的东西才会稍微舒服点，所以她对各种口味的冰激凌情有独钟。

最近几年，吕大姐时常感到头晕，手脚发麻；上班时注意力总是集中不起来；虽然工作不累，但她每天总是感到很疲惫，浑身没劲儿；脸上的色斑也逐渐多了起来。

我让吕大姐每天用五行经络刷在后背的督脉和膀胱经刮痧去火，停止吃冰激凌等脂肪含量高的食物。如果说让她放弃冰激凌还可以说得过去，但说让她改掉自己这么多年的饮食习惯，是绝对不可能的。我就建议她在炒菜时少放一些油和盐，然后再放一点醋。

原料入锅后马上加醋，临出锅前再加一次，第一次应多些，第二次则少加一些。另外，青菜必须每顿饭都吃一些，炒青菜时也要放醋。

通过一年的"吃醋"调理，今年体检，吕大姐的血脂和血压都恢复正常了，硬化的动脉也变软了，头晕症状消失，手脚不再发麻，浑身充满了活力。意外的是，她脸上的色斑也消失不见了，脸色变得白里透红，周围的朋友都说她越活越年轻了。

《本草纲目·谷部》中记载："醋能消肿、散水气，杀邪毒、理诸药。"意思是说，醋可以杀菌，软化、净化血管，让气血通畅，开胃并排除陈年毒素。

吃醋能让您远离"三高"（高血压、高血脂、高血糖），血液畅通，老得慢，抵抗力强，思维活跃，肌肤透亮，没有瑕疵。

醋纵然有千般好万般妙，但有胃溃疡或者脾虚的人，以及正在服用某些药物，如磺胺类药、碱性药、抗生素或发汗的中药的人，都不宜吃醋。

现在很流行喝醋美容健身，值得注意的是，空腹不能喝醋，否则很容易引起胃痛、胃溃疡。最好选择在饭后1小时喝醋，才不会伤胃。

果醋可以直接喝，米醋或陈醋需要稀释方能饮用，白醋则不能喝。吃饺子蘸醋或吃醋较多的菜肴后，应及时用清水漱口，不然过多的醋会腐蚀牙齿。

带状疱疹疼起来真要命，梅花针火罐来搞定

像带状疱疹一类的病，都是你体内的邪气在作祟，这时，就要用上梅花针、火罐和几个穴位了，在古时候，扁鹊这些名医就是这么给人治的。

　　一个周末，一位大妈捂着胸口来到了诊室。大妈撩起衣服，指着胸肋部说："几天前这一片发红，还有点疼，开始以为是过敏呢，就没去管它。没想到，3天后就出现了红斑，成片成片的红色水疱越来越多，胸肋部也剧烈疼痛。"

　　我给她把脉，发现她肝脉浮数，舌质绛红，舌头两边有瘀斑瘀点。由此我断定，她胸肋部的水疱是由于肝气郁结而引起的急性带状疱疹，也就是我们常说的缠腰龙。

　　中老年女性患带状疱疹的居多，年龄越大的女性，患了带状疱疹后，患处以及周围神经会疼得越厉害。

　　我让大妈忍住疼痛，在她的疱疹处和委中穴消毒后，用梅花针连续叩刺，待所叩刺部位浅浅渗血后，再拔上火罐10分钟，把毒血吸附出来。

　　起罐后，用酒精棉擦干皮肤上的余血，然后用无菌脱脂棉蘸75%的酒精消

毒。无菌脱脂棉和75%的酒精在正规药店和医院都可以买到。

连续治疗3天后，疱疹就干燥结痂了，胸肋部疼痛止住。这时候，等结痂脱落，长出新的皮肤就好了。

带状疱疹由水痘、带状疱疹病毒所致，当它潜入发病部位的神经细胞中，会被人体终生携带。一般情况下不发病，当人们因为受伤、劳累、感冒、郁闷伤感、生气发怒等导致免疫力下降，潜伏的病毒就会大量繁殖，引发疱疹。

女性挑食，偏食，过度节食，营养不全，体质虚弱，经常大病身体弱，都易患带状疱疹。

《黄帝内经·素问·刺法论》中说："正气存内，邪不可干。"意思是说，如果我们正气足，抵抗力强，病邪之气就很难侵入体内，也就不会生病了。依据《黄帝内经》的学说，不论是防病，还是治病，医生的治疗只是一种手段，提高身体的免疫力才是抵抗病邪、赶走病邪的上策。

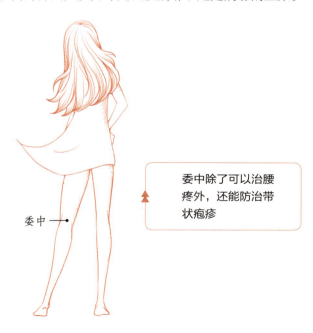

委中——

委中除了可以治腰疼外，还能防治带状疱疹

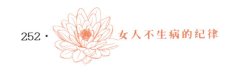

上面提到的这位大妈年老体衰，生性多愁善感，这次因为装修房子的事，跟老伴吵了架，肝上火，让病毒有了可乘之机。虽然大妈的带状疱疹已被我暂时治愈，但要保证不复发，还得靠她平时注意提高自身的免疫力。

我让大妈回去每天早晚点按自己的太冲穴10分钟，以调理气血，疏通肝气；点按关元和中脘穴各10分钟，补充正气，强壮身体；经常吃五行益寿养心粥，练习脊柱调息法，保持充足的营养和身体的活力。

对于中脘和关元穴的作用，以及五行益寿养心粥和脊柱调息法，在前面的文章都已经说过。在这里，我给大家说说太冲穴。古人给穴位所起的名字，都有着特殊含义。"太"是"非常"的意思，太冲就是超级能冲的穴位。

太冲到底能冲什么呢？一起来看看它的治病歌诀吧。

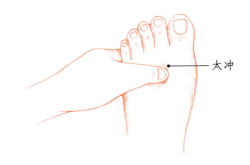

太冲

按太冲穴，能冲走你体内的霉气

太冲理气熄肝风，疏肝解郁三部逢，

头痛眩晕目肿痛，面瘫咽痛儿惊风，

癫痫鼻塞舌出血，月经不调及漏崩，

胁痛黄疸呕泄泻，疝气遗尿及闭癃，

卵缩乳闭又乳痛，偏瘫足痿下肢肿。

　　"三部逢"是说太冲能调节人体上、中、下整个三焦的气机。全身从上到下、由里到外的疾病，太冲都能帮人体冲掉，它就是这样一个超级能冲的保健要穴。即使没患带状疱疹，也要多按揉太冲穴，让身体气血畅通，免疫力强，病邪不敢靠近。

　　太冲能调理月经，治疗崩漏，保养卵巢，治疗卵巢萎缩、乳房萎缩、乳腺炎、乳腺增生、生孩子后没有乳汁等问题。

　　60岁以上的患者若治疗不及时，在疱疹消退后，常会遗留很长时间的神经痛，表现为自发性闪电样或撕裂样疼痛，缠绵难愈。不过，也不要太担心，只要按我上面的方法，提高自身的免疫力，就不会与皮肤病纠缠不清。

华佗不再无奈——头痛、偏头痛的五行通用疗法

连华佗都感觉棘手的头痛病，如今你自己就可以治了。

我的患者孔姐，今年45岁，右侧偏头痛，痛处在额头和眉棱骨那一块，每半年发作一次，很有规律性。每次头痛都呈跳痛性，眼珠子也跟着跳痛，头痛、眼珠子痛还不算，偏头痛还搞得她频繁呕吐。

如果大量地吃止痛片会严重伤胃，影响胃经对乳房、头面部的供血，出现脱发、白发、肌肤干燥、脸上起皱纹、乳腺增生等症状。

孔姐跑了多家医院，都说她属于家族遗传，现在还没有根治的办法，每次只是拿点药对付一下了事。

虽然吃了药，每天起床后，揪心的头痛还是让她痛苦不堪。因为头痛，她的脾气也变得非常暴躁，经常在家里大哭。有时候实在受不了了，就吃两天止痛片，但往往是不但头痛没治好，还把胃给折腾坏了。

经朋友介绍，孔姐来到我的诊所，我对她痛侧的太阳穴进行消毒，然后用手指轻轻按揉太阳穴，接着拔上火罐，起罐后，再次消毒并用干棉球按压收口。

孔姐的头痛当时就止住了，然后我又对孔姐进行了治本操作——三穴推摩法，用拇指推摩外关、太溪和太冲穴各10分钟，治疗才告结束。

连续3次以后，她的头痛就被彻底止住了。

头痛分为很多种，孔姐这种情况属于胃经头痛。一般脾气急躁的女性，气血往上翻涌，却又一时堵在某个地方，涌不过去就会头痛；另外还有属于肝经头痛的头顶痛，肝经头痛的女性多爱生闷气、对人对事比较挑剔；属于胆经头痛的两侧头痛；属于膀胱经头痛的后脑勺痛连带脖子痛，膀胱经头痛的女性，多是尿黄赤，白带黄多，味腥；属于肾经头痛的头痛连带牙齿和耳朵痛，肾经头痛的女性，多伴有腰酸腿软，易患口腔溃疡、心烦失眠、月经不调等疾病；还有整个头都痛，而且好像被东西紧紧裹住似的，属于脾经头痛，脾经头痛的女性，多伴有月经量少，乳房萎缩。

每种类型的头痛，在其相对应的经脉上，仔细查找，都能摸到皮下有硬结、条索或块块。把这些硬结或块块慢慢揉开了，再配合三穴推摩法，就能很快治愈头痛或偏头痛。

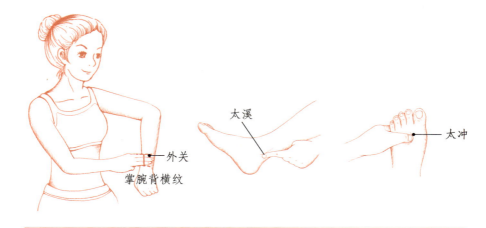

太溪

外关
掌腕背横纹

太冲

▲ 有了这3个穴位，治像头疼这样的毛病，你可以比古时候的名医还厉害

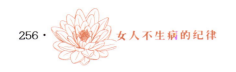

外关是三焦经的络穴，擅长疏通人体三焦的气机，主治偏头痛，让全身气血畅通；太溪是肾经的原穴，可补益肾精，制约肝阳，疏通血管；太冲是肝经的原穴，主治头痛，平息肝经邪火，使肝肾行血无阻。三穴合用，治疗头痛、偏头痛，药到病除。

孔姐的头痛病治愈后，我让她自己经常用拇指推摩外关、太溪和太冲穴，保持气血畅通，头痛就不会再犯了。另外，少吃冰镇食物、奶酪及奶酪制品、咖啡及咖啡制品。

如今过去7年多，孔姐的头痛病一次都没发作过。

只要身体不舒服，就揉腹部反射区

女性失眠、神经衰弱、习惯性头痛、头晕、暂时性耳鸣、视力模糊、面色无光、脸生黑斑、压力综合征、疲劳综合征、颈肩疼痛、腰背痛、腰椎间盘突出、慢性支气管炎、四肢发冷、浑身无力等慢性疾病都可以在腹部找到疼痛点，然后用推腹法化解。

我们的肚脐眼周围跟耳朵和足底反射区一样，围绕着人体所有零部件的反射点。全身的疾病，尤其是慢性病，用五行腹部反射区来调治，都能收到意想不到的效果。

我的一位女性患者，在车祸中腿部严重骨折。为了修复双腿，不得已在腿里面打了一条钢板。由于这个"外来物"影响了血液的流通，伤势痊愈后，她虽然行走无碍，腿却经常寒痛。普通人腿寒，用温针灸疗法或单用灸法就可解决。但她腿内有钢板，腿外有缝合的疤痕，用温针灸疗法，若扎到表皮的疤痕会非常疼；如果扎到里面的钢板，针会弯曲甚至折断；由于钢板有导热功能，艾灸的热量可能会把她烫伤。

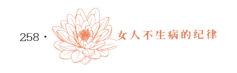

在这种情况下，我在她的神阙施以温灸器疗法，在一对外陵穴施以温针灸疗法，并且在行针时，让针感向下肢的方向传导，治疗15分钟后，她感觉有股热气往双腿流。30分钟治疗完毕后，她就感觉双腿发热，寒痛止住了。

外陵在神阙的下方，可以把脏腑的气血和能量引到下肢，帮助调治下肢的疾患。

她在坚持治疗一个星期后，因为要去外地出差，我便教她自己点穴治疗。可她说工作的事还忙不过来呢，哪儿记得住穴位呀？记不住穴位不要紧，那就揉肚子吧。

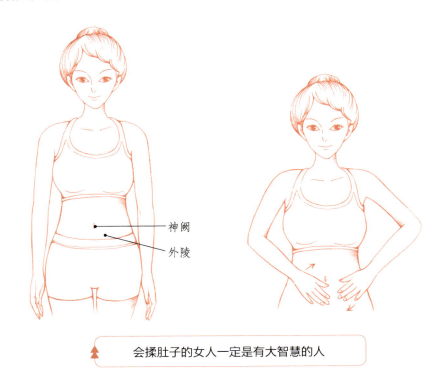

神阙

外陵

▲ 会揉肚子的女人一定是有大智慧的人

一个半月后，她从哈尔滨出差回来，第一件事就是带着当地的特产哈尔滨红肠来感谢我。说因为坚持推腹，现在腿不痛了，连颈肩疼痛和眼睛干涩也得到了改善。

前面我说过，腹部跟耳朵、足底反射区一样，也是一个完整的反射区。身体的某一部位有病变或不舒服，在腹部都会有一个痛点。只要找到相应的痛点，把痛点揉开揉散，症状就会得到改善。

平时没事的时候，多揉揉肚子，一来可以帮助大肠蠕动，通便、排毒、减肥；二来还可以预防上述的很多疾病，把疾病扼杀在摇篮里。

就像人的一生90%的时间都是在生活、事业的琐事中度过一样，我们平时得大病的机会还是少，更多的时候只是一些小的毛病和不舒服，但就是这些小毛病常常使我们焦头烂额，而且一旦发展成大病就非常严重。揉肚子就是这样一副以小方法对付诸多小毛病的灵丹妙药。

坐如莲花——根治内分泌失调的五行打坐法

女性若怀疑自己患有慢性疾病，到医院体检却没有病，但身体总是不舒服的，打坐就可以调理。打坐主要治疗女性好抑郁、爱嫉妒、经期烦躁、月经不调、白带过多等问题。它能祛斑祛痘、美肌、丰胸、减肥塑身、滋阴去虚火、保养卵巢和子宫、强肾。

当今社会，"压力"已经成为很多人不得不背的行囊。一个人可能缺钱、缺快乐、缺伴侣、缺孩子，但他一定不缺"压力"。如何正确排遣压力，从容地面对压力呢？

过大的压力，伤得最重的就是神。《黄帝内经·灵枢·大惑论篇》中说："神伤则魂魄散，志意乱。"所以很多女人在过度压力下会形成疯狂购物、暴饮暴食等各种不良习惯，甚至引发各种疾病。

中医养生学认为，神宜静，不宜躁。神气清净而无杂念，可达到真气内存、心神平安的目的。而打坐，就是养神、排压的最好方式。打坐，又称"盘坐""静坐"，是儒释道三家通用的一种修行养生的方式。

打坐前，把一个枕头或靠垫垫在屁股底下。

打坐最好的方式是"双盘法"，指盘腿时足心向上置于大腿之上。这对初学者来说比较难，大家可以随意盘腿坐下，不必太追求形式。这种方式，可以调身定神，气沉丹田，让心神更容易清净下来。

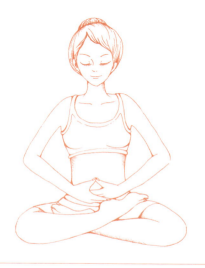

> 神宜静，不宜躁，哪怕只有1秒钟的清净无念，都是养生的极大收获

打坐时，双手自然伸开平仰，左掌置于右掌之上，两大拇指微接，这种方式，可以让左右气血交流，通畅舒适。

打坐时口宜闭，齿微接，面带微笑，舌抵上颌（即轻接上门牙后）。口齿闭，能养气，当然，有鼻部不适的时候，不要强求。面带笑容，则心生善念，这样可以放松心灵。

督脉为后背正中线，起点为会阴穴，终点在龈交穴，任脉是前胸正中线，起点也是会阴，终点在承浆。舌抵上颌，可使任督二脉相通。同时，打坐中舌抵上颚还能使口中生津，此水香甜，为"神水"，如有源头活水般绵绵不绝。分一次或三次吞之，想象着把它存入小腹（丹田），不但可助消化，还有延年益寿、延缓衰老的功效。神怡气盈，天一生水，这是身体在自我修复的过程中产生的甘露。

两眼垂帘，露一线微光，凝视一点，不要移动，但不要刻意。睁眼则神宜静，不宜躁，哪怕只有1秒钟的清净无念，都是养生的极大收获。

神易散弛，全闭则容易昏昏欲睡，所以一般多用"垂帘凝视法"。但如果已有基础，则可全闭"内视"，对于初学者而言，要求稍高。

脊背要竖直，如松柏般傲然坚挺。打坐时最忌讳脊背弯曲，因为三焦是众脏腑家的大院，也就是承载各脏腑器官的"大口袋"。脊背不直，则压迫三焦这个"口袋"，众脏腑亦受压缩，其气血流行也就不能完全通畅，这样，也就影响了各脏腑的健康。

腹部要向后微缩，使其向背贴近，但不要用劲。这样做，不但可以减肥束腰，还对一切肠胃病有治疗的作用。

肛门及阴部要微微夹提，不可任其松弛，这样可使任督二脉气血相通，采撷阴阳之气，对所有妇科疾病均有疗效。

打坐时，呼吸宜气息绵绵，若有若无。以"细、深、长、匀"为佳。"细"是呼吸无声。"长"指一次呼吸是平时时间的2～3倍。"深"是让每一次呼吸都能浸润到身体的各个脏腑，尽可能地吸收每一次呼吸所带来的养分。"匀"是每次呼吸时间均匀，无太大起伏，如舒缓的韵律般怡人心田。这一切都不可强求，而要出于自然，合于自然，渐渐让自己回归天性，返璞归真。

打坐时神经不可紧张，肌肉也要力求放松。虽然在初期，出于要保持姿势正确的原因，肌肉难免紧张，但假以时日，肌肉则会慢慢放松，此过程须循序渐进，不可拔苗助长。全身放松，可使肌肉和神经得到完全休息。

打坐时，除全身放松外，心也要完全放松，尽量做到"无念"，就是一欲不生，一念不想。所有好的、不好的，快乐的、不快乐的，所有的压力与烦恼，在此时都放掉。没有别的东西，也没有自己，这个时刻，就让一切都放松下来。这种状态，是打坐时最难做到的。很多人觉得自己不能打坐，就是因此关最难达到。但反过来想一想，高节奏的生活方式，纷繁芜杂的社会，能有这片刻安宁，不是很难得吗？或许刚开始的时候，你只能做到1秒钟的"无念"。但这1秒钟，就是打坐养生最宝贵的1秒钟。而且，养生之法，重在细水长流。只要坚持练习，慢慢"无念"的时间就会变长，而你，终将感受到"无念"的神奇效力。

打坐结束时，双手抱拳，轻轻一拜，气收丹田。

春天打坐，面向东方，可采春天木气养肝胆；夏天打坐，面向南方，可采夏天火气养心与小肠；秋天打坐，面向西方，可采秋天金气养肺与大肠；冬天打坐，面向北方，可采冬天水气养肾与膀胱；打坐的"坐"字，乃人在土上休息，与土亲和。所以，只要打坐，自然可采土气以养脾胃。

要注意的是，天气不好，尤其是雷雨天时不能打坐；心情有极大波动时不要打坐；饭后2小时内不要打坐；喝很多水后也不要打坐；男女房事后不要打坐；打坐时忌惊扰，尽量找安静的场所，不要被人打搅；打坐时忌受凉，所以要在封闭无风的环境下打坐。

不要强求打坐的时间，一开始，10分钟左右即可。随着打坐时间的增长，20分钟、30分钟也不是什么难事。还是那句话，哪怕你只有1秒钟的"无念"，都是养生的极大收获！

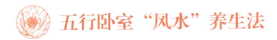# 五行卧室"风水"养生法

人的一生，有一半时间在工作、应酬、学习、玩耍……还有一半时间是在卧室睡觉中度过的。卧室是一个人最后的避风港，也是每天恢复体力的加油站。

很多人拼命工作、省吃俭用，就是为了买套称心的房，有个舒适的家。房子到手，装修布置成了头号问题，尤其是卧室，更是马虎不得。卧室内的装修布局，营造的环境，会直接影响一个人的睡眠和健康，以及工作情绪。因此掌握卧室的"风水"，科学合理地布置卧室，能规避疾病，让身心保持健康。

"风水"是什么？用今天的话讲，就是气场的流向。这里的气场，包括磁场、能量场、屋内环境、周边环境等。下面我们就来具体看看卧室"风水"有什么讲究。

——■ 卧室的床头不能有让人产生压迫感的东西

前些日子，以前的邻居云阿姨老两口对我抱怨，自搬进新房子后，他们每天都失眠，现在浑身乏力，胸闷心悸，头晕晕沉沉的。儿子腰疼，儿媳妇老做噩梦，还莫名其妙得了妇科病，小两口的工作因此受到影响。全家人去医院检查，却没查出身体有毛病。

最开始，云阿姨一家怀疑是不是屋子里甲醛或苯等有害物质没有散尽，导致身体不适，但请专业机构检测鉴定却发现，根本不关甲醛和苯的事。最终，云阿姨一家想到了卧室"风水"，请我去她家指点一二。爱子心切的老两口，先让我看了儿子和媳妇的卧室。整个卧室的色调，看着很温馨，没什么问题。但卧室内的摆设，却犯了风水两大忌。

首先在床上方的天花板，有一盏多头的豪华吊灯，床头悬挂着带框的巨幅婚纱照，这就是卧室一大忌。睡床上方如果有吊灯、带框的照片和画，都会给人造成压迫感，致使人睡着后做噩梦，或忽然惊醒。长期睡眠不好会导致心律不齐、内分泌紊乱、抵抗力下降。女性阴道中有20多种细菌，当你抵抗力强时，它们不发病；一旦你抵抗力降低，很多细菌就会趁机揭竿造反，让你罹患妇科病。

吊灯和相框虽然你认为装得比较牢固，但还是得防止它们掉下来砸伤人体。因此，睡床不要摆放在吊灯下面，更不要在床头的墙壁挂照片或画框。

——■ 床尾不能正对镜子和电视机

这个卧室的床尾对着一面镜子，也是卧室的大忌。因为人在半梦半睡之

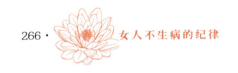

间，夜半起床容易被镜中自己的影子所惊吓，精神不安宁，导致头晕目眩；其次人在入睡时，气能最弱，而镜子是反射力极强的物体，易将人体的能量反射出去，特别是年轻夫妇，如果镜子正对床，长此以往，损伤肾气，易患腰痛、性冷淡和不育症。

云阿姨老两口喜欢看电视，在床尾摆了一台电视机，这个又犯了卧室"风水"之忌。在气功学的治疗法中，有一种治病、保健效果很好的倒灌顶法。即气功师用双掌对准病人脚心的涌泉穴发功，让正气从涌泉进入人体，一路循环到心肺及头顶，达到治病保健之功效。

人在睡着后，气场很弱。此时，摆放在床尾的电视机之辐射，像气功师的气一样，对准脚心的涌泉穴直透全身。长期受辐射干扰，身体会日渐虚弱，浑身乏力。

——■ 卧室不要放花

再看云阿姨老两口的卧室，更是犯了卧室三大忌。首先，她们卧室里养着五六盆吊兰。学过生物的朋友都知道，大多数植物在白天吸收二氧化碳、释放氧气，到了晚上刚好相反，吸收氧气、释放二氧化碳。而人处于睡眠状态时，呼吸变缓，需要足够的氧气来维持身体的自我更新代谢，如果被植物分享了你的氧气，第二天大脑会因为缺氧而精神不足，思维混浊；人在吸入氧气的同时，也在排泄废物——二氧化碳，若此时再让植物跟自己一起排放二氧化碳，卧室的毒素浓度过高，必然导致睡醒后浑身乏力，昏昏沉沉。

——■ 床头不要朝西

云阿姨卧室中的床，床头摆在了朝西的方向。五行学说中，西边为金，金具有肃杀之气。环境安宁，才能很快入睡。肃杀之气过重，会让人心神不宁，难以入睡，或睡得不踏实。

从医学上来说，人体的血液循环系统中，主动脉和大静脉最重要，其走向与人体的头脚方向一致。人体处于南北睡向时，主动脉与大静脉朝向、人体睡向和地球南北的磁力线方向三者一致，这时人最容易入睡，睡眠质量也最高，因此头南脚北是最好的睡眠方向，其他头朝北和朝东也都不错。就是不能朝西，地球由西向东自转，头若朝西，血液经常向头顶直冲，睡眠很难安稳，易引起神经衰弱，失眠，胸闷心悸。

云阿姨一家听从我的建议，摘掉儿子房间的吊灯，改成吸顶灯；婚纱照挂到离床有一定距离的地方；镜子每晚用布遮盖上。自己房间的床头摆靠到南边；吊兰白天放在卧室净化空气，晚上搬到阳台；电视机跟镜子一样，用布遮盖上。

做完这一切，我让他们老少两对儿，每天互帮对方搓八髎排毒强身，经常吃五行益寿养心粥调补气血。

一个星期后，全家人的不适症状即踪影全无，健康重回到这个欢乐的家庭。昨天，云阿姨高兴地给我打来电话说，儿媳妇不但妇科病好了，现在还怀上了宝宝呢！

古代医学著作《天星却病说》中指出："凡人疾病有三：其一系天气所感；其二系本身所致；其三系宅兆所应。"掌握卧室风水知识，科学合理地装修布置卧室，不是什么迷信，而是为身体的健康、生活的质量增添有力的砝码。

除了上面所说的，卧室布置还有以下一些禁忌。

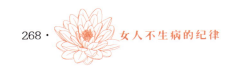

——■ 忌面积太大

我们去故宫、乔家大院和一些王府旅游，会发现如此讲究的府邸，卧室面积并不大，基本都在20平方米以下。

古代风水理论指出"屋大人少，是凶屋"，认为"大房子会吸人气"。因此，即使是皇帝的寝宫，面积也不会超过20平方米。

其实风水中所说的"人气"，就是我们后来发现的"人体能量场"。人体是一个能量体，无时无刻不在向外散发能量，就像工作中的空调，房屋面积越大，所耗损的能量就越多。因此，卧室面积过大，会导致人体因耗能过多、免疫力下降而生病、神疲乏力、判断力下降。

——■ 忌床头虚靠

床头必须靠墙，民间说法是有靠山感。其实床头靠墙，人在睡觉时，不会有悬空感，身心会彻底放松，睡得更踏实。

我有个朋友买回一个大圆床，摆在卧室中央。结果没多久就全身酸软无力，精神萎靡。我让她把床靠墙摆放后，症状即消除。

——■ 床忌靠在窗台边

床若紧靠在窗台边，下雨忘关窗时，容易被淋湿。玻璃窗（尤其是落地

窗）会增加睡眠过程中人的能量消耗，就像露天睡觉一样，容易使人神经衰弱，睡眠不安稳，心中不踏实。这也是人睡觉要拉上窗帘的道理所在。

——■ 忌卫生间的门正对着床

即便卫生间再豪华，空气质量依然很污浊。并且，每天沐浴后，卫生间内还会产生大量的湿气。若洗手间的门正对着床，不仅容易使床潮湿，还容易影响卧室的空气质量。时间长了会增加肾脏的排毒负担，导致肾虚、眼袋浮肿、腰痛等。

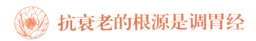

抗衰老的根源是调胃经

衰老是可以延迟的，每天多练叩齿法，首先让肠胃年轻强壮起来，你就不用为自己的身体担心。

在长期诊治女性患者的过程中，我发现女性得老年痴呆症的人越来越多，而且越来越趋于低龄化。很多人都问我有没有预防老年痴呆症的方法。

其实老年痴呆症是大脑衰老的直接表现。而长皱纹、皮肤松弛、更年期都不是女性开始衰老的信号，女性的衰老是从肠胃开始的，但是肠胃的衰老我们根本发现不了。

如何预防肠胃的衰老？这里，我给大家推荐叩齿法。

叩齿的方法非常简单，即上下牙齿对碰，每次各自轻轻叩击60～100下，每天可以叩击2～3次。不过，你可别看这简简单单的叩齿，长期坚持，会给你的健康带来明显的改善。

1. 齿为骨之余、肾之标，上牙床有大肠经走过，下牙床有胃经走过。叩齿能促进大肠经和胃经的畅通，使女人的肠胃功能正常，气血供应充足，衰老得以延缓。

2. 叩齿可以增加牙齿的营养供应、固肾益精、补足元气，而且还能促进牙齿周围的血液循环，增加牙齿的营养供应，让牙齿不易脱落。我有一位同学的奶奶因为坚持叩齿，现在80多岁了，牙齿一个都没掉，还能吃蚕豆呢。

3.《陆地仙经》中说："睡醒时叩齿三十六遍，永无虫牙之患。"叩齿还可以减少龋齿（虫牙）等牙病的发生。

4. 坚持经常叩齿，运动了面部肌肉和神经，面颊部不易塌陷，保持年轻态，可以起到美容的作用。很多歌星之所以青春常驻，就是因为他们唱歌时，嘴巴一张一合，运动了面部神经和肌肉，跟叩齿有着异曲同工之妙。

5. 另外，叩齿可以刺激大脑，延缓女性大脑的老化，防止女性老年痴呆症的发生。根据我多年的临床观察，叩齿除了以上作用之外，还能提高女性的听力、预防耳鸣呢！

小小的叩齿竟然能有这么多延缓衰老的功效，而且操作简单，随时随地都可以完成，完全不耽误你任何时间。

胸闷、胸痛，有心经上的神阴通灵穴来管

症状：胸闷，胸痛。

方法：用拇指自神门穴往阴郄、通里、灵道方向推。每只手5～10分钟。

音乐疗法：听鼓舞心神的古筝曲《战台风》。

我曾请过一位教英语的退休教师上门教我英语。

有一次，正上着课，老师突然捂着胸口，一下子说不出话来了，表情非常痛苦。我赶紧给她按揉内关穴。可是过了半个小时，她的胸痛症状还是没有缓解的迹象。

于是，我用拇指在老师心经上的神阴通灵（神门、阴郄、通里、灵道四个穴位的合称）上拨动摸索，发现里面有很多条索和硬结。

当时，我怀疑她是颈椎出了问题。

因为，与心包经相表里的三焦经、与心经相表里的小肠经都从颈椎经过，只要有颈椎病的人，自己在心经的神阴通灵处按揉摸索，都能发现肌肉里有条索状或疙瘩状的硬结，这是中医检查颈椎病最简便有效的方法。

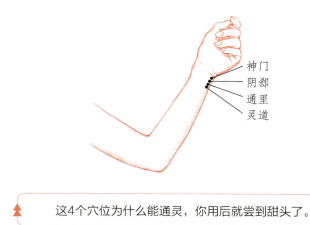

神门
阴郄
通里
灵道

▲ 这4个穴位为什么能通灵，你用后就尝到甜头了。

确定了老师的颈椎不好，于是我便给她的颈椎做了15分钟的推拿。然后在神阴通灵处，用拇指从神门往灵道的方向用力反复推动，每只手推了10分钟。做完推拿，老师的胸口疼痛即被止住，表情恢复正常。

老师告诉我，她没退休时就经常胸口发堵，憋闷，但由于工作太忙了，她也没太在意，一直扛着。退休后，去医院检查心脏没有任何毛病，可胸闷、胸痛经常不请自来，吃了不少药，都不管用。每次胸闷、胸痛发作的时候，都得在床上躺1个小时才能缓解。

我让老师回家后，自己每天用拇指自心经的神门穴开始，往阴郄、通里、灵道的方向用力推过去，每只手的神阴通灵推5～10分钟。操作时配合听鼓舞心神的古筝曲《战台风》，还要涂抹上五行养生油用力推，每次要推到有酸痛感。这样，治疗颈椎病的疗效才会更快、更好。

照此方调理一个星期后，老师的神阴通灵处不再有硬结，但颈椎还是有些不舒服。继续推神阴通灵1个月后，老师的颈椎灵动自如了，胸闷、胸痛再也没来打扰她。

头晕恶心、呼吸困难，有多少颈椎病被误诊了

别误会了你身体的某些毛病，平时多去查查颈椎这个"电表"吧。

颈椎就像我们家里的电表一样，这个电表的电线由三焦经和小肠经连着心包和心脏以及双臂，由督脉连着大脑、脊柱和腰部，由膀胱经连着眼睛。一旦颈椎有病变，供血不畅通，经脉瘀阻，电表受压迫，会间歇性地跳闸，与之相关的部位便会出现各种不适症状。

现在很多面对电脑的文字工作者、白领一族、资深网虫等都是颈椎病喜欢的主人，但他们检查时常常被误诊。比如：

1. 胸闷、气短、心痛等都是颈椎病的症状，但常被误认为是心绞痛。

2. 眼睛干涩涨痛、视力减退，总被误认为眼睛出了毛病。

3. 双肩疼痛，双臂发麻，常被误认为是肩周炎、网球肘。

结果很多朋友误跑到心脏科、眼科等科室，做一堆检查，浪费了很多时间，花了很多钱，却找不出病根。

如果您长期伏案，面对电脑，并且工龄不算短，出现了胸闷、胸痛、眼睛

干涩、常常觉得没有力气睁眼、头晕、两个胳膊发麻、腰痛等症状，同时伴有颈椎不舒服，请您自己用力推摩神阴通灵，如果感觉有疙瘩或者硬结，说明您被颈椎病找上了。

颈椎病虽然比较麻烦，但您只要照着我教的方法，每天用五行养生油，推心经的神阴通灵四大穴位，颈椎病必定会消失得无影无踪。除了推神阴通灵四大穴位，还要经常活动头部和脖子，如果觉得枯燥的话，建议姐妹们放上一首舒缓的曲子，闭上眼睛，用头虚拟写"我最健康""我最美丽"等，过程会更有趣，效果也会更加明显。

按揉八邪治颈椎病，效果真的很"邪"

每天抽出5分钟时间，按揉八邪穴，经常用椅背给颈椎做保养。不用去医院排队、挂号、做一大堆检查，更不用买专门的器械，一个笔帽一把椅子，就能让你远离颈椎病。生活中每天做两件这样无心插柳的小事，有一天你会突然发现，健康和美丽已经绿柳成荫了。

我有位患者，做了25年的会计，患有严重的颈椎病，视力急剧衰退，经常胸闷，好几次在家里都晕倒了。我每天给她针刺手上的八邪穴30分钟，并给她用五行养生油推神阴通灵，左右手各推10分钟。经过两个月不间断的治疗，她多年的颈椎病好多了。

她的女儿马上要去报社工作了，文字工作者自然免不了长期伏案，她担心女儿重蹈自己的覆辙，问我有没有可以自己操作的预防颈椎病的方法，我告诉她一个可以自己操作的简单方法：只要找一把椅子和一条毛巾，把毛巾卷成条放在椅背上方，再把颈椎枕在毛巾上，身体懒洋洋地放松，头往后仰并左右缓缓滚动，同时用笔帽或手指按揉自己的八邪穴，这样就可以很好地保养颈椎了。

如果没有椅子，单独按揉八邪穴，效果也是一样。

八邪穴是经外奇穴，不在人体经脉上，而是位于手背指缝处，每个指缝1个，总共8个，称为八邪穴。八邪穴与颈椎、心脏、大脑紧密相连。按揉八邪穴，可以使颈部经络畅通，调剂心火，使心火保持平衡，让大脑供血更充足，思维更敏捷。

在椅背垫上毛巾条，可以防止椅背太硬，硌伤颈椎部。头往后仰，可以让紧张的颈椎得到放松，左右滚动，一方面活动颈椎，另一方面借椅背的力量，疏通颈部的经脉，保证大脑供血充足。

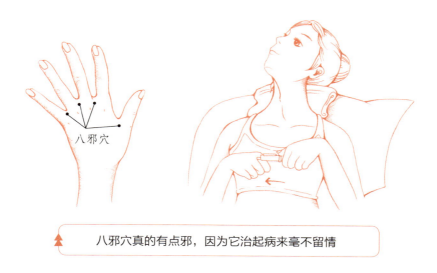

八邪穴

▲ 八邪穴真的有点邪，因为它治起病来毫不留情

这位患者的千金至今在报社工作已经7年了，她一直坚持抽空按揉八邪穴，利用椅背按摩颈椎。虽然她的工作量很大，但是把颈椎保养得很好，一点毛病都没有。而且因为颈椎经络畅通，大脑供血充足，她的工作效率比一般人高出很多。

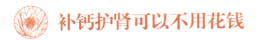 补钙护肾可以不用花钱

大自然里处处都存在着神奇的大药，就看你的慧眼能不能及时发现啦。比如，阳光就是不花钱、补钙又护肾的大药……

看看您的手，如果您的指甲上有白点，而且经常腿抽筋，那么，您就需要补钙了。

女性如果缺钙就会容易感冒，过敏，牙齿松动，经常性倦怠；四肢无力，经常抽筋、麻木；腰酸背疼，关节疼，风湿疼；头晕，贫血，产前高血压综合征，水肿，产后乳汁分泌不足等。

女性在中老年期，更容易钙流失。年纪大的女性容易皮肤瘙痒；脚后跟疼，腰椎、颈椎疼痛；牙齿松动、脱落；明显的驼背、身高降低；食欲减退、消化道溃疡、便秘；多梦、失眠、烦躁、易怒等。这些症状都在告诉您，身体里的钙在流失了。

缺钙的危害还真不小呢！中医认为，肾主骨，身体缺钙是肾的毛病。

既然如此，我们就给自己的身体补补钙，让肾在走向强壮的路上，又多一个砝码。

但是吃哪种补钙药比较好呢？我告诉您，什么药也不用吃，晒太阳就行了。

晒太阳能补钙？这绝对不是虚言！

人体在受紫外线的照射后，体内的胆固醇能转化成维生素D。其中维生素D3能诱导肠黏膜产生一种专一的钙结合蛋白，增加肠黏膜对钙离子的通透性，促进钙在肠内的吸收。也就是说，钙没有了维生素D，根本就不被人体吸收。维生素D的来源很简单——每天晒半个小时以上的太阳。

注意：不要在太阳强烈时出去晒。

大自然处处存在神奇的药品，给予人类健康，就看你的慧眼能不能及时发现并运用上啦。

后记　传递健康，让爱永存

　　奶奶还活着的时候，每当我和弟弟放学回家，父母下班回家，奶奶总是会摆出一桌香喷喷的饭菜。全家人围坐在一起，有说有笑地吃饭的场景，至今历历在目。

　　小时候我常想，等我长大了，也要做好吃的饭菜给家人吃。如今，爷爷奶奶已经溘然长逝。我因为事业，在外地打拼，每天给父母做顿饭，竟也成了奢望。

　　自随师父修习中医之后，我常给父母打电话，不断告诉他们新的祛病、养生之法。本书中所提到的方法，很多我自己和母亲都在用，母亲还把我教给她的方法告诉了老家的很多人。母亲身体越来越好了，心情也开朗起来，这总算让我稍感心安。

　　有一次，在飞机上，身边的乘客突然心悸，难受得厉害，我给她按揉心包经的内关穴5分钟，她的心悸就止住了。看到乘客舒展的眉头时，我突然想到，要把自己这些年治病的有效方法告诉更多的女性朋友，让大家靠自己就能变得更健康、更美丽。

　　这本书的写成，要特别感谢恩师紫玄道人对我医术的倾囊传授，对我从医的衷心鼓励和严厉鞭策；感谢北京中医药大学附属东方医院副教授祝东升的真情作序；感谢液体针灸创始人田文福教授的一路支持；感谢著名老中医巨跃平、中风偏瘫专家李见、太极正骨专家高宏伟对本书提出的宝贵意见；感谢广大患者和网友对我的信任；感谢家人对我的全面支持。

张鹤瑶

2015年6月5日，于北京

附录一　女性疾病一站式疗法简表

症状	通治法	配合音乐疗法	索引
出痘痘，长斑，乳房胀痛，乳腺增生，月经不调，烦躁，焦虑	推肝胆经：手掌自腋窝下开始，顺着往下推到胯部，每天推20分钟	听萨克斯曲《清晨》，大提琴曲《天鹅》，钢琴曲《云淡风轻》等舒缓的曲子	097页
脂肪肝	每晚9点，按揉肝俞和期门穴各5～10分钟。多吃苹果，玉米，牛奶，燕麦片，洋葱海带炒蒜蓉，红薯米饭		101页
特别爱得病，皮肤粗糙，毛孔粗大，稍微运动就爱大喘气	用料：淘米水 用具：脸盆 方法：把脸埋进淘米水里，练习憋气 注意：干性皮肤的人在淘米水中加蜂蜜	听古琴曲《幽兰》《阳关三叠》	159页
便秘，眼角下垂，行经腹胀，鱼尾纹，偏头痛	每晚9点到11点，按摩三焦经的酸痛点15分钟		038页
胸部扁平	丰胸蝶吻：1. 深吸一大口气；2. 想象四面八方的气在小腹部集合；3. 双手从背后合十，手掌外侧紧贴脊椎骨；4. 指尖沿脊椎方向尽量往上延伸；5. 头部缓缓向后仰，争取做到头部与指尖亲密接触；6. 吐气收功，重复3遍以上	听陶笛曲《森林狂想曲》，钢琴曲《雨中漫步》等类型的音乐	070页
乳房下垂	时间：来月经起的第11、12、13、18、19、20、21、22、23、24天 方法：1. 每天按揉乳四穴（以乳头为中心，上下左右各旁开2寸的4个穴位合称乳四穴)15分钟； 2. 核桃、松仁、黑芝麻、花生米打粉，加水调成四喜糊，每天两碗； 3. 黄豆、青豆、黑豆加大米熬粥，每星期吃3次； 4. 猪蹄炖木瓜一星期吃两次		070页
乳腺增生	1. 每晚9点，对太冲、行间、足三里、太溪四穴刮痧，每穴每次刮3～5分钟； 2. 刺五加、枸杞、杭白菊、合欢花、陈皮、百合花各适量，沸水冲泡饮用	听钢琴曲《迷情仙境》《欢乐之歌》，轻音乐《翩翩起舞》等	076页
乳腺肌瘤	上焦五行补法：1. 坐在椅子上；2. 双臂向后伸直；3. 十指交叉握拳放在椅背上；4. 吸气，同时胸部尽量向前挺，头往后仰，想像气在腹部逆时针转一圈，在胸部逆时针转一圈；5. 呼气，上身和头部收回，反复数遍收功。每天练习20分钟	平时多大声唱歌，配合听五脏皆补的音乐，如古筝曲《高山流水》，轻音乐《鸟的呢喃》《柳风》等	080页
经前或经期流鼻血，量多，鲜红	用具：梅花针或一次性采血针 方法：1. 在大椎穴、肝俞穴上扎孔，拔血罐，10分钟后取下； 2. 用气罐对大椎、肝俞拔罐10分钟； 3. 每天在肝胆两经及太冲穴刮痧至发红为止，每天坚持操作，到下个月来月经之前	急救措施：大蒜捣碎，敷在脚心的涌泉30分钟，鼻血即可止住	084页
经前或经期流鼻血，量少，暗红；月经每次都提前	1. 在肺经、肾经、尺泽穴、复溜穴刮痧； 2. 在肺俞穴、肾俞穴拔罐		084页

症状	通治法	配合音乐疗法	索引
近视眼、鱼尾纹、眼珠浑浊、眼神无光	1. 远眺半个小时；2. 转眼珠子100下，左50下，右50下；3. 按揉太冲穴1分钟；4. 菊花枸杞泡茶，每天喝	听萨克斯曲《春风》，排箫曲《绿袖子》《蓝色回想曲》等	092页
虚胖：吃得特别少，却很胖；实胖：吃得特别多，很胖	1. 每天练习蛇舞15分钟（蛇舞具体做法见内文）；2. 按揉天枢、关元各3分钟	听动感的印度歌曲，如《爱情来到我身边》《吉米吉米》《你俘虏了骄傲的心》等曲子	125页
眼睛干涩，眼皮跳	1. 每天揉捏耳垂10分钟；2. 用蒸馏水润眼		095页
脾胃虚弱——记忆力不好，房事提不起精神，月经量少	1. 每天上午9点到11点，按摩脾经和胃经30分钟；2. 每天吃一碗五行益寿养心粥		110页
胃强脾虚——特别能吃，肥胖、身上肉很松，黑眼圈明显	1. 每天上午8点左右，在脾经和胃经上的痛点重点按摩、拨揉；2. 每晚9点，练习脊柱调息法5次		110页
性欲减退，早衰，更年期提前	每顿饭后半小时，艾灸或敲打关元、中脘、足三里20分钟	听古筝曲《高山流水》，手风琴曲《溜冰圆舞曲》	117页
崩漏	1. 口服云南白药粉3克；2. 每天灸烤隐白、太白和地机各15分钟时间：坚持到下个月来月经前	多听芭蕾舞剧《天鹅湖》中的《四小天鹅》片段，钢琴曲《玫瑰色的人生》和《生命礼赞》等	121页
阴道松弛	每天随时随地收缩阴道		200页
性冷淡，走路说话没有力气，眼袋浮肿，腰部和小腹部发凉，小便次数多，大便拉稀，月经量越来越少	黑豆芝麻薏米浆工具：豆浆机材料：黑豆 芝麻 薏米方法：上述材料各一小把，头天晚上泡好，第二天榨成豆浆喝掉即可		201页
卵巢衰退，月经不调，脸颊长斑，性欲减退，腹部脂肪堆积，乳房干瘪	五行蝶展法：1. 每晚9点在八髎部和小腹部涂上一层五行养生油，轻拍至吸收；2. 裹上保鲜膜，趴在床上；3. 双臂往前，双腿往后，四肢分开，伸直，与肩同宽；4. 深吸一口气，吸气的同时，腰腹部使劲贴在床上，四肢和头颈同时往上抬，悬起来，像蝴蝶展翅飞翔一样时间：20分钟	听古琴曲《平沙落雁》《幽兰》	204页

症状	通治法	配合音乐疗法	索引
卵巢囊肿	1. 坐在床上或沙发上，右腿向后屈起； 2. 用鼻子深深吸气，同时左腿往头面方向抬起，伸出双手，将双手的四指并拢压在脚底的涌泉穴上； 3. 抬起的腿一定要伸直，不能打弯； 4. 双手压住涌泉时，吸进的气要快速到达卵巢部位，并从卵巢中央向涌泉的方向冲击； 5. 坚持1分钟再吐气，吐气时猛然松开压着涌泉的双手，想象卵巢囊肿从涌泉猛然弹出。练完左腿，再练右腿。如此反复，练习20分钟为宜	听萨克斯曲《歌声醉人》《生命之喜悦》	207页
痛经	工具：温灸器，艾条 时间：每次月经来前10天至月经来临 方法：炙烤关元、水道、归来3穴，每次20分钟，每天1次		211页
月经不调，闭经，白带异常，子宫病，卵巢病、盆腔病，附件炎，泌尿系统疾病，肾系统疾病，乳腺病等所有妇科病	用药：五行养生油 方法：1. 五行养生油在掌心搓热；2. 用搓热的双手从命门、肾俞、志室三穴一直搓到八髎；3. 来回搓30分钟，裹上保鲜膜	听大提琴曲《梦后》《梦幻曲》	214页
子宫肌瘤，宫颈炎	1. 在合谷和三阴交涂上五行养生油，每穴按揉15分钟； 2. 每天用艾药汤熏洗阴部20分钟； 3. 每晚按揉大赫穴和横骨穴，每穴15分钟	听琵琶曲《乾章扫》《月下欢舞》，巴乌曲《多情的巴乌》《阿里山的姑娘》	219页
盆腔炎，附件炎	玫瑰花、月季花、牡丹花各10朵，滚开水泡出，每天喝。最好选择有盖儿的茶杯，随身携带，随时续水		224页
阴道炎	1. 干艾叶一小把加水煮，旺火煮开换中火煮15分钟，艾叶扔掉，用艾药汤熏洗阴部20分钟；2. 按揉中极10分钟	听《下雨的声音》	227页
更年期综合征	1. 督脉，膀胱经刮痧，每次刮痧20分钟； 2. 每天中午和晚上各喝一杯黑豆芝麻薏米浆	多听舒缓的曲子，如理查德·克莱德曼的钢琴演奏专辑，肯尼·基的萨克斯演奏专辑和王中山的古筝演奏专辑等	229页
少白头，斑秃，脱发，失眠，眩晕，偏头痛，眼部衰老	工具：砭石梳子或木梳 方法：从额头往后脑勺顺着梳头，整个头都梳到，每次梳3分钟，梳完后用梳子柄轻拍头部3分钟		234页
亚健康——视力、听力、记忆力下降，颈肩综合征，电脑综合征，胸闷气喘，腰腿痛，鼠标手等	脊柱调息法： 1. 自然站立，双脚与肩同宽； 2. 深吸一口气，同时双臂上举； 3. 把举起的双臂、头颈以及腰部，都往后仰； 4. 让吸进的气在小腹部顺时针转圈，向后仰时吸进去的那口气尽量多吸一会儿； 5. 缓缓呼气，同时双臂垂直向地面方向下压，双腿绷直不能弯曲		237页

症状	通治法	配合音乐疗法	索引
血糖和血脂偏高	1. 每天艾灸中脘和关元各20分钟，按摩脾经和肾经10分钟； 2. 饭前先吃燕麦片粥，每餐定时定量，不吃零食； 3. 每天跳拉丁舞30分钟，至微微出汗		129页
胃寒痛	方法：姜片扎孔放于中脘穴，将点燃的艾条插入艾灸盒，放在姜片上灸烤20分钟		131页
胃溃疡	1. 每天一汤勺小苏打，用水化开，喝下； 2. 按揉中脘和足三里； 3. 做饭时，用小苏打水代替淀粉勾芡		134页
胃下垂，突然腹胀不消化	温水泡脚后，在脚心涂适量润肤霜，手指弯曲刮脚心，左右脚各15分钟	听增强韧带弹性的歌曲《东方红》《青藏高原》《一个美丽的传说》等	136页
慢性胃炎	在耳朵上涂护手霜，把整个耳朵都揉捏一遍，每天15分钟		139页
吃得多而杂导致的上吐下泻	上吐：大拇指从中脘按压，往胸口方向推1分钟。呕吐后隔蒜灸20分钟； 下泻：隔蒜灸。肚脐眼填满盐，6瓣大蒜捣泥盖在上面，灸烤蒜泥20分钟		142页
锻炼后吹风感冒，咳嗽，胸闷，呼吸不畅	半斤生姜去皮拍碎，加水煮，一碗喝下，余下的泡脚30分钟，水要没过脚踝以上，出汗后不要吹风	听节奏激烈的金行鼓曲《将军令》	148页
心脏不好	1. 每天按摩两胳膊的肺经各15分钟； 2. 每星期吃3次五行益寿养心； 3. 每天练习脊柱调息法5分钟		150页
经常便秘，有时鼻子、嗓子、皮肤发干	1. 胳膊外侧抹上少量按摩油，在肺经和大肠经刮痧至发红； 2. 多吃五行润肺化痰粥； 3. 每天早晚喝1勺枇杷蜂蜜		156页
哮喘	蛤蟆功：1. 双腿跪在床上；2. 身体前倾，双手压在床上，全身放松；3. 鼻子深吸气，同时肚子往外鼓，气在丹田停留一分钟；4. 用嘴呼气，同时瘪肚子	听无起伏的水行音乐，如《水想》《生命之水》《海豚之歌》等	162页
发烧，咳嗽，咽炎，气管炎，支气管炎	五行润肺化痰粥： 食材：西米1小把，白果20粒，干银耳1小块，冰糖适量 做法：用凉水将干银耳泡发洗净，撕碎，跟西米、白果、冰糖一起放入砂锅，加水熬煮，煮烂即可 时间：每天早上7点和中午11点各吃一次		166页
肺气肿	双手大拇指推华佗夹脊20分钟，重点按揉定喘穴，按揉到发酸、发麻、发胀为止	听《漫步云端》《蓝色思绪》	169页
反复感冒	用具：气罐若干 穴位：在后背拔罐，督脉拔一排，两边膀胱经各拔一排 时间：第一次15分钟，以后每次10分钟		173页
慢性鼻炎——经常流鼻涕，打喷嚏，咳嗽，眼珠子和太阳穴处胀痛	1. 在鼻部涂润肤霜，中指和食指并拢，搓热后摩擦整个鼻部100下； 2. 按揉迎香、合谷两穴，每穴3分钟	听排箫曲《清香回溢》《天与地》《扬帆》	177页

症状	通治法	配合音乐疗法	索引
扁桃腺炎——喉部肿大，咽唾沫疼，舌苔又黄又厚	1. 在颈部自上而下刮痧20分钟； 2. 在大椎、肺俞、膈俞上拔罐； 3. 每天吃一次五行润肺化痰粥； 4. 每天做脊柱调息法10次	听钢琴曲《雨的印迹》《星空》《雨滴的节奏》等具有水润清凉效果的音乐	180页
常为一点小事伤感，舌头薄，颜色浅，皮肤干燥无光。	1. 每晚按揉太渊20分钟； 2. 每天吃一碗五行润肺化痰粥； 3. 多听相声，看喜剧片		183页
做事总是出错，没有主见	每天按揉太白穴和经渠穴各15分钟	听萨克斯曲《翅膀》《爱拼才会赢》	186页
肾虚	用药：自制五行肾宝酒（制作方法见内文） 方法：每晚睡觉前，热毛巾敷热后腰，药酒均匀涂抹其上，轻拍至吸收，迅速裹上保鲜膜，将药气密封。第二天揭下保鲜膜即可	听马头琴曲《初升的太阳》，热瓦甫曲《塔西瓦依》	197页
腰腿寒痛	1. 小块生姜拍碎，与一小把陈蕲艾一起加水煎热，倒在木桶里，加入1勺蜂蜜或3滴薰衣草精油一起泡脚； 2. 开始热水没过脚背即可，然后反复加热水，使之一直保持温热。最后水泡到小腿肚子处即可； 3. 泡脚时，用一只脚的脚后跟，搓揉另一只脚的涌泉穴、脚背的太冲穴、脚内侧的太溪穴		240页
手寒痛，手粗糙、老化	1. 陈蕲艾、干姜、桂枝各30克于1000毫升75%的酒精中浸泡30天，滤掉药渣，药酒待用； 2. 每天临睡前，点燃艾灸条，插入艾灸炉中，熏烤手背，至发热微红； 3. 灸烤后，把药酒反复均匀涂抹手背3次，拍打至吸收，再抹上一层护手霜，裹上保鲜膜。第二天揭掉保鲜膜，涂上护手霜		243页
口臭，口腔溃疡，大便干燥，小便红黄	1. 在腹部的天枢、滑肉门、中脘穴，后背的心俞、胃俞、肾俞穴用真空罐拔10分钟； 2. 每天起床后，空腹喝1杯蜂蜜水； 3. 每天用竹叶、麦冬、天冬、玄参泡茶喝； 4. 黑芝麻1汤勺、麦冬15粒、银耳1小朵、绿豆20粒，浸泡8小时，榨成豆浆，每天喝1杯		245页
高血压，高血脂，高血糖，亚健康	1. 炒菜时，原料入锅后及菜熟出锅前放醋，入锅后多放，出锅前少放； 2. 在后背的督脉和膀胱经刮痧去火		248页
带状疱疹	1. 在疱疹处和委中穴消毒，用梅花针连续叩刺，渗血后拔火罐10分钟，把毒血吸附出来，起罐后消毒即可； 2. 每天点按太冲和中脘各10分钟		250页

症状	通治法	配合音乐疗法	索引
头痛，偏头痛	每天用拇指推摩外关、太溪和太冲穴各10分钟		254页
莫名其妙的慢性病	1. 每天推揉肚子15分钟； 2. 每天打坐（方法见内文，时间不限）		257页
长皱纹，皮肤松弛，老年痴呆症等	叩齿法：上下牙齿对碰，每次轻叩60～100下，每天2～3次		270页
指甲上有白点，而且经常腿抽筋	晒太阳补钙		278页
心悸，心律不齐	心脏护养法：1. 双膝跪下，身子挺直；2. 吸气，双臂和头同时往后仰；3. 双手掌心按压在脚后跟上，坚持1分钟；4. 缓缓吐气，同时身体回归原位。每天连续练习3～5次	听水行曲子，如古筝曲《渔舟唱晚》《出水莲》，竖琴曲《音乐圣典》	045页
心慌胸闷，血压偏高，心功能差	拍手养心法： 时间：1. 晨练时；2. 午睡以后；3. 晚上7点到9点 做法：1. 深吸一口气，让气在胸腔停留一分钟； 2. 大口吐气； 3. 在吸气和吐气的同时拍掌。每次练习15~20分钟，每天坚持练习	听振奋心血的古筝曲《男儿当自强》，或大声朗诵毛主席的诗词《长征》	048页
胸闷，胸痛	在神门、阴郄、通里、灵道4穴位抹上五行养生油，从神门往灵道的方向反复用力推，每只手推5～10分钟	听鼓舞心神的古筝曲《战台风》	272页
颈椎病	1. 靠在椅背上；2. 头往后仰，脖子左右滚动；3. 同时用筷子头或笔帽按揉八邪穴。每天5分钟		276页
失眠	方法：1. 在枕头上滴1滴精油，在神门穴滴3滴精油； 2. 身子躺下；3. 用大拇指按揉神门穴，同时缓缓地、深深地吸气。每天按摩一只手的神门穴 时间：每天20分钟 注意：此法异性操作疗效更佳；对精油过敏的人可用薄荷煮水代替（具体做法见内文）	听《恬静时分》	051页
胆小，自卑，怯懦	每天按揉少冲穴10～20分钟，10天1个疗程，坚持3~5个疗程	听《男儿当自强》《真心英雄》《飞得更高》等积极向上的歌曲	057页
四肢发麻，双手双脚间歇性震颤	在风池和风门穴涂上五行养生油，每穴按揉10分钟，每天坚持	听班得瑞的竖琴和排笛曲《变幻之风》，民乐《乡间晚风》	105页
抑郁症，烦闷	1. 每天按揉内关和太冲各10分钟； 2. 读庄子的《养生主》	多听里查德·克莱德曼的专辑	088页

附录二　五行属性查询表

　　1.《五行属性查询表》的起止年份为1936年1月1日至2044年12月31日，只要在这个时间段出生的人，都可以从表中查到自己的五行属性。

　　2.《五行属性查询表》采用公历纪年形式编排，此表查询以阳历生日（有的地方叫新历）为准，不是阴历生日。您只要知道自己的阳历出生日期，就可以从表中查出自己的五行属性。如果您只知道自己的阴历生日，请在万年历上查到自己的阳历生日，才可以使用此表。

　　3. 表格中的"尾数"就是你出生日期的个位数字，如1日、11日、21日、31日都是尾数为1的日子，依此类推。

　　4. 根据出生年份、月份、日期，您就可以对号入座了。如果您在表格中查到自己的出生日期对应的是"土"这一列，那就说明您是土行人，您需要重点保养五行同样属土的脾胃，同时书中还有一些专属土行人的祛病和食疗方法，您也可参照来做。其他行的人，依此类推。

　　5.《五行属性查询表》男女老少通用。

1936	木	火	土	金	水
1月	尾数为3,4	尾数为5,6	尾数为7,8	尾数为8,9	尾数为0,1
2月	尾数为2,3	尾数为4,5	尾数为6,7	尾数为8,9	尾数为0,1
3月	尾数为3,4	尾数为5,6	尾数为7,8	尾数为0,9	尾数为1,2
4月	尾数为2,3	尾数为4,5	尾数为6,7	尾数为8,9	尾数为0,1
5月	尾数为2,3	尾数为4,5	尾数为6,7	尾数为8,9	尾数为0,1
6月	尾数为1,2	尾数为3,4	尾数为5,6	尾数为7,8	尾数为0,9
7月	尾数为1,2	尾数为3,4	尾数为5,6	尾数为7,8	尾数为0,9
8月	尾数为0,1	尾数为2,3	尾数为4,5	尾数为6,7	尾数为8,9
9月	尾数为0,9	尾数为1,2	尾数为3,4	尾数为5,6	尾数为7,8
10月	尾数为0,9	尾数为1,2	尾数为3,4	尾数为5,6	尾数为7,8
11月	尾数为8,9	尾数为0,1	尾数为2,3	尾数为4,5	尾数为6,7
12月	尾数为8,9	尾数为0,1	尾数为2,3	尾数为4,5	尾数为6,7

1940	木	火	土	金	水
1月	尾数为2,3	尾数为4,5	尾数为6,7	尾数为8,9	尾数为0,1
2月	尾数为1,2	尾数为3,4	尾数为5,6	尾数为7,8	尾数为0,9
3月	尾数为2,3	尾数为4,5	尾数为6,7	尾数为8,9	尾数为0,1
4月	尾数为1,2	尾数为3,4	尾数为5,6	尾数为7,8	尾数为0,9
5月	尾数为1,2	尾数为3,4	尾数为5,6	尾数为6,7	尾数为8,9
6月	尾数为0,1	尾数为2,3	尾数为4,5	尾数为6,7	尾数为8,9
7月	尾数为0,1	尾数为2,3	尾数为4,5	尾数为6,7	尾数为8,9
8月	尾数为0,9	尾数为1,2	尾数为3,4	尾数为5,6	尾数为7,8
9月	尾数为8,9	尾数为0,1	尾数为2,3	尾数为4,5	尾数为6,7
10月	尾数为8,9	尾数为0,1	尾数为2,3	尾数为4,5	尾数为6,7
11月	尾数为7,8	尾数为0,9	尾数为1,2	尾数为3,4	尾数为5,6
12月	尾数为7,8	尾数为0,9	尾数为1,2	尾数为3,4	尾数为5,6

1937	木	火	土	金	水
1月	尾数为7,8	尾数为0,9	尾数为1,2	尾数为3,4	尾数为5,6
2月	尾数为6,7	尾数为8,9	尾数为0,1	尾数为2,3	尾数为4,5
3月	尾数为8,9	尾数为0,1	尾数为2,3	尾数为4,5	尾数为6,7
4月	尾数为7,8	尾数为0,9	尾数为1,2	尾数为3,4	尾数为5,6
5月	尾数为7,8	尾数为0,9	尾数为1,2	尾数为3,4	尾数为5,6
6月	尾数为6,7	尾数为8,9	尾数为0,1	尾数为2,3	尾数为4,5
7月	尾数为6,7	尾数为8,9	尾数为0,1	尾数为2,3	尾数为4,5
8月	尾数为5,6	尾数为7,8	尾数为0,9	尾数为1,2	尾数为3,4
9月	尾数为4,5	尾数为6,7	尾数为8,9	尾数为0,1	尾数为2,3
10月	尾数为4,5	尾数为6,7	尾数为8,9	尾数为0,1	尾数为2,3
11月	尾数为3,4	尾数为5,6	尾数为7,8	尾数为0,9	尾数为1,2
12月	尾数为3,4	尾数为5,6	尾数为7,8	尾数为0,9	尾数为1,2

1941	木	火	土	金	水
1月	尾数为6,7	尾数为8,9	尾数为0,1	尾数为2,3	尾数为4,5
2月	尾数为5,6	尾数为7,8	尾数为0,9	尾数为1,2	尾数为3,4
3月	尾数为7,8	尾数为0,9	尾数为1,2	尾数为3,4	尾数为5,6
4月	尾数为6,7	尾数为8,9	尾数为0,1	尾数为2,3	尾数为4,5
5月	尾数为6,7	尾数为8,9	尾数为0,1	尾数为2,3	尾数为4,5
6月	尾数为5,6	尾数为7,8	尾数为0,9	尾数为1,2	尾数为3,4
7月	尾数为5,6	尾数为7,8	尾数为0,9	尾数为1,2	尾数为3,4
8月	尾数为4,5	尾数为6,7	尾数为8,9	尾数为0,1	尾数为2,3
9月	尾数为3,4	尾数为5,6	尾数为7,8	尾数为0,9	尾数为1,2
10月	尾数为3,4	尾数为5,6	尾数为7,8	尾数为0,9	尾数为1,2
11月	尾数为2,3	尾数为4,5	尾数为6,7	尾数为8,9	尾数为0,1
12月	尾数为2,3	尾数为4,5	尾数为6,7	尾数为8,9	尾数为0,1

1938	木	火	土	金	水
1月	尾数为2,3	尾数为4,5	尾数为6,7	尾数为8,9	尾数为0,1
2月	尾数为1,2	尾数为3,4	尾数为5,6	尾数为7,8	尾数为0,9
3月	尾数为3,4	尾数为5,6	尾数为7,8	尾数为0,9	尾数为1,2
4月	尾数为2,3	尾数为4,5	尾数为6,7	尾数为8,9	尾数为0,1
5月	尾数为2,3	尾数为4,5	尾数为6,7	尾数为8,9	尾数为0,1
6月	尾数为1,2	尾数为3,4	尾数为5,6	尾数为7,8	尾数为0,9
7月	尾数为1,2	尾数为3,4	尾数为5,6	尾数为7,8	尾数为0,9
8月	尾数为0,1	尾数为2,3	尾数为4,5	尾数为6,7	尾数为8,9
9月	尾数为0,9	尾数为1,2	尾数为3,4	尾数为5,6	尾数为7,8
10月	尾数为0,9	尾数为1,2	尾数为3,4	尾数为5,6	尾数为7,8
11月	尾数为8,9	尾数为0,1	尾数为2,3	尾数为4,5	尾数为6,7
12月	尾数为8,9	尾数为0,1	尾数为2,3	尾数为4,5	尾数为6,7

1942	木	火	土	金	水
1月	尾数为1,2	尾数为3,4	尾数为5,6	尾数为7,8	尾数为0,9
2月	尾数为0,1	尾数为2,3	尾数为4,5	尾数为6,7	尾数为8,9
3月	尾数为2,3	尾数为4,5	尾数为6,7	尾数为8,9	尾数为0,1
4月	尾数为1,2	尾数为3,4	尾数为5,6	尾数为7,8	尾数为0,9
5月	尾数为1,2	尾数为3,4	尾数为5,6	尾数为7,8	尾数为0,9
6月	尾数为0,1	尾数为2,3	尾数为4,5	尾数为6,7	尾数为8,9
7月	尾数为0,1	尾数为2,3	尾数为4,5	尾数为6,7	尾数为8,9
8月	尾数为0,9	尾数为1,2	尾数为3,4	尾数为5,6	尾数为7,8
9月	尾数为8,9	尾数为0,1	尾数为2,3	尾数为4,5	尾数为6,7
10月	尾数为8,9	尾数为0,1	尾数为2,3	尾数为4,5	尾数为6,7
11月	尾数为7,8	尾数为0,9	尾数为1,2	尾数为3,4	尾数为5,6
12月	尾数为7,8	尾数为0,9	尾数为1,2	尾数为3,4	尾数为5,6

1939	木	火	土	金	水
1月	尾数为7,8	尾数为0,9	尾数为1,2	尾数为3,4	尾数为5,6
2月	尾数为6,7	尾数为8,9	尾数为0,1	尾数为2,3	尾数为4,5
3月	尾数为8,9	尾数为0,1	尾数为2,3	尾数为4,5	尾数为6,7
4月	尾数为7,8	尾数为0,9	尾数为1,2	尾数为3,4	尾数为5,6
5月	尾数为7,8	尾数为0,9	尾数为1,2	尾数为3,4	尾数为5,6
6月	尾数为6,7	尾数为8,9	尾数为0,1	尾数为2,3	尾数为4,5
7月	尾数为6,7	尾数为8,9	尾数为0,1	尾数为2,3	尾数为4,5
8月	尾数为5,6	尾数为7,8	尾数为0,9	尾数为1,2	尾数为3,4
9月	尾数为4,5	尾数为6,7	尾数为8,9	尾数为0,1	尾数为2,3
10月	尾数为4,5	尾数为6,7	尾数为8,9	尾数为0,1	尾数为2,3
11月	尾数为3,4	尾数为5,6	尾数为7,8	尾数为0,9	尾数为1,2
12月	尾数为3,4	尾数为5,6	尾数为7,8	尾数为0,9	尾数为1,2

1943	木	火	土	金	水
1月	尾数为6,7	尾数为8,9	尾数为0,1	尾数为2,3	尾数为4,5
2月	尾数为5,6	尾数为7,8	尾数为0,9	尾数为1,2	尾数为3,4
3月	尾数为7,8	尾数为0,9	尾数为1,2	尾数为3,4	尾数为5,6
4月	尾数为6,7	尾数为8,9	尾数为0,1	尾数为2,3	尾数为4,5
5月	尾数为6,7	尾数为8,9	尾数为0,1	尾数为2,3	尾数为4,5
6月	尾数为5,6	尾数为7,8	尾数为0,9	尾数为1,2	尾数为3,4
7月	尾数为5,6	尾数为7,8	尾数为0,9	尾数为1,2	尾数为3,4
8月	尾数为4,5	尾数为6,7	尾数为8,9	尾数为0,1	尾数为2,3
9月	尾数为3,4	尾数为5,6	尾数为7,8	尾数为0,9	尾数为1,2
10月	尾数为3,4	尾数为5,6	尾数为7,8	尾数为0,9	尾数为1,2
11月	尾数为2,3	尾数为4,5	尾数为6,7	尾数为8,9	尾数为0,1
12月	尾数为2,3	尾数为4,5	尾数为6,7	尾数为8,9	尾数为0,1

1944	木	火	土	金	水
1月	尾数为1,2	尾数为3,4	尾数为5,6	尾数为7,8	尾数为0,9
2月	尾数为0,1	尾数为2,3	尾数为4,5	尾数为6,7	尾数为8,9
3月	尾数为1,2	尾数为3,4	尾数为5,6	尾数为7,8	尾数为0,9
4月	尾数为0,1	尾数为2,3	尾数为4,5	尾数为6,7	尾数为8,9
5月	尾数为0,1	尾数为2,3	尾数为4,5	尾数为6,7	尾数为8,9
6月	尾数为0,9	尾数为1,2	尾数为3,4	尾数为5,6	尾数为7,8
7月	尾数为0,9	尾数为1,2	尾数为3,4	尾数为5,6	尾数为7,8
8月	尾数为8,9	尾数为0,1	尾数为2,3	尾数为4,5	尾数为6,7
9月	尾数为7,8	尾数为0,9	尾数为1,2	尾数为3,4	尾数为5,6
10月	尾数为7,8	尾数为0,9	尾数为1,2	尾数为3,4	尾数为5,6
11月	尾数为6,7	尾数为8,9	尾数为0,1	尾数为2,3	尾数为4,5
12月	尾数为6,7	尾数为8,9	尾数为0,1	尾数为2,3	尾数为4,5

1948	木	火	土	金	水
1月	尾数为0,1	尾数为2,3	尾数为4,5	尾数为6,7	尾数为8,9
2月	尾数为0,9	尾数为1,2	尾数为3,4	尾数为5,6	尾数为7,8
3月	尾数为0,1	尾数为2,3	尾数为4,5	尾数为6,7	尾数为8,9
4月	尾数为0,9	尾数为1,2	尾数为3,4	尾数为5,6	尾数为7,8
5月	尾数为0,9	尾数为1,2	尾数为3,4	尾数为5,6	尾数为7,8
6月	尾数为8,9	尾数为0,1	尾数为2,3	尾数为4,5	尾数为6,7
7月	尾数为8,9	尾数为0,1	尾数为2,3	尾数为4,5	尾数为6,7
8月	尾数为7,8	尾数为0,9	尾数为1,2	尾数为3,4	尾数为5,6
9月	尾数为6,7	尾数为8,9	尾数为0,1	尾数为2,3	尾数为4,5
10月	尾数为6,7	尾数为8,9	尾数为0,1	尾数为2,3	尾数为4,5
11月	尾数为5,6	尾数为7,8	尾数为0,9	尾数为1,2	尾数为3,4
12月	尾数为5,6	尾数为7,8	尾数为0,9	尾数为1,2	尾数为3,4

1945	木	火	土	金	水
1月	尾数为5,6	尾数为7,8	尾数为0,9	尾数为1,2	尾数为3,4
2月	尾数为4,5	尾数为6,7	尾数为8,9	尾数为0,1	尾数为2,3
3月	尾数为6,7	尾数为8,9	尾数为0,1	尾数为2,3	尾数为4,5
4月	尾数为5,6	尾数为7,8	尾数为0,9	尾数为1,2	尾数为3,4
5月	尾数为5,6	尾数为7,8	尾数为0,9	尾数为1,2	尾数为3,4
6月	尾数为4,5	尾数为6,7	尾数为8,9	尾数为0,1	尾数为2,3
7月	尾数为4,5	尾数为6,7	尾数为8,9	尾数为0,1	尾数为2,3
8月	尾数为3,4	尾数为5,6	尾数为7,8	尾数为0,9	尾数为1,2
9月	尾数为2,3	尾数为4,5	尾数为6,7	尾数为8,9	尾数为0,1
10月	尾数为2,3	尾数为4,5	尾数为6,7	尾数为8,9	尾数为0,1
11月	尾数为1,2	尾数为3,4	尾数为5,6	尾数为7,8	尾数为0,9
12月	尾数为1,2	尾数为3,4	尾数为5,6	尾数为7,8	尾数为0,9

1949	木	火	土	金	水
1月	尾数为4,5	尾数为6,7	尾数为8,9	尾数为0,1	尾数为2,3
2月	尾数为3,4	尾数为5,6	尾数为7,8	尾数为0,9	尾数为1,2
3月	尾数为5,6	尾数为7,8	尾数为0,9	尾数为1,2	尾数为3,4
4月	尾数为4,5	尾数为6,7	尾数为8,9	尾数为0,1	尾数为2,3
5月	尾数为4,5	尾数为6,7	尾数为8,9	尾数为0,1	尾数为2,3
6月	尾数为3,4	尾数为5,6	尾数为7,8	尾数为0,9	尾数为1,2
7月	尾数为3,4	尾数为5,6	尾数为7,8	尾数为0,9	尾数为1,2
8月	尾数为2,3	尾数为4,5	尾数为6,7	尾数为8,9	尾数为0,1
9月	尾数为1,2	尾数为3,4	尾数为5,6	尾数为7,8	尾数为0,9
10月	尾数为1,2	尾数为3,4	尾数为5,6	尾数为7,8	尾数为0,9
11月	尾数为0,1	尾数为2,3	尾数为4,5	尾数为6,7	尾数为8,9
12月	尾数为0,1	尾数为2,3	尾数为4,5	尾数为6,7	尾数为8,9

1946	木	火	土	金	水
1月	尾数为0,1	尾数为2,3	尾数为4,5	尾数为6,7	尾数为8,9
2月	尾数为0,9	尾数为1,2	尾数为3,4	尾数为5,6	尾数为7,8
3月	尾数为1,2	尾数为3,4	尾数为5,6	尾数为7,8	尾数为0,9
4月	尾数为0,1	尾数为2,3	尾数为4,5	尾数为6,7	尾数为8,9
5月	尾数为0,1	尾数为2,3	尾数为4,5	尾数为6,7	尾数为8,9
6月	尾数为0,9	尾数为1,2	尾数为3,4	尾数为5,6	尾数为7,8
7月	尾数为0,9	尾数为1,2	尾数为3,4	尾数为5,6	尾数为7,8
8月	尾数为8,9	尾数为0,1	尾数为2,3	尾数为4,5	尾数为6,7
9月	尾数为7,8	尾数为0,9	尾数为1,2	尾数为3,4	尾数为5,6
10月	尾数为7,8	尾数为0,9	尾数为1,2	尾数为3,4	尾数为5,6
11月	尾数为6,7	尾数为8,9	尾数为0,1	尾数为2,3	尾数为4,5
12月	尾数为6,7	尾数为8,9	尾数为0,1	尾数为2,3	尾数为4,5

1950	木	火	土	金	水
1月	尾数为0,9	尾数为1,2	尾数为3,4	尾数为5,6	尾数为7,8
2月	尾数为8,9	尾数为0,1	尾数为2,3	尾数为4,5	尾数为6,7
3月	尾数为0,1	尾数为2,3	尾数为4,5	尾数为6,7	尾数为8,9
4月	尾数为0,9	尾数为1,2	尾数为3,4	尾数为5,6	尾数为7,8
5月	尾数为0,9	尾数为1,2	尾数为3,4	尾数为5,6	尾数为7,8
6月	尾数为8,9	尾数为0,1	尾数为2,3	尾数为4,5	尾数为6,7
7月	尾数为8,9	尾数为0,1	尾数为2,3	尾数为4,5	尾数为6,7
8月	尾数为7,8	尾数为0,9	尾数为1,2	尾数为3,4	尾数为5,6
9月	尾数为6,7	尾数为8,9	尾数为0,1	尾数为2,3	尾数为4,5
10月	尾数为6,7	尾数为8,9	尾数为0,1	尾数为2,3	尾数为4,5
11月	尾数为5,6	尾数为7,8	尾数为0,9	尾数为1,2	尾数为3,4
12月	尾数为5,6	尾数为7,8	尾数为0,9	尾数为1,2	尾数为3,4

1947	木	火	土	金	水
1月	尾数为5,6	尾数为7,8	尾数为0,9	尾数为1,2	尾数为3,4
2月	尾数为4,5	尾数为6,7	尾数为8,9	尾数为0,1	尾数为2,3
3月	尾数为6,7	尾数为8,9	尾数为0,1	尾数为2,3	尾数为4,5
4月	尾数为5,6	尾数为7,8	尾数为0,9	尾数为1,2	尾数为3,4
5月	尾数为5,6	尾数为7,8	尾数为0,9	尾数为1,2	尾数为3,4
6月	尾数为4,5	尾数为6,7	尾数为8,9	尾数为0,1	尾数为2,3
7月	尾数为4,5	尾数为6,7	尾数为8,9	尾数为0,1	尾数为2,3
8月	尾数为3,4	尾数为5,6	尾数为7,8	尾数为0,9	尾数为1,2
9月	尾数为2,3	尾数为4,5	尾数为6,7	尾数为8,9	尾数为0,1
10月	尾数为2,3	尾数为4,5	尾数为6,7	尾数为8,9	尾数为0,1
11月	尾数为1,2	尾数为3,4	尾数为5,6	尾数为7,8	尾数为0,9
12月	尾数为1,2	尾数为3,4	尾数为5,6	尾数为7,8	尾数为0,9

1951	木	火	土	金	水
1月	尾数为4,5	尾数为6,7	尾数为8,9	尾数为0,1	尾数为2,3
2月	尾数为3,4	尾数为5,6	尾数为7,8	尾数为0,9	尾数为1,2
3月	尾数为5,6	尾数为7,8	尾数为0,9	尾数为1,2	尾数为3,4
4月	尾数为4,5	尾数为6,7	尾数为8,9	尾数为0,1	尾数为2,3
5月	尾数为4,5	尾数为6,7	尾数为8,9	尾数为0,1	尾数为2,3
6月	尾数为3,4	尾数为5,6	尾数为7,8	尾数为0,9	尾数为1,2
7月	尾数为3,4	尾数为5,6	尾数为7,8	尾数为0,9	尾数为1,2
8月	尾数为2,3	尾数为4,5	尾数为6,7	尾数为8,9	尾数为0,1
9月	尾数为1,2	尾数为3,4	尾数为5,6	尾数为7,8	尾数为0,9
10月	尾数为1,2	尾数为3,4	尾数为5,6	尾数为7,8	尾数为0,9
11月	尾数为0,1	尾数为2,3	尾数为4,5	尾数为6,7	尾数为8,9
12月	尾数为0,1	尾数为2,3	尾数为4,5	尾数为6,7	尾数为8,9

1952	木	火	土	金	水
1月	尾数为0,9	尾数为1,2	尾数为3,4	尾数为5,6	尾数为7,8
2月	尾数为8,9	尾数为0,1	尾数为2,3	尾数为4,5	尾数为6,7
3月	尾数为0,9	尾数为1,2	尾数为3,4	尾数为5,6	尾数为7,8
4月	尾数为8,9	尾数为0,1	尾数为2,3	尾数为4,5	尾数为6,7
5月	尾数为8,9	尾数为0,1	尾数为2,3	尾数为4,5	尾数为6,7
6月	尾数为7,8	尾数为0,9	尾数为1,2	尾数为3,4	尾数为5,6
7月	尾数为7,8	尾数为0,9	尾数为1,2	尾数为3,4	尾数为5,6
8月	尾数为6,7	尾数为8,9	尾数为0,1	尾数为2,3	尾数为4,5
9月	尾数为5,6	尾数为7,8	尾数为0,9	尾数为1,2	尾数为3,4
10月	尾数为5,6	尾数为7,8	尾数为0,9	尾数为1,2	尾数为3,4
11月	尾数为4,5	尾数为6,7	尾数为8,9	尾数为0,1	尾数为2,3
12月	尾数为4,5	尾数为6,7	尾数为8,9	尾数为0,1	尾数为2,3

1956	木	火	土	金	水
1月	尾数为8,9	尾数为0,1	尾数为2,3	尾数为4,5	尾数为6,7
2月	尾数为7,8	尾数为0,9	尾数为1,2	尾数为3,4	尾数为5,6
3月	尾数为8,9	尾数为0,1	尾数为2,3	尾数为4,5	尾数为6,7
4月	尾数为7,8	尾数为0,9	尾数为1,2	尾数为3,4	尾数为5,6
5月	尾数为7,8	尾数为0,9	尾数为1,2	尾数为3,4	尾数为5,6
6月	尾数为6,7	尾数为8,9	尾数为0,1	尾数为2,3	尾数为4,5
7月	尾数为6,7	尾数为8,9	尾数为0,1	尾数为2,3	尾数为4,5
8月	尾数为5,6	尾数为7,8	尾数为0,9	尾数为1,2	尾数为3,4
9月	尾数为4,5	尾数为6,7	尾数为8,9	尾数为0,1	尾数为2,3
10月	尾数为4,5	尾数为6,7	尾数为8,9	尾数为0,1	尾数为2,3
11月	尾数为3,4	尾数为5,6	尾数为7,8	尾数为0,9	尾数为1,2
12月	尾数为3,4	尾数为5,6	尾数为7,8	尾数为0,9	尾数为1,2

1953	木	火	土	金	水
1月	尾数为3,4	尾数为5,6	尾数为7,8	尾数为0,9	尾数为1,2
2月	尾数为4,5	尾数为6,7	尾数为8,9	尾数为0,1	尾数为2,3
3月	尾数为4,5	尾数为6,7	尾数为8,9	尾数为0,1	尾数为2,3
4月	尾数为3,4	尾数为5,6	尾数为7,8	尾数为0,9	尾数为1,2
5月	尾数为3,4	尾数为5,6	尾数为7,8	尾数为0,9	尾数为1,2
6月	尾数为2,3	尾数为4,5	尾数为6,7	尾数为8,9	尾数为0,1
7月	尾数为2,3	尾数为4,5	尾数为6,7	尾数为8,9	尾数为0,1
8月	尾数为1,2	尾数为3,4	尾数为5,6	尾数为7,8	尾数为0,9
9月	尾数为0,1	尾数为2,3	尾数为4,5	尾数为6,7	尾数为8,9
10月	尾数为0,1	尾数为2,3	尾数为4,5	尾数为6,7	尾数为8,9
11月	尾数为0,9	尾数为1,2	尾数为3,4	尾数为5,6	尾数为7,8
12月	尾数为0,9	尾数为1,2	尾数为3,4	尾数为5,6	尾数为7,8

1957	木	火	土	金	水
1月	尾数为2,3	尾数为4,5	尾数为6,7	尾数为8,9	尾数为0,1
2月	尾数为1,2	尾数为3,4	尾数为5,6	尾数为7,8	尾数为0,9
3月	尾数为3,4	尾数为5,6	尾数为7,8	尾数为0,9	尾数为1,2
4月	尾数为2,3	尾数为4,5	尾数为6,7	尾数为8,9	尾数为0,1
5月	尾数为2,3	尾数为4,5	尾数为6,7	尾数为8,9	尾数为0,1
6月	尾数为1,2	尾数为3,4	尾数为5,6	尾数为7,8	尾数为0,9
7月	尾数为1,2	尾数为3,4	尾数为5,6	尾数为7,8	尾数为0,9
8月	尾数为0,1	尾数为2,3	尾数为4,5	尾数为6,7	尾数为8,9
9月	尾数为0,9	尾数为1,2	尾数为3,4	尾数为5,6	尾数为7,8
10月	尾数为0,9	尾数为1,2	尾数为3,4	尾数为5,6	尾数为7,8
11月	尾数为8,9	尾数为0,1	尾数为2,3	尾数为4,5	尾数为6,7
12月	尾数为8,9	尾数为0,1	尾数为2,3	尾数为4,5	尾数为6,7

1954	木	火	土	金	水
1月	尾数为8,9	尾数为0,1	尾数为2,3	尾数为4,5	尾数为6,7
2月	尾数为7,8	尾数为0,9	尾数为1,2	尾数为3,4	尾数为5,6
3月	尾数为0,9	尾数为1,2	尾数为3,4	尾数为5,6	尾数为7,8
4月	尾数为8,9	尾数为0,1	尾数为2,3	尾数为4,5	尾数为6,7
5月	尾数为8,9	尾数为0,1	尾数为2,3	尾数为4,5	尾数为6,7
6月	尾数为7,8	尾数为0,9	尾数为1,2	尾数为3,4	尾数为5,6
7月	尾数为7,8	尾数为0,9	尾数为1,2	尾数为3,4	尾数为5,6
8月	尾数为6,7	尾数为8,9	尾数为0,1	尾数为2,3	尾数为4,5
9月	尾数为5,6	尾数为7,8	尾数为0,9	尾数为1,2	尾数为3,4
10月	尾数为5,6	尾数为7,8	尾数为0,9	尾数为1,2	尾数为3,4
11月	尾数为4,5	尾数为6,7	尾数为8,9	尾数为0,1	尾数为2,3
12月	尾数为4,5	尾数为6,7	尾数为8,9	尾数为0,1	尾数为2,3

1958	木	火	土	金	水
1月	尾数为7,8	尾数为0,9	尾数为1,2	尾数为3,4	尾数为5,6
2月	尾数为6,7	尾数为8,9	尾数为0,1	尾数为2,3	尾数为4,5
3月	尾数为8,9	尾数为0,1	尾数为2,3	尾数为4,5	尾数为6,7
4月	尾数为7,8	尾数为0,9	尾数为1,2	尾数为3,4	尾数为5,6
5月	尾数为7,8	尾数为0,9	尾数为1,2	尾数为3,4	尾数为5,6
6月	尾数为6,7	尾数为8,9	尾数为0,1	尾数为2,3	尾数为4,5
7月	尾数为6,7	尾数为8,9	尾数为0,1	尾数为2,3	尾数为4,5
8月	尾数为5,6	尾数为7,8	尾数为0,9	尾数为1,2	尾数为3,4
9月	尾数为4,5	尾数为6,7	尾数为8,9	尾数为0,1	尾数为2,3
10月	尾数为4,5	尾数为6,7	尾数为8,9	尾数为0,1	尾数为2,3
11月	尾数为3,4	尾数为5,6	尾数为7,8	尾数为0,9	尾数为1,2
12月	尾数为3,4	尾数为5,6	尾数为7,8	尾数为0,9	尾数为1,2

1955	木	火	土	金	水
1月	尾数为3,4	尾数为5,6	尾数为7,8	尾数为0,9	尾数为1,2
2月	尾数为2,3	尾数为4,5	尾数为6,7	尾数为8,9	尾数为0,1
3月	尾数为4,5	尾数为6,7	尾数为8,9	尾数为0,1	尾数为2,3
4月	尾数为3,4	尾数为5,6	尾数为7,8	尾数为0,9	尾数为1,2
5月	尾数为3,4	尾数为5,6	尾数为7,8	尾数为0,9	尾数为1,2
6月	尾数为2,3	尾数为4,5	尾数为6,7	尾数为8,9	尾数为0,1
7月	尾数为2,3	尾数为4,5	尾数为6,7	尾数为8,9	尾数为0,1
8月	尾数为1,2	尾数为3,4	尾数为5,6	尾数为7,8	尾数为0,9
9月	尾数为0,1	尾数为2,3	尾数为4,5	尾数为6,7	尾数为8,9
10月	尾数为0,1	尾数为2,3	尾数为4,5	尾数为6,7	尾数为8,9
11月	尾数为0,9	尾数为1,2	尾数为3,4	尾数为5,6	尾数为7,8
12月	尾数为0,9	尾数为1,2	尾数为3,4	尾数为5,6	尾数为7,8

1959	木	火	土	金	水
1月	尾数为2,3	尾数为4,5	尾数为6,7	尾数为8,9	尾数为0,1
2月	尾数为1,2	尾数为3,4	尾数为5,6	尾数为7,8	尾数为0,9
3月	尾数为3,4	尾数为5,6	尾数为7,8	尾数为0,9	尾数为1,2
4月	尾数为2,3	尾数为4,5	尾数为6,7	尾数为8,9	尾数为0,1
5月	尾数为2,3	尾数为4,5	尾数为6,7	尾数为8,9	尾数为0,1
6月	尾数为1,2	尾数为3,4	尾数为5,6	尾数为7,8	尾数为0,9
7月	尾数为1,2	尾数为3,4	尾数为5,6	尾数为7,8	尾数为0,9
8月	尾数为0,9	尾数为1,2	尾数为2,3	尾数为4,5	尾数为6,7
9月	尾数为0,9	尾数为1,2	尾数为3,4	尾数为5,6	尾数为7,8
10月	尾数为0,9	尾数为1,2	尾数为3,4	尾数为5,6	尾数为7,8
11月	尾数为8,9	尾数为0,1	尾数为2,3	尾数为4,5	尾数为6,7
12月	尾数为8,9	尾数为0,1	尾数为2,3	尾数为4,5	尾数为6,7

1960	木	火	土	金	水
1月	尾数为7,8	尾数为0,9	尾数为1,2	尾数为3,4	尾数为5,6
2月	尾数为6,7	尾数为8,9	尾数为0,1	尾数为2,3	尾数为4,5
3月	尾数为7,8	尾数为0,9	尾数为1,2	尾数为3,4	尾数为5,6
4月	尾数为6,7	尾数为8,9	尾数为0,1	尾数为2,3	尾数为4,5
5月	尾数为6,7	尾数为8,9	尾数为0,1	尾数为2,3	尾数为4,5
6月	尾数为5,6	尾数为7,8	尾数为0,9	尾数为1,2	尾数为3,4
7月	尾数为5,6	尾数为7,8	尾数为0,9	尾数为1,2	尾数为3,4
8月	尾数为4,5	尾数为6,7	尾数为8,9	尾数为0,1	尾数为2,3
9月	尾数为3,4	尾数为5,6	尾数为7,8	尾数为0,9	尾数为1,2
10月	尾数为3,4	尾数为5,6	尾数为7,8	尾数为0,9	尾数为1,2
11月	尾数为2,3	尾数为4,5	尾数为6,7	尾数为8,9	尾数为0,1
12月	尾数为2,3	尾数为4,5	尾数为6,7	尾数为8,9	尾数为0,1

1964	木	火	土	金	水
1月	尾数为6,7	尾数为8,9	尾数为0,1	尾数为2,3	尾数为4,5
2月	尾数为5,6	尾数为7,8	尾数为0,9	尾数为1,2	尾数为3,4
3月	尾数为6,7	尾数为8,9	尾数为0,1	尾数为2,3	尾数为4,5
4月	尾数为5,6	尾数为7,8	尾数为0,9	尾数为1,2	尾数为3,4
5月	尾数为5,6	尾数为7,8	尾数为0,9	尾数为1,2	尾数为3,4
6月	尾数为4,5	尾数为6,7	尾数为8,9	尾数为0,1	尾数为2,3
7月	尾数为4,5	尾数为6,7	尾数为8,9	尾数为0,1	尾数为2,3
8月	尾数为3,4	尾数为5,6	尾数为7,8	尾数为0,9	尾数为1,2
9月	尾数为2,3	尾数为4,5	尾数为6,7	尾数为8,9	尾数为0,1
10月	尾数为2,3	尾数为4,5	尾数为6,7	尾数为8,9	尾数为0,1
11月	尾数为1,2	尾数为3,4	尾数为5,6	尾数为7,8	尾数为0,9
12月	尾数为1,2	尾数为3,4	尾数为5,6	尾数为7,8	尾数为0,9

1961	木	火	土	金	水
1月	尾数为1,2	尾数为3,4	尾数为5,6	尾数为7,8	尾数为0,9
2月	尾数为0,1	尾数为2,3	尾数为4,5	尾数为6,7	尾数为8,9
3月	尾数为2,3	尾数为4,5	尾数为6,7	尾数为8,9	尾数为0,1
4月	尾数为1,2	尾数为3,4	尾数为5,6	尾数为7,8	尾数为0,9
5月	尾数为1,2	尾数为3,4	尾数为5,6	尾数为7,8	尾数为0,9
6月	尾数为0,1	尾数为2,3	尾数为4,5	尾数为6,7	尾数为8,9
7月	尾数为0,1	尾数为2,3	尾数为4,5	尾数为6,7	尾数为8,9
8月	尾数为0,9	尾数为1,2	尾数为3,4	尾数为5,6	尾数为7,8
9月	尾数为8,9	尾数为0,1	尾数为2,3	尾数为4,5	尾数为6,7
10月	尾数为8,9	尾数为0,1	尾数为2,3	尾数为4,5	尾数为6,7
11月	尾数为7,8	尾数为0,9	尾数为1,2	尾数为3,4	尾数为5,6
12月	尾数为7,8	尾数为0,9	尾数为1,2	尾数为3,4	尾数为5,6

1965	木	火	土	金	水
1月	尾数为0,1	尾数为2,3	尾数为4,5	尾数为6,7	尾数为8,9
2月	尾数为0,9	尾数为1,2	尾数为3,4	尾数为5,6	尾数为7,8
3月	尾数为1,2	尾数为3,4	尾数为5,6	尾数为7,8	尾数为0,9
4月	尾数为0,1	尾数为2,3	尾数为4,5	尾数为6,7	尾数为8,9
5月	尾数为0,1	尾数为2,3	尾数为4,5	尾数为6,7	尾数为8,9
6月	尾数为0,9	尾数为1,2	尾数为3,4	尾数为5,6	尾数为7,8
7月	尾数为0,9	尾数为1,2	尾数为3,4	尾数为5,6	尾数为7,8
8月	尾数为8,9	尾数为0,1	尾数为2,3	尾数为4,5	尾数为6,7
9月	尾数为7,8	尾数为0,9	尾数为1,2	尾数为3,4	尾数为5,6
10月	尾数为7,8	尾数为0,9	尾数为1,2	尾数为3,4	尾数为5,6
11月	尾数为6,7	尾数为8,9	尾数为0,1	尾数为2,3	尾数为4,5
12月	尾数为6,7	尾数为8,9	尾数为0,1	尾数为2,3	尾数为4,5

1962	木	火	土	金	水
1月	尾数为6,7	尾数为8,9	尾数为0,1	尾数为2,3	尾数为4,5
2月	尾数为5,6	尾数为7,8	尾数为0,9	尾数为1,2	尾数为3,4
3月	尾数为7,8	尾数为0,9	尾数为1,2	尾数为3,4	尾数为5,6
4月	尾数为6,7	尾数为8,9	尾数为0,1	尾数为2,3	尾数为4,5
5月	尾数为6,7	尾数为8,9	尾数为0,1	尾数为2,3	尾数为4,5
6月	尾数为5,6	尾数为7,8	尾数为0,9	尾数为1,2	尾数为3,4
7月	尾数为5,6	尾数为7,8	尾数为0,9	尾数为1,2	尾数为3,4
8月	尾数为4,5	尾数为6,7	尾数为8,9	尾数为0,1	尾数为2,3
9月	尾数为3,4	尾数为5,6	尾数为7,8	尾数为0,9	尾数为1,2
10月	尾数为3,4	尾数为5,6	尾数为7,8	尾数为0,9	尾数为1,2
11月	尾数为2,3	尾数为4,5	尾数为6,7	尾数为8,9	尾数为0,1
12月	尾数为2,3	尾数为4,5	尾数为6,7	尾数为8,9	尾数为0,1

1966	木	火	土	金	水
1月	尾数为5,6	尾数为7,8	尾数为0,9	尾数为1,2	尾数为3,4
2月	尾数为4,5	尾数为6,7	尾数为8,9	尾数为0,1	尾数为2,3
3月	尾数为6,7	尾数为8,9	尾数为0,1	尾数为2,3	尾数为4,5
4月	尾数为5,6	尾数为7,8	尾数为0,9	尾数为1,2	尾数为3,4
5月	尾数为5,6	尾数为7,8	尾数为0,9	尾数为1,2	尾数为3,4
6月	尾数为4,5	尾数为6,7	尾数为8,9	尾数为0,1	尾数为2,3
7月	尾数为4,5	尾数为6,7	尾数为8,9	尾数为0,1	尾数为2,3
8月	尾数为3,4	尾数为5,6	尾数为7,8	尾数为0,9	尾数为1,2
9月	尾数为2,3	尾数为4,5	尾数为6,7	尾数为8,9	尾数为0,1
10月	尾数为2,3	尾数为4,5	尾数为6,7	尾数为8,9	尾数为0,1
11月	尾数为1,2	尾数为3,4	尾数为5,6	尾数为7,8	尾数为0,9
12月	尾数为1,2	尾数为3,4	尾数为5,6	尾数为7,8	尾数为0,9

1963	木	火	土	金	水
1月	尾数为1,2	尾数为3,4	尾数为5,6	尾数为7,8	尾数为0,9
2月	尾数为0,1	尾数为2,3	尾数为4,5	尾数为6,7	尾数为8,9
3月	尾数为2,3	尾数为4,5	尾数为6,7	尾数为8,9	尾数为0,1
4月	尾数为1,2	尾数为3,4	尾数为5,6	尾数为7,8	尾数为0,9
5月	尾数为1,2	尾数为3,4	尾数为5,6	尾数为7,8	尾数为0,9
6月	尾数为0,1	尾数为2,3	尾数为4,5	尾数为6,7	尾数为8,9
7月	尾数为0,1	尾数为2,3	尾数为4,5	尾数为6,7	尾数为8,9
8月	尾数为0,9	尾数为1,2	尾数为3,4	尾数为5,6	尾数为7,8
9月	尾数为8,9	尾数为0,1	尾数为2,3	尾数为4,5	尾数为6,7
10月	尾数为8,9	尾数为0,1	尾数为2,3	尾数为4,5	尾数为6,7
11月	尾数为7,8	尾数为0,9	尾数为1,2	尾数为3,4	尾数为5,6
12月	尾数为7,8	尾数为0,9	尾数为1,2	尾数为3,4	尾数为5,6

1967	木	火	土	金	水
1月	尾数为0,1	尾数为2,3	尾数为4,5	尾数为6,7	尾数为8,9
2月	尾数为0,9	尾数为1,2	尾数为3,4	尾数为5,6	尾数为7,8
3月	尾数为1,2	尾数为3,4	尾数为5,6	尾数为7,8	尾数为0,9
4月	尾数为0,1	尾数为2,3	尾数为4,5	尾数为6,7	尾数为8,9
5月	尾数为0,1	尾数为2,3	尾数为4,5	尾数为6,7	尾数为8,9
6月	尾数为0,9	尾数为1,2	尾数为3,4	尾数为5,6	尾数为7,8
7月	尾数为0,9	尾数为1,2	尾数为3,4	尾数为5,6	尾数为7,8
8月	尾数为8,9	尾数为0,1	尾数为2,3	尾数为4,5	尾数为6,7
9月	尾数为7,8	尾数为0,9	尾数为1,2	尾数为3,4	尾数为5,6
10月	尾数为7,8	尾数为0,9	尾数为1,2	尾数为3,4	尾数为5,6
11月	尾数为6,7	尾数为8,9	尾数为0,1	尾数为2,3	尾数为4,5
12月	尾数为6,7	尾数为8,9	尾数为0,1	尾数为2,3	尾数为4,5

1968	木	火	土	金	水
1月	尾数为5,6	尾数为7,8	尾数为0,9	尾数为1,2	尾数为3,4
2月	尾数为4,5	尾数为6,7	尾数为8,9	尾数为0,1	尾数为2,3
3月	尾数为5,6	尾数为7,8	尾数为0,9	尾数为1,2	尾数为3,4
4月	尾数为4,5	尾数为6,7	尾数为8,9	尾数为0,1	尾数为2,3
5月	尾数为4,5	尾数为6,7	尾数为8,9	尾数为0,1	尾数为2,3
6月	尾数为3,4	尾数为5,6	尾数为7,8	尾数为0,9	尾数为1,2
7月	尾数为3,4	尾数为5,6	尾数为7,8	尾数为0,9	尾数为1,2
8月	尾数为2,3	尾数为4,5	尾数为6,7	尾数为8,9	尾数为0,1
9月	尾数为1,2	尾数为3,4	尾数为5,6	尾数为7,8	尾数为0,9
10月	尾数为1,2	尾数为3,4	尾数为5,6	尾数为7,8	尾数为0,9
11月	尾数为0,1	尾数为2,3	尾数为4,5	尾数为6,7	尾数为8,9
12月	尾数为0,1	尾数为2,3	尾数为4,5	尾数为6,7	尾数为8,9

1972	木	火	土	金	水
1月	尾数为4,5	尾数为6,7	尾数为8,9	尾数为0,1	尾数为2,3
2月	尾数为3,4	尾数为5,6	尾数为7,8	尾数为0,9	尾数为1,2
3月	尾数为4,5	尾数为6,7	尾数为8,9	尾数为0,1	尾数为2,3
4月	尾数为3,4	尾数为5,6	尾数为7,8	尾数为0,9	尾数为1,2
5月	尾数为3,4	尾数为5,6	尾数为7,8	尾数为0,9	尾数为1,2
6月	尾数为2,3	尾数为4,5	尾数为6,7	尾数为8,9	尾数为0,1
7月	尾数为2,3	尾数为4,5	尾数为6,7	尾数为8,9	尾数为0,1
8月	尾数为1,2	尾数为3,4	尾数为5,6	尾数为7,8	尾数为0,9
9月	尾数为0,1	尾数为2,3	尾数为4,5	尾数为6,7	尾数为8,9
10月	尾数为0,1	尾数为2,3	尾数为4,5	尾数为6,7	尾数为8,9
11月	尾数为0,9	尾数为1,2	尾数为3,4	尾数为5,6	尾数为7,8
12月	尾数为0,9	尾数为1,2	尾数为3,4	尾数为5,6	尾数为7,8

1969	木	火	土	金	水
1月	尾数为0,9	尾数为1,2	尾数为3,4	尾数为5,6	尾数为7,8
2月	尾数为8,9	尾数为0,1	尾数为2,3	尾数为4,5	尾数为6,7
3月	尾数为0,1	尾数为2,3	尾数为4,5	尾数为6,7	尾数为8,9
4月	尾数为0,9	尾数为1,2	尾数为3,4	尾数为5,6	尾数为7,8
5月	尾数为0,9	尾数为1,2	尾数为3,4	尾数为5,6	尾数为7,8
6月	尾数为8,9	尾数为0,1	尾数为2,3	尾数为4,5	尾数为6,7
7月	尾数为8,9	尾数为0,1	尾数为2,3	尾数为4,5	尾数为6,7
8月	尾数为7,8	尾数为0,9	尾数为1,2	尾数为3,4	尾数为5,6
9月	尾数为6,7	尾数为8,9	尾数为0,1	尾数为2,3	尾数为4,5
10月	尾数为6,7	尾数为8,9	尾数为0,1	尾数为2,3	尾数为4,5
11月	尾数为5,6	尾数为7,8	尾数为0,9	尾数为1,2	尾数为3,4
12月	尾数为5,6	尾数为7,8	尾数为0,9	尾数为1,2	尾数为3,4

1973	木	火	土	金	水
1月	尾数为8,9	尾数为0,1	尾数为2,3	尾数为4,5	尾数为6,7
2月	尾数为7,8	尾数为0,9	尾数为1,2	尾数为3,4	尾数为5,6
3月	尾数为0,9	尾数为1,2	尾数为3,4	尾数为5,6	尾数为7,8
4月	尾数为8,9	尾数为0,1	尾数为2,3	尾数为4,5	尾数为6,7
5月	尾数为8,9	尾数为0,1	尾数为2,3	尾数为4,5	尾数为6,7
6月	尾数为7,8	尾数为0,9	尾数为1,2	尾数为3,4	尾数为5,6
7月	尾数为7,8	尾数为0,9	尾数为1,2	尾数为3,4	尾数为5,6
8月	尾数为6,7	尾数为8,9	尾数为0,1	尾数为2,3	尾数为4,5
9月	尾数为5,6	尾数为7,8	尾数为0,9	尾数为1,2	尾数为3,4
10月	尾数为5,6	尾数为7,8	尾数为0,9	尾数为1,2	尾数为3,4
11月	尾数为4,5	尾数为6,7	尾数为8,9	尾数为0,1	尾数为2,3
12月	尾数为4,5	尾数为6,7	尾数为8,9	尾数为0,1	尾数为2,3

1970	木	火	土	金	水
1月	尾数为4,5	尾数为6,7	尾数为8,9	尾数为0,1	尾数为2,3
2月	尾数为3,4	尾数为5,6	尾数为7,8	尾数为0,9	尾数为1,2
3月	尾数为5,6	尾数为7,8	尾数为0,9	尾数为1,2	尾数为3,4
4月	尾数为4,5	尾数为6,7	尾数为8,9	尾数为0,1	尾数为2,3
5月	尾数为4,5	尾数为6,7	尾数为8,9	尾数为0,1	尾数为2,3
6月	尾数为3,4	尾数为5,6	尾数为7,8	尾数为0,9	尾数为1,2
7月	尾数为3,4	尾数为5,6	尾数为7,8	尾数为0,9	尾数为1,2
8月	尾数为2,3	尾数为4,5	尾数为6,7	尾数为8,9	尾数为0,1
9月	尾数为1,2	尾数为3,4	尾数为5,6	尾数为7,8	尾数为0,9
10月	尾数为1,2	尾数为3,4	尾数为5,6	尾数为7,8	尾数为0,9
11月	尾数为0,1	尾数为2,3	尾数为4,5	尾数为6,7	尾数为8,9
12月	尾数为0,1	尾数为2,3	尾数为4,5	尾数为6,7	尾数为8,9

1974	木	火	土	金	水
1月	尾数为3,4	尾数为5,6	尾数为7,8	尾数为0,9	尾数为1,2
2月	尾数为2,3	尾数为4,5	尾数为6,7	尾数为8,9	尾数为0,1
3月	尾数为4,5	尾数为6,7	尾数为8,9	尾数为0,1	尾数为2,3
4月	尾数为3,4	尾数为5,6	尾数为7,8	尾数为0,9	尾数为1,2
5月	尾数为3,4	尾数为5,6	尾数为7,8	尾数为0,9	尾数为1,2
6月	尾数为2,3	尾数为4,5	尾数为6,7	尾数为8,9	尾数为0,1
7月	尾数为2,3	尾数为4,5	尾数为6,7	尾数为8,9	尾数为0,1
8月	尾数为1,2	尾数为3,4	尾数为5,6	尾数为7,8	尾数为0,9
9月	尾数为0,1	尾数为2,3	尾数为4,5	尾数为6,7	尾数为8,9
10月	尾数为0,1	尾数为2,3	尾数为4,5	尾数为6,7	尾数为8,9
11月	尾数为0,9	尾数为1,2	尾数为3,4	尾数为5,6	尾数为7,8
12月	尾数为0,9	尾数为1,2	尾数为3,4	尾数为5,6	尾数为7,8

1971	木	火	土	金	水
1月	尾数为0,9	尾数为1,2	尾数为3,4	尾数为5,6	尾数为7,8
2月	尾数为8,9	尾数为0,1	尾数为2,3	尾数为4,5	尾数为6,7
3月	尾数为0,1	尾数为2,3	尾数为4,5	尾数为6,7	尾数为8,9
4月	尾数为0,9	尾数为1,2	尾数为3,4	尾数为5,6	尾数为7,8
5月	尾数为0,9	尾数为1,2	尾数为3,4	尾数为5,6	尾数为7,8
6月	尾数为8,9	尾数为0,1	尾数为2,3	尾数为4,5	尾数为6,7
7月	尾数为8,9	尾数为0,1	尾数为2,3	尾数为4,5	尾数为6,7
8月	尾数为7,8	尾数为0,9	尾数为1,2	尾数为3,4	尾数为5,6
9月	尾数为6,7	尾数为8,9	尾数为0,1	尾数为2,3	尾数为4,5
10月	尾数为6,7	尾数为8,9	尾数为0,1	尾数为2,3	尾数为4,5
11月	尾数为5,6	尾数为7,8	尾数为0,9	尾数为1,2	尾数为3,4
12月	尾数为5,6	尾数为7,8	尾数为0,9	尾数为1,2	尾数为3,4

1975	木	火	土	金	水
1月	尾数为8,9	尾数为0,1	尾数为2,3	尾数为4,5	尾数为6,7
2月	尾数为7,8	尾数为0,9	尾数为1,2	尾数为3,4	尾数为5,6
3月	尾数为0,9	尾数为1,2	尾数为3,4	尾数为5,6	尾数为7,8
4月	尾数为8,9	尾数为0,1	尾数为2,3	尾数为4,5	尾数为6,7
5月	尾数为8,9	尾数为0,1	尾数为2,3	尾数为4,5	尾数为6,7
6月	尾数为7,8	尾数为0,9	尾数为1,2	尾数为3,4	尾数为5,6
7月	尾数为7,8	尾数为0,9	尾数为1,2	尾数为3,4	尾数为5,6
8月	尾数为6,7	尾数为8,9	尾数为0,1	尾数为2,3	尾数为4,5
9月	尾数为5,6	尾数为7,8	尾数为0,9	尾数为1,2	尾数为3,4
10月	尾数为5,6	尾数为7,8	尾数为0,9	尾数为1,2	尾数为3,4
11月	尾数为4,5	尾数为6,7	尾数为8,9	尾数为0,1	尾数为2,3
12月	尾数为4,5	尾数为6,7	尾数为8,9	尾数为0,1	尾数为2,3

1976	木	火	土	金	水
1月	尾数为3,4	尾数为5,6	尾数为7,8	尾数为0,9	尾数为1,2
2月	尾数为2,3	尾数为4,5	尾数为6,7	尾数为8,9	尾数为0,1
3月	尾数为3,4	尾数为5,6	尾数为7,8	尾数为0,9	尾数为1,2
4月	尾数为2,3	尾数为4,5	尾数为6,7	尾数为8,9	尾数为0,1
5月	尾数为2,3	尾数为4,5	尾数为6,7	尾数为8,9	尾数为0,1
6月	尾数为1,2	尾数为3,4	尾数为5,6	尾数为7,8	尾数为0,9
7月	尾数为1,2	尾数为3,4	尾数为5,6	尾数为7,8	尾数为0,9
8月	尾数为0,1	尾数为2,3	尾数为4,5	尾数为6,7	尾数为8,9
9月	尾数为0,9	尾数为1,2	尾数为3,4	尾数为5,6	尾数为7,8
10月	尾数为0,9	尾数为1,2	尾数为3,4	尾数为5,6	尾数为7,8
11月	尾数为8,9	尾数为0,1	尾数为2,3	尾数为4,5	尾数为6,7
12月	尾数为8,9	尾数为0,1	尾数为2,3	尾数为4,5	尾数为6,7

1980	木	火	土	金	水
1月	尾数为2,3	尾数为4,5	尾数为6,7	尾数为8,9	尾数为0,1
2月	尾数为1,2	尾数为3,4	尾数为5,6	尾数为7,8	尾数为0,9
3月	尾数为2,3	尾数为4,5	尾数为6,7	尾数为8,9	尾数为0,1
4月	尾数为1,2	尾数为3,4	尾数为5,6	尾数为7,8	尾数为0,9
5月	尾数为1,2	尾数为3,4	尾数为5,6	尾数为7,8	尾数为0,9
6月	尾数为0,1	尾数为2,3	尾数为4,5	尾数为6,7	尾数为8,9
7月	尾数为0,1	尾数为2,3	尾数为4,5	尾数为6,7	尾数为8,9
8月	尾数为0,9	尾数为1,2	尾数为3,4	尾数为5,6	尾数为7,8
9月	尾数为8,9	尾数为0,1	尾数为2,3	尾数为4,5	尾数为6,7
10月	尾数为8,9	尾数为0,1	尾数为2,3	尾数为4,5	尾数为6,7
11月	尾数为7,8	尾数为0,9	尾数为1,2	尾数为3,4	尾数为5,6
12月	尾数为7,8	尾数为0,9	尾数为1,2	尾数为3,4	尾数为5,6

1977	木	火	土	金	水
1月	尾数为7,8	尾数为0,9	尾数为1,2	尾数为3,4	尾数为5,6
2月	尾数为6,7	尾数为8,9	尾数为0,1	尾数为2,3	尾数为4,5
3月	尾数为8,9	尾数为0,1	尾数为2,3	尾数为4,5	尾数为6,7
4月	尾数为7,8	尾数为0,9	尾数为1,2	尾数为3,4	尾数为5,6
5月	尾数为7,8	尾数为0,9	尾数为1,2	尾数为3,4	尾数为5,6
6月	尾数为6,7	尾数为8,9	尾数为0,1	尾数为2,3	尾数为4,5
7月	尾数为6,7	尾数为8,9	尾数为0,1	尾数为2,3	尾数为4,5
8月	尾数为5,6	尾数为7,8	尾数为0,9	尾数为1,2	尾数为3,4
9月	尾数为4,5	尾数为6,7	尾数为8,9	尾数为0,1	尾数为2,3
10月	尾数为4,5	尾数为6,7	尾数为8,9	尾数为0,1	尾数为2,3
11月	尾数为3,4	尾数为5,6	尾数为7,8	尾数为0,9	尾数为1,2
12月	尾数为3,4	尾数为5,6	尾数为7,8	尾数为0,9	尾数为1,2

1981	木	火	土	金	水
1月	尾数为6,7	尾数为8,9	尾数为0,1	尾数为2,3	尾数为4,5
2月	尾数为5,6	尾数为7,8	尾数为0,9	尾数为1,2	尾数为3,4
3月	尾数为7,8	尾数为0,9	尾数为1,2	尾数为3,4	尾数为5,6
4月	尾数为6,7	尾数为8,9	尾数为0,1	尾数为2,3	尾数为4,5
5月	尾数为6,7	尾数为8,9	尾数为0,1	尾数为2,3	尾数为4,5
6月	尾数为5,6	尾数为7,8	尾数为0,9	尾数为1,2	尾数为3,4
7月	尾数为5,6	尾数为7,8	尾数为0,9	尾数为1,2	尾数为3,4
8月	尾数为4,5	尾数为6,7	尾数为8,9	尾数为0,1	尾数为2,3
9月	尾数为3,4	尾数为5,6	尾数为7,8	尾数为0,9	尾数为1,2
10月	尾数为3,4	尾数为5,6	尾数为7,8	尾数为0,9	尾数为1,2
11月	尾数为2,3	尾数为4,5	尾数为6,7	尾数为8,9	尾数为0,1
12月	尾数为2,3	尾数为4,5	尾数为6,7	尾数为8,9	尾数为0,1

1978	木	火	土	金	水
1月	尾数为2,3	尾数为4,5	尾数为6,7	尾数为8,9	尾数为0,1
2月	尾数为1,2	尾数为3,4	尾数为5,6	尾数为7,8	尾数为0,9
3月	尾数为3,4	尾数为5,6	尾数为7,8	尾数为0,9	尾数为1,2
4月	尾数为2,3	尾数为4,5	尾数为6,7	尾数为8,9	尾数为0,1
5月	尾数为2,3	尾数为4,5	尾数为6,7	尾数为8,9	尾数为0,1
6月	尾数为1,2	尾数为3,4	尾数为5,6	尾数为7,8	尾数为0,9
7月	尾数为1,2	尾数为3,4	尾数为5,6	尾数为7,8	尾数为0,9
8月	尾数为0,1	尾数为2,3	尾数为4,5	尾数为6,7	尾数为8,9
9月	尾数为0,9	尾数为1,2	尾数为3,4	尾数为5,6	尾数为7,8
10月	尾数为0,9	尾数为1,2	尾数为3,4	尾数为5,6	尾数为7,8
11月	尾数为8,9	尾数为0,1	尾数为2,3	尾数为4,5	尾数为6,7
12月	尾数为8,9	尾数为0,1	尾数为2,3	尾数为4,5	尾数为6,7

1982	木	火	土	金	水
1月	尾数为1,2	尾数为3,4	尾数为5,6	尾数为7,8	尾数为0,9
2月	尾数为0,1	尾数为2,3	尾数为4,5	尾数为6,7	尾数为8,9
3月	尾数为2,3	尾数为4,5	尾数为6,7	尾数为8,9	尾数为0,1
4月	尾数为1,2	尾数为3,4	尾数为5,6	尾数为7,8	尾数为0,9
5月	尾数为1,2	尾数为3,4	尾数为5,6	尾数为7,8	尾数为0,9
6月	尾数为0,1	尾数为2,3	尾数为4,5	尾数为6,7	尾数为8,9
7月	尾数为0,1	尾数为2,3	尾数为4,5	尾数为6,7	尾数为8,9
8月	尾数为0,9	尾数为1,2	尾数为3,4	尾数为5,6	尾数为7,8
9月	尾数为8,9	尾数为0,1	尾数为2,3	尾数为4,5	尾数为6,7
10月	尾数为8,9	尾数为0,1	尾数为2,3	尾数为4,5	尾数为6,7
11月	尾数为7,8	尾数为0,9	尾数为1,2	尾数为3,4	尾数为5,6
12月	尾数为7,8	尾数为0,9	尾数为1,2	尾数为3,4	尾数为5,6

1979	木	火	土	金	水
1月	尾数为7,8	尾数为0,9	尾数为1,2	尾数为3,4	尾数为5,6
2月	尾数为6,7	尾数为8,9	尾数为0,1	尾数为2,3	尾数为4,5
3月	尾数为8,9	尾数为0,1	尾数为2,3	尾数为4,5	尾数为6,7
4月	尾数为7,8	尾数为0,9	尾数为1,2	尾数为3,4	尾数为5,6
5月	尾数为7,8	尾数为0,9	尾数为1,2	尾数为3,4	尾数为5,6
6月	尾数为6,7	尾数为8,9	尾数为0,1	尾数为2,3	尾数为4,5
7月	尾数为6,7	尾数为8,9	尾数为0,1	尾数为2,3	尾数为4,5
8月	尾数为5,6	尾数为7,8	尾数为0,9	尾数为1,2	尾数为3,4
9月	尾数为4,5	尾数为6,7	尾数为8,9	尾数为0,1	尾数为2,3
10月	尾数为4,5	尾数为6,7	尾数为8,9	尾数为0,1	尾数为2,3
11月	尾数为3,4	尾数为5,6	尾数为7,8	尾数为0,9	尾数为1,2
12月	尾数为3,4	尾数为5,6	尾数为7,8	尾数为0,9	尾数为1,2

1983	木	火	土	金	水
1月	尾数为6,7	尾数为8,9	尾数为0,1	尾数为2,3	尾数为4,5
2月	尾数为5,6	尾数为7,8	尾数为0,9	尾数为1,2	尾数为3,4
3月	尾数为7,8	尾数为0,9	尾数为1,2	尾数为3,4	尾数为5,6
4月	尾数为6,7	尾数为8,9	尾数为0,1	尾数为2,3	尾数为4,5
5月	尾数为6,7	尾数为8,9	尾数为0,1	尾数为2,3	尾数为4,5
6月	尾数为5,6	尾数为7,8	尾数为0,9	尾数为1,2	尾数为3,4
7月	尾数为5,6	尾数为7,8	尾数为0,9	尾数为1,2	尾数为3,4
8月	尾数为4,5	尾数为6,7	尾数为8,9	尾数为0,1	尾数为2,3
9月	尾数为3,4	尾数为5,6	尾数为7,8	尾数为0,9	尾数为1,2
10月	尾数为3,4	尾数为5,6	尾数为7,8	尾数为0,9	尾数为1,2
11月	尾数为2,3	尾数为4,5	尾数为6,7	尾数为8,9	尾数为0,1
12月	尾数为2,3	尾数为4,5	尾数为6,7	尾数为8,9	尾数为0,1

女人不生病的纪律

1984	木	火	土	金	水
1月	尾数为1,2	尾数为3,4	尾数为5,6	尾数为7,8	尾数为0,9
2月	尾数为0,1	尾数为2,3	尾数为4,5	尾数为6,7	尾数为8,9
3月	尾数为1,2	尾数为3,4	尾数为5,6	尾数为7,8	尾数为0,9
4月	尾数为0,1	尾数为2,3	尾数为4,5	尾数为6,7	尾数为8,9
5月	尾数为0,1	尾数为2,3	尾数为4,5	尾数为6,7	尾数为8,9
6月	尾数为0,9	尾数为1,2	尾数为3,4	尾数为5,6	尾数为7,8
7月	尾数为0,9	尾数为1,2	尾数为3,4	尾数为5,6	尾数为7,8
8月	尾数为8,9	尾数为0,1	尾数为2,3	尾数为4,5	尾数为6,7
9月	尾数为7,8	尾数为0,9	尾数为1,2	尾数为3,4	尾数为5,6
10月	尾数为7,8	尾数为0,9	尾数为1,2	尾数为3,4	尾数为5,6
11月	尾数为6,7	尾数为8,9	尾数为0,1	尾数为2,3	尾数为4,5
12月	尾数为6,7	尾数为8,9	尾数为0,1	尾数为2,3	尾数为4,5

1988	木	火	土	金	水
1月	尾数为0,1	尾数为2,3	尾数为4,5	尾数为6,7	尾数为8,9
2月	尾数为0,9	尾数为1,2	尾数为3,4	尾数为5,6	尾数为7,8
3月	尾数为0,1	尾数为2,3	尾数为4,5	尾数为6,7	尾数为8,9
4月	尾数为0,9	尾数为1,2	尾数为3,4	尾数为5,6	尾数为7,8
5月	尾数为1,2	尾数为3,4	尾数为5,6	尾数为7,8	尾数为0,9
6月	尾数为8,9	尾数为0,1	尾数为2,3	尾数为4,5	尾数为6,7
7月	尾数为8,9	尾数为0,1	尾数为2,3	尾数为4,5	尾数为6,7
8月	尾数为7,8	尾数为0,9	尾数为1,2	尾数为3,4	尾数为5,6
9月	尾数为6,7	尾数为8,9	尾数为0,1	尾数为2,3	尾数为4,5
10月	尾数为6,7	尾数为8,9	尾数为0,1	尾数为2,3	尾数为4,5
11月	尾数为5,6	尾数为7,8	尾数为0,9	尾数为1,2	尾数为3,4
12月	尾数为5,6	尾数为7,8	尾数为0,9	尾数为1,2	尾数为3,4

1985	木	火	土	金	水
1月	尾数为5,6	尾数为7,8	尾数为0,9	尾数为1,2	尾数为3,4
2月	尾数为4,5	尾数为6,7	尾数为8,9	尾数为0,1	尾数为2,3
3月	尾数为6,7	尾数为8,9	尾数为0,1	尾数为2,3	尾数为4,5
4月	尾数为5,6	尾数为7,8	尾数为0,9	尾数为1,2	尾数为3,4
5月	尾数为5,6	尾数为7,8	尾数为0,9	尾数为1,2	尾数为3,4
6月	尾数为4,5	尾数为6,7	尾数为8,9	尾数为0,1	尾数为2,3
7月	尾数为4,5	尾数为6,7	尾数为8,9	尾数为0,1	尾数为2,3
8月	尾数为3,4	尾数为5,6	尾数为7,8	尾数为0,9	尾数为1,2
9月	尾数为2,3	尾数为4,5	尾数为6,7	尾数为8,9	尾数为0,1
10月	尾数为2,3	尾数为4,5	尾数为6,7	尾数为8,9	尾数为0,1
11月	尾数为1,2	尾数为3,4	尾数为5,6	尾数为7,8	尾数为0,9
12月	尾数为1,2	尾数为3,4	尾数为5,6	尾数为7,8	尾数为0,9

1989	木	火	土	金	水
1月	尾数为4,5	尾数为6,7	尾数为8,9	尾数为0,1	尾数为2,3
2月	尾数为3,4	尾数为5,6	尾数为7,8	尾数为0,9	尾数为1,2
3月	尾数为5,6	尾数为7,8	尾数为0,9	尾数为1,2	尾数为3,4
4月	尾数为4,5	尾数为6,7	尾数为8,9	尾数为0,1	尾数为2,3
5月	尾数为4,5	尾数为6,7	尾数为8,9	尾数为0,1	尾数为2,3
6月	尾数为3,4	尾数为5,6	尾数为7,8	尾数为0,9	尾数为1,2
7月	尾数为3,4	尾数为5,6	尾数为7,8	尾数为0,9	尾数为1,2
8月	尾数为2,3	尾数为4,5	尾数为6,7	尾数为8,9	尾数为0,1
9月	尾数为1,2	尾数为3,4	尾数为5,6	尾数为7,8	尾数为0,9
10月	尾数为1,2	尾数为3,4	尾数为5,6	尾数为7,8	尾数为0,9
11月	尾数为0,1	尾数为2,3	尾数为4,5	尾数为6,7	尾数为8,9
12月	尾数为0,1	尾数为2,3	尾数为4,5	尾数为6,7	尾数为8,9

1986	木	火	土	金	水
1月	尾数为0,1	尾数为2,3	尾数为4,5	尾数为6,7	尾数为8,9
2月	尾数为0,9	尾数为1,2	尾数为3,4	尾数为5,6	尾数为7,8
3月	尾数为1,2	尾数为3,4	尾数为5,6	尾数为7,8	尾数为0,9
4月	尾数为0,1	尾数为2,3	尾数为4,5	尾数为6,7	尾数为8,9
5月	尾数为0,1	尾数为2,3	尾数为4,5	尾数为6,7	尾数为8,9
6月	尾数为0,9	尾数为1,2	尾数为3,4	尾数为5,6	尾数为7,8
7月	尾数为0,9	尾数为1,2	尾数为3,4	尾数为5,6	尾数为7,8
8月	尾数为8,9	尾数为0,1	尾数为2,3	尾数为4,5	尾数为6,7
9月	尾数为7,8	尾数为0,9	尾数为1,2	尾数为3,4	尾数为5,6
10月	尾数为7,8	尾数为0,9	尾数为1,2	尾数为3,4	尾数为5,6
11月	尾数为6,7	尾数为8,9	尾数为0,1	尾数为2,3	尾数为4,5
12月	尾数为6,7	尾数为8,9	尾数为0,1	尾数为2,3	尾数为4,5

1990	木	火	土	金	水
1月	尾数为0,9	尾数为1,2	尾数为3,4	尾数为5,6	尾数为7,8
2月	尾数为8,9	尾数为0,1	尾数为2,3	尾数为4,5	尾数为6,7
3月	尾数为0,1	尾数为2,3	尾数为4,5	尾数为6,7	尾数为8,9
4月	尾数为0,9	尾数为1,2	尾数为3,4	尾数为5,6	尾数为7,8
5月	尾数为0,9	尾数为1,2	尾数为3,4	尾数为5,6	尾数为7,8
6月	尾数为8,9	尾数为0,1	尾数为2,3	尾数为4,5	尾数为6,7
7月	尾数为8,9	尾数为0,1	尾数为2,3	尾数为4,5	尾数为6,7
8月	尾数为7,8	尾数为0,9	尾数为1,2	尾数为3,4	尾数为5,6
9月	尾数为6,7	尾数为8,9	尾数为0,1	尾数为2,3	尾数为4,5
10月	尾数为6,7	尾数为8,9	尾数为0,1	尾数为2,3	尾数为4,5
11月	尾数为5,6	尾数为7,8	尾数为0,9	尾数为1,2	尾数为3,4
12月	尾数为5,6	尾数为7,8	尾数为0,9	尾数为1,2	尾数为3,4

1987	木	火	土	金	水
1月	尾数为5,6	尾数为7,8	尾数为0,9	尾数为1,2	尾数为3,4
2月	尾数为4,5	尾数为6,7	尾数为8,9	尾数为0,1	尾数为2,3
3月	尾数为6,7	尾数为8,9	尾数为0,1	尾数为2,3	尾数为4,5
4月	尾数为5,6	尾数为7,8	尾数为0,9	尾数为1,2	尾数为3,4
5月	尾数为5,6	尾数为7,8	尾数为0,9	尾数为1,2	尾数为3,4
6月	尾数为4,5	尾数为6,7	尾数为8,9	尾数为0,1	尾数为2,3
7月	尾数为4,5	尾数为6,7	尾数为8,9	尾数为0,1	尾数为2,3
8月	尾数为3,4	尾数为5,6	尾数为7,8	尾数为0,9	尾数为1,2
9月	尾数为2,3	尾数为4,5	尾数为6,7	尾数为8,9	尾数为0,1
10月	尾数为2,3	尾数为4,5	尾数为6,7	尾数为8,9	尾数为0,1
11月	尾数为1,2	尾数为3,4	尾数为5,6	尾数为7,8	尾数为0,9
12月	尾数为1,2	尾数为3,4	尾数为5,6	尾数为7,8	尾数为0,9

1991	木	火	土	金	水
1月	尾数为4,5	尾数为6,7	尾数为8,9	尾数为0,1	尾数为2,3
2月	尾数为3,4	尾数为5,6	尾数为7,8	尾数为0,9	尾数为1,2
3月	尾数为5,6	尾数为7,8	尾数为0,9	尾数为1,2	尾数为3,4
4月	尾数为4,5	尾数为6,7	尾数为8,9	尾数为0,1	尾数为2,3
5月	尾数为4,5	尾数为6,7	尾数为8,9	尾数为0,1	尾数为2,3
6月	尾数为3,4	尾数为5,6	尾数为7,8	尾数为0,9	尾数为1,2
7月	尾数为3,4	尾数为5,6	尾数为7,8	尾数为0,9	尾数为1,2
8月	尾数为2,3	尾数为4,5	尾数为6,7	尾数为8,9	尾数为0,1
9月	尾数为1,2	尾数为3,4	尾数为5,6	尾数为7,8	尾数为0,9
10月	尾数为1,2	尾数为3,4	尾数为5,6	尾数为7,8	尾数为0,9
11月	尾数为0,1	尾数为2,3	尾数为4,5	尾数为6,7	尾数为8,9
12月	尾数为0,1	尾数为2,3	尾数为4,5	尾数为6,7	尾数为8,9

1992	木	火	土	金	水
1月	尾数为0,9	尾数为1,2	尾数为3,4	尾数为5,6	尾数为7,8
2月	尾数为8,9	尾数为0,1	尾数为2,3	尾数为4,5	尾数为6,7
3月	尾数为0,9	尾数为1,2	尾数为3,4	尾数为5,6	尾数为7,8
4月	尾数为8,9	尾数为0,1	尾数为2,3	尾数为4,5	尾数为6,7
5月	尾数为8,9	尾数为0,1	尾数为2,3	尾数为4,5	尾数为6,7
6月	尾数为7,8	尾数为0,9	尾数为1,2	尾数为3,4	尾数为5,6
7月	尾数为7,8	尾数为0,9	尾数为1,2	尾数为3,4	尾数为5,6
8月	尾数为6,7	尾数为8,9	尾数为0,1	尾数为2,3	尾数为4,5
9月	尾数为5,6	尾数为7,8	尾数为0,9	尾数为1,2	尾数为3,4
10月	尾数为5,6	尾数为7,8	尾数为0,9	尾数为1,2	尾数为3,4
11月	尾数为4,5	尾数为6,7	尾数为8,9	尾数为0,1	尾数为2,3
12月	尾数为4,5	尾数为6,7	尾数为8,9	尾数为0,1	尾数为2,3

1996	木	火	土	金	水
1月	尾数为8,9	尾数为0,1	尾数为2,3	尾数为4,5	尾数为6,7
2月	尾数为7,8	尾数为0,9	尾数为1,2	尾数为3,4	尾数为5,6
3月	尾数为8,9	尾数为0,1	尾数为2,3	尾数为4,5	尾数为6,7
4月	尾数为7,8	尾数为0,9	尾数为1,2	尾数为3,4	尾数为5,6
5月	尾数为7,8	尾数为0,9	尾数为1,2	尾数为3,4	尾数为5,6
6月	尾数为6,7	尾数为8,9	尾数为0,1	尾数为2,3	尾数为4,5
7月	尾数为6,7	尾数为8,9	尾数为0,1	尾数为2,3	尾数为4,5
8月	尾数为5,6	尾数为7,8	尾数为0,9	尾数为1,2	尾数为3,4
9月	尾数为4,5	尾数为6,7	尾数为8,9	尾数为0,1	尾数为2,3
10月	尾数为4,5	尾数为6,7	尾数为8,9	尾数为0,1	尾数为2,3
11月	尾数为3,4	尾数为5,6	尾数为7,8	尾数为0,9	尾数为1,2
12月	尾数为3,4	尾数为5,6	尾数为7,8	尾数为0,9	尾数为1,2

1993	木	火	土	金	水
1月	尾数为3,4	尾数为5,6	尾数为7,8	尾数为0,9	尾数为1,2
2月	尾数为2,3	尾数为4,5	尾数为6,7	尾数为8,9	尾数为0,1
3月	尾数为4,5	尾数为6,7	尾数为8,9	尾数为0,1	尾数为2,3
4月	尾数为3,4	尾数为5,6	尾数为7,8	尾数为0,9	尾数为1,2
5月	尾数为3,4	尾数为5,6	尾数为7,8	尾数为0,9	尾数为1,2
6月	尾数为2,3	尾数为4,5	尾数为6,7	尾数为8,9	尾数为0,1
7月	尾数为2,3	尾数为4,5	尾数为6,7	尾数为8,9	尾数为0,1
8月	尾数为1,2	尾数为3,4	尾数为5,6	尾数为7,8	尾数为0,9
9月	尾数为0,1	尾数为2,3	尾数为4,5	尾数为6,7	尾数为8,9
10月	尾数为0,1	尾数为2,3	尾数为4,5	尾数为6,7	尾数为8,9
11月	尾数为0,9	尾数为1,2	尾数为3,4	尾数为5,6	尾数为7,8
12月	尾数为0,9	尾数为1,2	尾数为3,4	尾数为5,6	尾数为7,8

1997	木	火	土	金	水
1月	尾数为2,3	尾数为4,5	尾数为6,7	尾数为8,9	尾数为0,1
2月	尾数为1,2	尾数为3,4	尾数为5,6	尾数为7,8	尾数为0,9
3月	尾数为3,4	尾数为5,6	尾数为7,8	尾数为0,9	尾数为1,2
4月	尾数为2,3	尾数为4,5	尾数为6,7	尾数为8,9	尾数为0,1
5月	尾数为2,3	尾数为4,5	尾数为6,7	尾数为8,9	尾数为0,1
6月	尾数为1,2	尾数为3,4	尾数为5,6	尾数为7,8	尾数为0,9
7月	尾数为1,2	尾数为3,4	尾数为5,6	尾数为7,8	尾数为0,9
8月	尾数为0,1	尾数为2,3	尾数为4,5	尾数为6,7	尾数为8,9
9月	尾数为0,9	尾数为1,2	尾数为3,4	尾数为5,6	尾数为7,8
10月	尾数为0,9	尾数为1,2	尾数为3,4	尾数为5,6	尾数为7,8
11月	尾数为8,9	尾数为0,1	尾数为2,3	尾数为4,5	尾数为6,7
12月	尾数为8,9	尾数为0,1	尾数为2,3	尾数为4,5	尾数为6,7

1994	木	火	土	金	水
1月	尾数为8,9	尾数为0,1	尾数为2,3	尾数为4,5	尾数为6,7
2月	尾数为7,8	尾数为0,9	尾数为1,2	尾数为3,4	尾数为5,6
3月	尾数为0,9	尾数为1,2	尾数为3,4	尾数为5,6	尾数为7,8
4月	尾数为8,9	尾数为0,1	尾数为2,3	尾数为4,5	尾数为6,7
5月	尾数为8,9	尾数为0,1	尾数为2,3	尾数为4,5	尾数为6,7
6月	尾数为7,8	尾数为0,9	尾数为1,2	尾数为3,4	尾数为5,6
7月	尾数为7,8	尾数为0,9	尾数为1,2	尾数为3,4	尾数为5,6
8月	尾数为6,7	尾数为8,9	尾数为0,1	尾数为2,3	尾数为4,5
9月	尾数为5,6	尾数为7,8	尾数为0,9	尾数为1,2	尾数为3,4
10月	尾数为5,6	尾数为7,8	尾数为0,9	尾数为1,2	尾数为3,4
11月	尾数为4,5	尾数为6,7	尾数为8,9	尾数为0,1	尾数为2,3
12月	尾数为4,5	尾数为6,7	尾数为8,9	尾数为0,1	尾数为2,3

1998	木	火	土	金	水
1月	尾数为7,8	尾数为0,9	尾数为1,2	尾数为3,4	尾数为5,6
2月	尾数为6,7	尾数为8,9	尾数为0,1	尾数为2,3	尾数为4,5
3月	尾数为8,9	尾数为0,1	尾数为2,3	尾数为4,5	尾数为6,7
4月	尾数为7,8	尾数为0,9	尾数为1,2	尾数为3,4	尾数为5,6
5月	尾数为7,8	尾数为0,9	尾数为1,2	尾数为3,4	尾数为5,6
6月	尾数为6,7	尾数为8,9	尾数为0,1	尾数为2,3	尾数为4,5
7月	尾数为6,7	尾数为8,9	尾数为0,1	尾数为2,3	尾数为4,5
8月	尾数为5,6	尾数为7,8	尾数为0,9	尾数为1,2	尾数为3,4
9月	尾数为4,5	尾数为6,7	尾数为8,9	尾数为0,1	尾数为2,3
10月	尾数为4,5	尾数为6,7	尾数为8,9	尾数为0,1	尾数为2,3
11月	尾数为3,4	尾数为5,6	尾数为7,8	尾数为0,9	尾数为1,2
12月	尾数为3,4	尾数为5,6	尾数为7,8	尾数为0,9	尾数为1,2

1995	木	火	土	金	水
1月	尾数为3,4	尾数为5,6	尾数为7,8	尾数为0,9	尾数为1,2
2月	尾数为2,3	尾数为4,5	尾数为6,7	尾数为8,9	尾数为0,1
3月	尾数为4,5	尾数为6,7	尾数为8,9	尾数为0,1	尾数为2,3
4月	尾数为3,4	尾数为5,6	尾数为7,8	尾数为0,9	尾数为1,2
5月	尾数为3,4	尾数为5,6	尾数为7,8	尾数为0,9	尾数为1,2
6月	尾数为2,3	尾数为4,5	尾数为6,7	尾数为8,9	尾数为0,1
7月	尾数为2,3	尾数为4,5	尾数为6,7	尾数为8,9	尾数为0,1
8月	尾数为1,2	尾数为3,4	尾数为5,6	尾数为7,8	尾数为0,9
9月	尾数为0,1	尾数为2,3	尾数为4,5	尾数为6,7	尾数为8,9
10月	尾数为0,1	尾数为2,3	尾数为4,5	尾数为6,7	尾数为8,9
11月	尾数为0,9	尾数为1,2	尾数为3,4	尾数为5,6	尾数为7,8
12月	尾数为0,9	尾数为1,2	尾数为3,4	尾数为5,6	尾数为7,8

1999	木	火	土	金	水
1月	尾数为2,3	尾数为4,5	尾数为6,7	尾数为8,9	尾数为0,1
2月	尾数为1,2	尾数为3,4	尾数为5,6	尾数为7,8	尾数为0,9
3月	尾数为3,4	尾数为5,6	尾数为7,8	尾数为0,9	尾数为1,2
4月	尾数为2,3	尾数为4,5	尾数为6,7	尾数为8,9	尾数为0,1
5月	尾数为2,3	尾数为4,5	尾数为6,7	尾数为8,9	尾数为0,1
6月	尾数为1,2	尾数为3,4	尾数为5,6	尾数为7,8	尾数为0,9
7月	尾数为1,2	尾数为3,4	尾数为5,6	尾数为7,8	尾数为0,9
8月	尾数为0,1	尾数为2,3	尾数为4,5	尾数为6,7	尾数为8,9
9月	尾数为0,9	尾数为1,2	尾数为3,4	尾数为5,6	尾数为7,8
10月	尾数为0,9	尾数为1,2	尾数为3,4	尾数为5,6	尾数为7,8
11月	尾数为8,9	尾数为0,1	尾数为2,3	尾数为4,5	尾数为6,7
12月	尾数为8,9	尾数为0,1	尾数为2,3	尾数为4,5	尾数为6,7

2000	木	火	土	金	水
1月	尾数为7,8	尾数为0,9	尾数为1,2	尾数为3,4	尾数为5,6
2月	尾数为6,7	尾数为8,9	尾数为0,1	尾数为2,3	尾数为4,5
3月	尾数为7,8	尾数为0,9	尾数为1,2	尾数为3,4	尾数为5,6
4月	尾数为6,7	尾数为8,9	尾数为0,1	尾数为2,3	尾数为4,5
5月	尾数为6,7	尾数为8,9	尾数为0,1	尾数为2,3	尾数为4,5
6月	尾数为5,6	尾数为7,8	尾数为0,9	尾数为1,2	尾数为3,4
7月	尾数为5,6	尾数为7,8	尾数为0,9	尾数为1,2	尾数为3,4
8月	尾数为4,5	尾数为6,7	尾数为8,9	尾数为0,1	尾数为2,3
9月	尾数为3,4	尾数为5,6	尾数为7,8	尾数为0,9	尾数为1,2
10月	尾数为3,4	尾数为5,6	尾数为7,8	尾数为0,9	尾数为1,2
11月	尾数为2,3	尾数为4,5	尾数为6,7	尾数为8,9	尾数为0,1
12月	尾数为2,3	尾数为4,5	尾数为6,7	尾数为8,9	尾数为0,1

2004	木	火	土	金	水
1月	尾数为6,7	尾数为8,9	尾数为0,1	尾数为2,3	尾数为4,5
2月	尾数为5,6	尾数为7,8	尾数为0,9	尾数为1,2	尾数为3,4
3月	尾数为6,7	尾数为8,9	尾数为0,1	尾数为2,3	尾数为4,5
4月	尾数为5,6	尾数为7,8	尾数为0,9	尾数为1,2	尾数为3,4
5月	尾数为5,6	尾数为7,8	尾数为0,9	尾数为1,2	尾数为3,4
6月	尾数为4,5	尾数为6,7	尾数为8,9	尾数为0,1	尾数为2,3
7月	尾数为4,5	尾数为6,7	尾数为8,9	尾数为0,1	尾数为2,3
8月	尾数为3,4	尾数为5,6	尾数为7,8	尾数为0,9	尾数为1,2
9月	尾数为2,3	尾数为4,5	尾数为6,7	尾数为8,9	尾数为0,1
10月	尾数为2,3	尾数为4,5	尾数为6,7	尾数为8,9	尾数为0,1
11月	尾数为1,2	尾数为3,4	尾数为5,6	尾数为7,8	尾数为0,9
12月	尾数为1,2	尾数为3,4	尾数为5,6	尾数为7,8	尾数为0,9

2001	木	火	土	金	水
1月	尾数为1,2	尾数为3,4	尾数为5,6	尾数为7,8	尾数为0,9
2月	尾数为0,1	尾数为2,3	尾数为4,5	尾数为6,7	尾数为8,9
3月	尾数为2,3	尾数为4,5	尾数为6,7	尾数为8,9	尾数为0,1
4月	尾数为1,2	尾数为3,4	尾数为5,6	尾数为7,8	尾数为0,9
5月	尾数为1,2	尾数为3,4	尾数为5,6	尾数为7,8	尾数为0,9
6月	尾数为0,1	尾数为2,3	尾数为4,5	尾数为6,7	尾数为8,9
7月	尾数为0,1	尾数为2,3	尾数为4,5	尾数为6,7	尾数为8,9
8月	尾数为0,9	尾数为1,2	尾数为3,4	尾数为5,6	尾数为7,8
9月	尾数为8,9	尾数为0,1	尾数为2,3	尾数为4,5	尾数为6,7
10月	尾数为8,9	尾数为0,1	尾数为2,3	尾数为4,5	尾数为6,7
11月	尾数为7,8	尾数为0,9	尾数为1,2	尾数为3,4	尾数为5,6
12月	尾数为7,8	尾数为0,9	尾数为1,2	尾数为3,4	尾数为5,6

2005	木	火	土	金	水
1月	尾数为0,1	尾数为2,3	尾数为4,5	尾数为6,7	尾数为8,9
2月	尾数为0,9	尾数为1,2	尾数为3,4	尾数为5,6	尾数为7,8
3月	尾数为1,2	尾数为3,4	尾数为5,6	尾数为7,8	尾数为0,9
4月	尾数为0,1	尾数为2,3	尾数为4,5	尾数为6,7	尾数为8,9
5月	尾数为0,1	尾数为2,3	尾数为4,5	尾数为6,7	尾数为8,9
6月	尾数为0,9	尾数为1,2	尾数为3,4	尾数为5,6	尾数为7,8
7月	尾数为0,9	尾数为1,2	尾数为3,4	尾数为5,6	尾数为7,8
8月	尾数为8,9	尾数为0,1	尾数为2,3	尾数为4,5	尾数为6,7
9月	尾数为7,8	尾数为0,9	尾数为1,2	尾数为3,4	尾数为5,6
10月	尾数为7,8	尾数为0,9	尾数为1,2	尾数为3,4	尾数为5,6
11月	尾数为6,7	尾数为8,9	尾数为0,1	尾数为2,3	尾数为4,5
12月	尾数为6,7	尾数为8,9	尾数为0,1	尾数为2,3	尾数为4,5

2002	木	火	土	金	水
1月	尾数为6,7	尾数为8,9	尾数为0,1	尾数为2,3	尾数为4,5
2月	尾数为5,6	尾数为7,8	尾数为0,9	尾数为1,2	尾数为3,4
3月	尾数为7,8	尾数为0,9	尾数为1,2	尾数为3,4	尾数为5,6
4月	尾数为6,7	尾数为8,9	尾数为0,1	尾数为2,3	尾数为4,5
5月	尾数为6,7	尾数为8,9	尾数为0,1	尾数为2,3	尾数为4,5
6月	尾数为5,6	尾数为7,8	尾数为0,9	尾数为1,2	尾数为3,4
7月	尾数为5,6	尾数为7,8	尾数为0,9	尾数为1,2	尾数为3,4
8月	尾数为4,5	尾数为6,7	尾数为8,9	尾数为0,1	尾数为2,3
9月	尾数为3,4	尾数为5,6	尾数为7,8	尾数为0,9	尾数为1,2
10月	尾数为3,4	尾数为5,6	尾数为7,8	尾数为0,9	尾数为1,2
11月	尾数为2,3	尾数为4,5	尾数为6,7	尾数为8,9	尾数为0,1
12月	尾数为2,3	尾数为4,5	尾数为6,7	尾数为8,9	尾数为0,1

2006	木	火	土	金	水
1月	尾数为5,6	尾数为7,8	尾数为0,9	尾数为1,2	尾数为3,4
2月	尾数为4,5	尾数为6,7	尾数为8,9	尾数为0,1	尾数为2,3
3月	尾数为6,7	尾数为8,9	尾数为0,1	尾数为2,3	尾数为4,5
4月	尾数为5,6	尾数为7,8	尾数为0,9	尾数为1,2	尾数为3,4
5月	尾数为5,6	尾数为7,8	尾数为0,9	尾数为1,2	尾数为3,4
6月	尾数为4,5	尾数为6,7	尾数为8,9	尾数为0,1	尾数为2,3
7月	尾数为4,5	尾数为6,7	尾数为8,9	尾数为0,1	尾数为2,3
8月	尾数为3,4	尾数为5,6	尾数为7,8	尾数为0,9	尾数为1,2
9月	尾数为2,3	尾数为4,5	尾数为6,7	尾数为8,9	尾数为0,1
10月	尾数为2,3	尾数为4,5	尾数为6,7	尾数为8,9	尾数为0,1
11月	尾数为1,2	尾数为3,4	尾数为5,6	尾数为7,8	尾数为0,9
12月	尾数为1,2	尾数为3,4	尾数为5,6	尾数为7,8	尾数为0,9

2003	木	火	土	金	水
1月	尾数为1,2	尾数为3,4	尾数为5,6	尾数为7,8	尾数为0,9
2月	尾数为0,1	尾数为2,3	尾数为4,5	尾数为6,7	尾数为8,9
3月	尾数为2,3	尾数为4,5	尾数为6,7	尾数为8,9	尾数为0,1
4月	尾数为1,2	尾数为3,4	尾数为5,6	尾数为7,8	尾数为0,9
5月	尾数为1,2	尾数为3,4	尾数为5,6	尾数为7,8	尾数为0,9
6月	尾数为0,1	尾数为2,3	尾数为4,5	尾数为6,7	尾数为8,9
7月	尾数为0,1	尾数为2,3	尾数为4,5	尾数为6,7	尾数为8,9
8月	尾数为0,9	尾数为1,2	尾数为3,4	尾数为5,6	尾数为7,8
9月	尾数为8,9	尾数为0,1	尾数为2,3	尾数为4,5	尾数为6,7
10月	尾数为8,9	尾数为0,1	尾数为2,3	尾数为4,5	尾数为6,7
11月	尾数为7,8	尾数为0,9	尾数为1,2	尾数为3,4	尾数为5,6
12月	尾数为7,8	尾数为0,9	尾数为1,2	尾数为3,4	尾数为5,6

2007	木	火	土	金	水
1月	尾数为0,1	尾数为2,3	尾数为4,5	尾数为6,7	尾数为8,9
2月	尾数为0,9	尾数为1,2	尾数为3,4	尾数为5,6	尾数为7,8
3月	尾数为1,2	尾数为3,4	尾数为5,6	尾数为7,8	尾数为0,9
4月	尾数为0,1	尾数为2,3	尾数为4,5	尾数为6,7	尾数为8,9
5月	尾数为0,1	尾数为2,3	尾数为4,5	尾数为6,7	尾数为8,9
6月	尾数为0,9	尾数为1,2	尾数为3,4	尾数为5,6	尾数为7,8
7月	尾数为0,9	尾数为1,2	尾数为3,4	尾数为5,6	尾数为7,8
8月	尾数为8,9	尾数为0,1	尾数为2,3	尾数为4,5	尾数为6,7
9月	尾数为7,8	尾数为0,9	尾数为1,2	尾数为3,4	尾数为5,6
10月	尾数为7,8	尾数为0,9	尾数为1,2	尾数为3,4	尾数为5,6
11月	尾数为6,7	尾数为8,9	尾数为0,1	尾数为2,3	尾数为4,5
12月	尾数为6,7	尾数为8,9	尾数为0,1	尾数为2,3	尾数为4,5

2008	木	火	土	金	水
1月	尾数为5,6	尾数为7,8	尾数为0,9	尾数为1,2	尾数为3,4
2月	尾数为4,5	尾数为6,7	尾数为8,9	尾数为0,1	尾数为2,3
3月	尾数为5,6	尾数为7,8	尾数为0,9	尾数为1,2	尾数为3,4
4月	尾数为4,5	尾数为6,7	尾数为8,9	尾数为0,1	尾数为2,3
5月	尾数为4,5	尾数为6,7	尾数为8,9	尾数为0,1	尾数为2,3
6月	尾数为3,4	尾数为5,6	尾数为7,8	尾数为0,9	尾数为1,2
7月	尾数为3,4	尾数为5,6	尾数为7,8	尾数为0,9	尾数为1,2
8月	尾数为2,3	尾数为4,5	尾数为6,7	尾数为8,9	尾数为0,1
9月	尾数为1,2	尾数为3,4	尾数为5,6	尾数为7,8	尾数为0,9
10月	尾数为1,2	尾数为3,4	尾数为5,6	尾数为7,8	尾数为0,9
11月	尾数为0,1	尾数为2,3	尾数为4,5	尾数为6,7	尾数为8,9
12月	尾数为0,1	尾数为2,3	尾数为4,5	尾数为6,7	尾数为8,9

2012	木	火	土	金	水
1月	尾数为4,5	尾数为6,7	尾数为8,9	尾数为0,1	尾数为2,3
2月	尾数为3,4	尾数为5,6	尾数为7,8	尾数为0,9	尾数为1,2
3月	尾数为4,5	尾数为6,7	尾数为8,9	尾数为0,1	尾数为2,3
4月	尾数为3,4	尾数为5,6	尾数为7,8	尾数为0,9	尾数为1,2
5月	尾数为3,4	尾数为5,6	尾数为7,8	尾数为0,9	尾数为1,2
6月	尾数为2,3	尾数为4,5	尾数为6,7	尾数为8,9	尾数为0,1
7月	尾数为2,3	尾数为4,5	尾数为6,7	尾数为8,9	尾数为0,1
8月	尾数为1,2	尾数为3,4	尾数为5,6	尾数为7,8	尾数为0,9
9月	尾数为0,1	尾数为2,3	尾数为4,5	尾数为6,7	尾数为8,9
10月	尾数为0,1	尾数为2,3	尾数为4,5	尾数为6,7	尾数为8,9
11月	尾数为0,9	尾数为1,2	尾数为3,4	尾数为5,6	尾数为7,8
12月	尾数为0,9	尾数为1,2	尾数为3,4	尾数为5,6	尾数为7,8

2009	木	火	土	金	水
1月	尾数为0,9	尾数为1,2	尾数为3,4	尾数为5,6	尾数为7,8
2月	尾数为8,9	尾数为0,1	尾数为2,3	尾数为4,5	尾数为6,7
3月	尾数为0,1	尾数为2,3	尾数为4,5	尾数为6,7	尾数为8,9
4月	尾数为0,9	尾数为1,2	尾数为3,4	尾数为5,6	尾数为7,8
5月	尾数为0,9	尾数为1,2	尾数为3,4	尾数为5,6	尾数为7,8
6月	尾数为8,9	尾数为0,1	尾数为2,3	尾数为4,5	尾数为6,7
7月	尾数为8,9	尾数为0,1	尾数为2,3	尾数为4,5	尾数为6,7
8月	尾数为7,8	尾数为0,9	尾数为1,2	尾数为3,4	尾数为5,6
9月	尾数为6,7	尾数为8,9	尾数为0,1	尾数为2,3	尾数为4,5
10月	尾数为6,7	尾数为8,9	尾数为0,1	尾数为2,3	尾数为4,5
11月	尾数为5,6	尾数为7,8	尾数为0,9	尾数为1,2	尾数为3,4
12月	尾数为5,6	尾数为7,8	尾数为0,9	尾数为1,2	尾数为3,4

2013	木	火	土	金	水
1月	尾数为8,9	尾数为0,1	尾数为2,3	尾数为4,5	尾数为6,7
2月	尾数为7,8	尾数为0,9	尾数为1,2	尾数为3,4	尾数为5,6
3月	尾数为0,9	尾数为1,2	尾数为3,4	尾数为5,6	尾数为7,8
4月	尾数为8,9	尾数为0,1	尾数为2,3	尾数为4,5	尾数为6,7
5月	尾数为8,9	尾数为0,1	尾数为2,3	尾数为4,5	尾数为6,7
6月	尾数为7,8	尾数为0,9	尾数为1,2	尾数为3,4	尾数为5,6
7月	尾数为7,8	尾数为0,9	尾数为1,2	尾数为3,4	尾数为5,6
8月	尾数为6,7	尾数为8,9	尾数为0,1	尾数为2,3	尾数为4,5
9月	尾数为5,6	尾数为7,8	尾数为0,9	尾数为1,2	尾数为3,4
10月	尾数为5,6	尾数为7,8	尾数为0,9	尾数为1,2	尾数为3,4
11月	尾数为4,5	尾数为6,7	尾数为8,9	尾数为0,1	尾数为2,3
12月	尾数为4,5	尾数为6,7	尾数为8,9	尾数为0,1	尾数为2,3

2010	木	火	土	金	水
1月	尾数为4,5	尾数为6,7	尾数为8,9	尾数为0,1	尾数为2,3
2月	尾数为3,4	尾数为5,6	尾数为7,8	尾数为0,9	尾数为1,2
3月	尾数为5,6	尾数为6,7	尾数为8,9	尾数为1,2	尾数为3,4
4月	尾数为4,5	尾数为6,7	尾数为8,9	尾数为0,1	尾数为2,3
5月	尾数为4,5	尾数为6,7	尾数为8,9	尾数为0,1	尾数为2,3
6月	尾数为3,4	尾数为5,6	尾数为7,8	尾数为0,9	尾数为1,2
7月	尾数为3,4	尾数为5,6	尾数为7,8	尾数为0,9	尾数为1,2
8月	尾数为2,3	尾数为4,5	尾数为6,7	尾数为8,9	尾数为0,1
9月	尾数为1,2	尾数为3,4	尾数为5,6	尾数为7,8	尾数为0,9
10月	尾数为1,2	尾数为3,4	尾数为5,6	尾数为7,8	尾数为0,9
11月	尾数为0,1	尾数为2,3	尾数为4,5	尾数为6,7	尾数为8,9
12月	尾数为0,1	尾数为2,3	尾数为4,5	尾数为6,7	尾数为8,9

2014	木	火	土	金	水
1月	尾数为3,4	尾数为5,6	尾数为7,8	尾数为0,9	尾数为1,2
2月	尾数为2,3	尾数为4,5	尾数为6,7	尾数为8,9	尾数为0,1
3月	尾数为4,5	尾数为6,7	尾数为8,9	尾数为0,1	尾数为2,3
4月	尾数为3,4	尾数为5,6	尾数为7,8	尾数为0,9	尾数为1,2
5月	尾数为3,4	尾数为5,6	尾数为7,8	尾数为0,9	尾数为1,2
6月	尾数为2,3	尾数为4,5	尾数为6,7	尾数为8,9	尾数为0,1
7月	尾数为2,3	尾数为4,5	尾数为6,7	尾数为8,9	尾数为0,1
8月	尾数为1,2	尾数为3,4	尾数为5,6	尾数为7,8	尾数为0,9
9月	尾数为0,1	尾数为2,3	尾数为4,5	尾数为6,7	尾数为8,9
10月	尾数为0,1	尾数为2,3	尾数为4,5	尾数为6,7	尾数为8,9
11月	尾数为0,9	尾数为1,2	尾数为3,4	尾数为5,6	尾数为7,8
12月	尾数为0,9	尾数为1,2	尾数为3,4	尾数为5,6	尾数为7,8

2011	木	火	土	金	水
1月	尾数为0,9	尾数为1,2	尾数为3,4	尾数为5,6	尾数为7,8
2月	尾数为8,9	尾数为0,1	尾数为2,3	尾数为4,5	尾数为6,7
3月	尾数为0,1	尾数为2,3	尾数为4,5	尾数为6,7	尾数为8,9
4月	尾数为0,9	尾数为1,2	尾数为3,4	尾数为5,6	尾数为7,8
5月	尾数为0,9	尾数为1,2	尾数为3,4	尾数为5,6	尾数为7,8
6月	尾数为8,9	尾数为0,1	尾数为2,3	尾数为4,5	尾数为6,7
7月	尾数为8,9	尾数为0,1	尾数为2,3	尾数为4,5	尾数为6,7
8月	尾数为7,8	尾数为0,9	尾数为1,2	尾数为3,4	尾数为5,6
9月	尾数为6,7	尾数为8,9	尾数为0,1	尾数为2,3	尾数为4,5
10月	尾数为6,7	尾数为8,9	尾数为0,1	尾数为2,3	尾数为4,5
11月	尾数为5,6	尾数为7,8	尾数为0,9	尾数为1,2	尾数为3,4
12月	尾数为5,6	尾数为7,8	尾数为0,9	尾数为1,2	尾数为3,4

2015	木	火	土	金	水
1月	尾数为8,9	尾数为0,1	尾数为2,3	尾数为4,5	尾数为6,7
2月	尾数为7,8	尾数为0,9	尾数为1,2	尾数为3,4	尾数为5,6
3月	尾数为0,9	尾数为1,2	尾数为3,4	尾数为5,6	尾数为7,8
4月	尾数为8,9	尾数为0,1	尾数为2,3	尾数为4,5	尾数为6,7
5月	尾数为8,9	尾数为0,1	尾数为2,3	尾数为4,5	尾数为6,7
6月	尾数为7,8	尾数为0,9	尾数为1,2	尾数为3,4	尾数为5,6
7月	尾数为7,8	尾数为0,9	尾数为1,2	尾数为3,4	尾数为5,6
8月	尾数为6,7	尾数为8,9	尾数为0,1	尾数为2,3	尾数为4,5
9月	尾数为5,6	尾数为7,8	尾数为0,9	尾数为1,2	尾数为3,4
10月	尾数为5,6	尾数为7,8	尾数为0,9	尾数为1,2	尾数为3,4
11月	尾数为4,5	尾数为6,7	尾数为8,9	尾数为0,1	尾数为2,3
12月	尾数为4,5	尾数为6,7	尾数为8,9	尾数为0,1	尾数为2,3

女人不生病的纪律

2016	木	火	土	金	水
1月	尾数为3,4	尾数为5,6	尾数为7,8	尾数为0,9	尾数为1,2
2月	尾数为2,3	尾数为4,5	尾数为6,7	尾数为8,9	尾数为0,1
3月	尾数为3,4	尾数为5,6	尾数为7,8	尾数为0,9	尾数为1,2
4月	尾数为2,3	尾数为4,5	尾数为6,7	尾数为8,9	尾数为0,1
5月	尾数为2,3	尾数为4,5	尾数为6,7	尾数为8,9	尾数为0,1
6月	尾数为1,2	尾数为3,4	尾数为5,6	尾数为7,8	尾数为0,9
7月	尾数为1,2	尾数为3,4	尾数为5,6	尾数为7,8	尾数为0,9
8月	尾数为0,1	尾数为2,3	尾数为4,5	尾数为6,7	尾数为8,9
9月	尾数为0,9	尾数为1,2	尾数为3,4	尾数为5,6	尾数为7,8
10月	尾数为0,9	尾数为1,2	尾数为3,4	尾数为5,6	尾数为7,8
11月	尾数为8,9	尾数为0,1	尾数为2,3	尾数为4,5	尾数为6,7
12月	尾数为8,9	尾数为0,1	尾数为2,3	尾数为4,5	尾数为6,7

2020	木	火	土	金	水
1月	尾数为2,3	尾数为4,5	尾数为6,7	尾数为8,9	尾数为0,1
2月	尾数为1,2	尾数为3,4	尾数为5,6	尾数为7,8	尾数为0,9
3月	尾数为2,3	尾数为4,5	尾数为6,7	尾数为8,9	尾数为0,1
4月	尾数为1,2	尾数为3,4	尾数为5,6	尾数为7,8	尾数为0,9
5月	尾数为1,2	尾数为3,4	尾数为5,6	尾数为7,8	尾数为0,9
6月	尾数为0,1	尾数为2,3	尾数为4,5	尾数为6,7	尾数为8,9
7月	尾数为0,1	尾数为2,3	尾数为4,5	尾数为6,7	尾数为8,9
8月	尾数为0,9	尾数为1,2	尾数为3,4	尾数为5,6	尾数为7,8
9月	尾数为8,9	尾数为0,1	尾数为2,3	尾数为4,5	尾数为6,7
10月	尾数为8,9	尾数为0,1	尾数为2,3	尾数为4,5	尾数为6,7
11月	尾数为7,8	尾数为0,9	尾数为1,2	尾数为3,4	尾数为5,6
12月	尾数为7,8	尾数为0,9	尾数为1,2	尾数为3,4	尾数为5,6

2017	木	火	土	金	水
1月	尾数为7,8	尾数为0,9	尾数为1,2	尾数为3,4	尾数为5,6
2月	尾数为6,7	尾数为8,9	尾数为0,1	尾数为2,3	尾数为4,5
3月	尾数为8,9	尾数为0,1	尾数为2,3	尾数为4,5	尾数为6,7
4月	尾数为7,8	尾数为0,9	尾数为1,2	尾数为3,4	尾数为5,6
5月	尾数为7,8	尾数为0,9	尾数为1,2	尾数为3,4	尾数为5,6
6月	尾数为6,7	尾数为8,9	尾数为0,1	尾数为2,3	尾数为4,5
7月	尾数为6,7	尾数为8,9	尾数为0,1	尾数为2,3	尾数为4,5
8月	尾数为5,6	尾数为7,8	尾数为0,9	尾数为1,2	尾数为3,4
9月	尾数为4,5	尾数为6,7	尾数为8,9	尾数为0,1	尾数为2,3
10月	尾数为4,5	尾数为6,7	尾数为8,9	尾数为0,1	尾数为2,3
11月	尾数为3,4	尾数为5,6	尾数为7,8	尾数为0,9	尾数为1,2
12月	尾数为3,4	尾数为5,6	尾数为7,8	尾数为0,9	尾数为1,2

2021	木	火	土	金	水
1月	尾数为6,7	尾数为8,9	尾数为0,1	尾数为2,3	尾数为4,5
2月	尾数为5,6	尾数为7,8	尾数为0,9	尾数为1,2	尾数为3,4
3月	尾数为7,8	尾数为0,9	尾数为1,2	尾数为3,4	尾数为5,6
4月	尾数为6,7	尾数为8,9	尾数为0,1	尾数为2,3	尾数为4,5
5月	尾数为6,7	尾数为8,9	尾数为0,1	尾数为2,3	尾数为4,5
6月	尾数为5,6	尾数为7,8	尾数为0,9	尾数为1,2	尾数为3,4
7月	尾数为5,6	尾数为7,8	尾数为0,9	尾数为1,2	尾数为3,4
8月	尾数为4,5	尾数为6,7	尾数为8,9	尾数为0,1	尾数为2,3
9月	尾数为3,4	尾数为5,6	尾数为7,8	尾数为0,9	尾数为1,2
10月	尾数为3,4	尾数为5,6	尾数为7,8	尾数为0,9	尾数为1,2
11月	尾数为2,3	尾数为4,5	尾数为6,7	尾数为8,9	尾数为0,1
12月	尾数为2,3	尾数为4,5	尾数为6,7	尾数为8,9	尾数为0,1

2018	木	火	土	金	水
1月	尾数为2,3	尾数为4,5	尾数为6,7	尾数为8,9	尾数为0,1
2月	尾数为1,2	尾数为3,4	尾数为5,6	尾数为7,8	尾数为0,9
3月	尾数为3,4	尾数为5,6	尾数为7,8	尾数为0,9	尾数为1,2
4月	尾数为2,3	尾数为4,5	尾数为6,7	尾数为8,9	尾数为0,1
5月	尾数为2,3	尾数为4,5	尾数为6,7	尾数为8,9	尾数为0,1
6月	尾数为1,2	尾数为3,4	尾数为5,6	尾数为7,8	尾数为0,9
7月	尾数为1,2	尾数为3,4	尾数为5,6	尾数为7,8	尾数为0,9
8月	尾数为0,1	尾数为2,3	尾数为4,5	尾数为6,7	尾数为8,9
9月	尾数为0,9	尾数为1,2	尾数为3,4	尾数为5,6	尾数为7,8
10月	尾数为0,9	尾数为1,2	尾数为3,4	尾数为5,6	尾数为7,8
11月	尾数为8,9	尾数为0,1	尾数为2,3	尾数为4,5	尾数为6,7
12月	尾数为8,9	尾数为0,1	尾数为2,3	尾数为4,5	尾数为6,7

2022	木	火	土	金	水
1月	尾数为1,2	尾数为3,4	尾数为5,6	尾数为7,8	尾数为0,9
2月	尾数为0,1	尾数为2,3	尾数为4,5	尾数为6,7	尾数为8,9
3月	尾数为2,3	尾数为4,5	尾数为6,7	尾数为8,9	尾数为0,1
4月	尾数为1,2	尾数为3,4	尾数为5,6	尾数为7,8	尾数为0,9
5月	尾数为1,2	尾数为3,4	尾数为5,6	尾数为7,8	尾数为0,9
6月	尾数为0,1	尾数为2,3	尾数为4,5	尾数为6,7	尾数为8,9
7月	尾数为0,1	尾数为2,3	尾数为4,5	尾数为6,7	尾数为8,9
8月	尾数为0,9	尾数为1,2	尾数为3,4	尾数为5,6	尾数为7,8
9月	尾数为8,9	尾数为0,1	尾数为2,3	尾数为4,5	尾数为6,7
10月	尾数为8,9	尾数为0,1	尾数为2,3	尾数为4,5	尾数为6,7
11月	尾数为7,8	尾数为0,9	尾数为1,2	尾数为3,4	尾数为5,6
12月	尾数为7,8	尾数为0,9	尾数为1,2	尾数为3,4	尾数为5,6

2019	木	火	土	金	水
1月	尾数为7,8	尾数为0,9	尾数为1,2	尾数为3,4	尾数为5,6
2月	尾数为6,7	尾数为8,9	尾数为0,1	尾数为2,3	尾数为4,5
3月	尾数为8,9	尾数为0,1	尾数为2,3	尾数为4,5	尾数为6,7
4月	尾数为7,8	尾数为0,9	尾数为1,2	尾数为3,4	尾数为5,6
5月	尾数为7,8	尾数为0,9	尾数为1,2	尾数为3,4	尾数为5,6
6月	尾数为6,7	尾数为8,9	尾数为0,1	尾数为2,3	尾数为4,5
7月	尾数为6,7	尾数为8,9	尾数为0,1	尾数为2,3	尾数为4,5
8月	尾数为5,6	尾数为7,8	尾数为0,9	尾数为1,2	尾数为3,4
9月	尾数为4,5	尾数为6,7	尾数为8,9	尾数为0,1	尾数为2,3
10月	尾数为4,5	尾数为6,7	尾数为8,9	尾数为0,1	尾数为2,3
11月	尾数为3,4	尾数为5,6	尾数为7,8	尾数为0,9	尾数为1,2
12月	尾数为3,4	尾数为5,6	尾数为7,8	尾数为0,9	尾数为1,2

2023	木	火	土	金	水
1月	尾数为1,2	尾数为3,4	尾数为5,6	尾数为7,8	尾数为0,9
2月	尾数为0,1	尾数为2,3	尾数为4,5	尾数为6,7	尾数为8,9
3月	尾数为2,3	尾数为4,5	尾数为6,7	尾数为8,9	尾数为0,1
4月	尾数为1,2	尾数为3,4	尾数为5,6	尾数为7,8	尾数为0,9
5月	尾数为1,2	尾数为3,4	尾数为5,6	尾数为7,8	尾数为0,9
6月	尾数为0,1	尾数为2,3	尾数为4,5	尾数为6,7	尾数为8,9
7月	尾数为0,1	尾数为2,3	尾数为4,5	尾数为6,7	尾数为8,9
8月	尾数为0,9	尾数为1,2	尾数为3,4	尾数为5,6	尾数为7,8
9月	尾数为8,9	尾数为0,1	尾数为2,3	尾数为4,5	尾数为6,7
10月	尾数为8,9	尾数为0,1	尾数为2,3	尾数为4,5	尾数为6,7
11月	尾数为7,8	尾数为0,9	尾数为1,2	尾数为3,4	尾数为5,6
12月	尾数为7,8	尾数为0,9	尾数为1,2	尾数为3,4	尾数为5,6

2024	木	火	土	金	水
1月	尾数为1,2	尾数为3,4	尾数为5,6	尾数为7,8	尾数为0,9
2月	尾数为0,1	尾数为2,3	尾数为4,5	尾数为6,7	尾数为8,9
3月	尾数为1,2	尾数为3,4	尾数为5,6	尾数为7,8	尾数为0,9
4月	尾数为0,1	尾数为2,3	尾数为4,5	尾数为6,7	尾数为8,9
5月	尾数为0,1	尾数为2,3	尾数为4,5	尾数为6,7	尾数为8,9
6月	尾数为0,9	尾数为1,2	尾数为3,4	尾数为5,6	尾数为7,8
7月	尾数为0,9	尾数为1,2	尾数为3,4	尾数为5,6	尾数为7,8
8月	尾数为8,9	尾数为0,1	尾数为2,3	尾数为4,5	尾数为6,7
9月	尾数为7,8	尾数为0,9	尾数为1,2	尾数为3,4	尾数为5,6
10月	尾数为7,8	尾数为0,9	尾数为1,2	尾数为3,4	尾数为5,6
11月	尾数为6,7	尾数为8,9	尾数为0,1	尾数为2,3	尾数为4,5
12月	尾数为6,7	尾数为8,9	尾数为0,1	尾数为2,3	尾数为4,5

2028	木	火	土	金	水
1月	尾数为0,1	尾数为2,3	尾数为4,5	尾数为6,7	尾数为8,9
2月	尾数为0,9	尾数为1,2	尾数为3,4	尾数为5,6	尾数为7,8
3月	尾数为0,1	尾数为2,3	尾数为4,5	尾数为6,7	尾数为8,9
4月	尾数为0,9	尾数为1,2	尾数为3,4	尾数为5,6	尾数为7,8
5月	尾数为0,9	尾数为1,2	尾数为3,4	尾数为5,6	尾数为7,8
6月	尾数为8,9	尾数为0,1	尾数为2,3	尾数为4,5	尾数为6,7
7月	尾数为8,9	尾数为0,1	尾数为2,3	尾数为4,5	尾数为6,7
8月	尾数为7,8	尾数为0,9	尾数为1,2	尾数为3,4	尾数为5,6
9月	尾数为6,7	尾数为8,9	尾数为0,1	尾数为2,3	尾数为4,5
10月	尾数为6,7	尾数为8,9	尾数为0,1	尾数为2,3	尾数为4,5
11月	尾数为5,6	尾数为7,8	尾数为0,9	尾数为1,2	尾数为3,4
12月	尾数为5,6	尾数为7,8	尾数为0,9	尾数为1,2	尾数为3,4

2025	木	火	土	金	水
1月	尾数为5,6	尾数为7,8	尾数为0,9	尾数为1,2	尾数为3,4
2月	尾数为4,5	尾数为6,7	尾数为8,9	尾数为0,1	尾数为2,3
3月	尾数为6,7	尾数为8,9	尾数为0,1	尾数为2,3	尾数为4,5
4月	尾数为5,6	尾数为7,8	尾数为0,9	尾数为1,2	尾数为3,4
5月	尾数为5,6	尾数为7,8	尾数为0,9	尾数为1,2	尾数为3,4
6月	尾数为4,5	尾数为6,7	尾数为8,9	尾数为0,1	尾数为2,3
7月	尾数为4,5	尾数为6,7	尾数为8,9	尾数为0,1	尾数为2,3
8月	尾数为3,4	尾数为5,6	尾数为7,8	尾数为0,9	尾数为1,2
9月	尾数为2,3	尾数为4,5	尾数为6,7	尾数为8,9	尾数为0,1
10月	尾数为2,3	尾数为4,5	尾数为6,7	尾数为8,9	尾数为0,1
11月	尾数为1,2	尾数为3,4	尾数为5,6	尾数为7,8	尾数为0,9
12月	尾数为1,2	尾数为3,4	尾数为5,6	尾数为7,8	尾数为0,9

2029	木	火	土	金	水
1月	尾数为4,5	尾数为6,7	尾数为8,9	尾数为0,1	尾数为2,3
2月	尾数为3,4	尾数为5,6	尾数为7,8	尾数为0,9	尾数为1,2
3月	尾数为5,6	尾数为7,8	尾数为0,9	尾数为1,2	尾数为3,4
4月	尾数为4,5	尾数为6,7	尾数为8,9	尾数为0,1	尾数为2,3
5月	尾数为4,5	尾数为6,7	尾数为8,9	尾数为0,1	尾数为2,3
6月	尾数为3,4	尾数为5,6	尾数为7,8	尾数为0,9	尾数为1,2
7月	尾数为3,4	尾数为5,6	尾数为7,8	尾数为0,9	尾数为1,2
8月	尾数为2,3	尾数为4,5	尾数为6,7	尾数为8,9	尾数为0,1
9月	尾数为1,2	尾数为3,4	尾数为5,6	尾数为7,8	尾数为0,9
10月	尾数为1,2	尾数为3,4	尾数为5,6	尾数为7,8	尾数为0,9
11月	尾数为0,1	尾数为2,3	尾数为4,5	尾数为6,7	尾数为8,9
12月	尾数为0,1	尾数为2,3	尾数为4,5	尾数为6,7	尾数为8,9

2026	木	火	土	金	水
1月	尾数为0,1	尾数为2,3	尾数为4,5	尾数为6,7	尾数为8,9
2月	尾数为0,9	尾数为1,2	尾数为3,4	尾数为5,6	尾数为7,8
3月	尾数为1,2	尾数为3,4	尾数为5,6	尾数为7,8	尾数为0,9
4月	尾数为0,1	尾数为2,3	尾数为4,5	尾数为6,7	尾数为8,9
5月	尾数为0,1	尾数为2,3	尾数为4,5	尾数为6,7	尾数为8,9
6月	尾数为0,9	尾数为1,2	尾数为3,4	尾数为5,6	尾数为7,8
7月	尾数为0,9	尾数为1,2	尾数为3,4	尾数为5,6	尾数为7,8
8月	尾数为8,9	尾数为0,1	尾数为2,3	尾数为4,5	尾数为6,7
9月	尾数为7,8	尾数为0,9	尾数为1,2	尾数为3,4	尾数为5,6
10月	尾数为7,8	尾数为0,9	尾数为1,2	尾数为3,4	尾数为5,6
11月	尾数为6,7	尾数为8,9	尾数为0,1	尾数为2,3	尾数为4,5
12月	尾数为6,7	尾数为8,9	尾数为0,1	尾数为2,3	尾数为4,5

2030	木	火	土	金	水
1月	尾数为0,9	尾数为1,2	尾数为3,4	尾数为5,6	尾数为7,8
2月	尾数为8,9	尾数为0,1	尾数为2,3	尾数为4,5	尾数为6,7
3月	尾数为0,1	尾数为2,3	尾数为4,5	尾数为6,7	尾数为8,9
4月	尾数为0,9	尾数为1,2	尾数为3,4	尾数为5,6	尾数为7,8
5月	尾数为0,9	尾数为1,2	尾数为3,4	尾数为5,6	尾数为7,8
6月	尾数为8,9	尾数为0,1	尾数为2,3	尾数为4,5	尾数为6,7
7月	尾数为8,9	尾数为0,1	尾数为2,3	尾数为4,5	尾数为6,7
8月	尾数为7,8	尾数为0,9	尾数为1,2	尾数为3,4	尾数为5,6
9月	尾数为6,7	尾数为8,9	尾数为0,1	尾数为2,3	尾数为4,5
10月	尾数为6,7	尾数为8,9	尾数为0,1	尾数为2,3	尾数为4,5
11月	尾数为5,6	尾数为7,8	尾数为0,9	尾数为1,2	尾数为3,4
12月	尾数为5,6	尾数为7,8	尾数为0,9	尾数为1,2	尾数为3,4

2027	木	火	土	金	水
1月	尾数为5,6	尾数为7,8	尾数为0,9	尾数为1,2	尾数为3,4
2月	尾数为4,5	尾数为6,7	尾数为8,9	尾数为0,1	尾数为2,3
3月	尾数为6,7	尾数为8,9	尾数为0,1	尾数为2,3	尾数为4,5
4月	尾数为5,6	尾数为7,8	尾数为0,9	尾数为1,2	尾数为3,4
5月	尾数为5,6	尾数为7,8	尾数为0,9	尾数为1,2	尾数为3,4
6月	尾数为4,5	尾数为6,7	尾数为8,9	尾数为0,1	尾数为2,3
7月	尾数为4,5	尾数为6,7	尾数为8,9	尾数为0,1	尾数为2,3
8月	尾数为3,4	尾数为5,6	尾数为7,8	尾数为0,9	尾数为1,2
9月	尾数为2,3	尾数为4,5	尾数为6,7	尾数为8,9	尾数为0,1
10月	尾数为2,3	尾数为4,5	尾数为6,7	尾数为8,9	尾数为0,1
11月	尾数为1,2	尾数为3,4	尾数为5,6	尾数为7,8	尾数为0,9
12月	尾数为1,2	尾数为3,4	尾数为5,6	尾数为7,8	尾数为0,9

2031	木	火	土	金	水
1月	尾数为4,5	尾数为6,7	尾数为8,9	尾数为0,1	尾数为2,3
2月	尾数为3,4	尾数为5,6	尾数为7,8	尾数为0,9	尾数为1,2
3月	尾数为5,6	尾数为7,8	尾数为0,9	尾数为1,2	尾数为3,4
4月	尾数为4,5	尾数为6,7	尾数为8,9	尾数为0,1	尾数为2,3
5月	尾数为4,5	尾数为6,7	尾数为8,9	尾数为0,1	尾数为2,3
6月	尾数为3,4	尾数为5,6	尾数为7,8	尾数为0,9	尾数为1,2
7月	尾数为3,4	尾数为5,6	尾数为7,8	尾数为0,9	尾数为1,2
8月	尾数为2,3	尾数为4,5	尾数为6,7	尾数为8,9	尾数为0,1
9月	尾数为1,2	尾数为3,4	尾数为5,6	尾数为7,8	尾数为0,9
10月	尾数为1,2	尾数为3,4	尾数为5,6	尾数为7,8	尾数为0,9
11月	尾数为0,1	尾数为2,3	尾数为4,5	尾数为6,7	尾数为8,9
12月	尾数为0,1	尾数为2,3	尾数为4,5	尾数为6,7	尾数为8,9

2032	木	火	土	金	水
1月	尾数为0,9	尾数为1,2	尾数为3,4	尾数为5,6	尾数为7,8
2月	尾数为8,9	尾数为0,1	尾数为2,3	尾数为4,5	尾数为6,7
3月	尾数为0,9	尾数为1,2	尾数为3,4	尾数为5,6	尾数为7,8
4月	尾数为8,9	尾数为0,1	尾数为2,3	尾数为4,5	尾数为6,7
5月	尾数为8,9	尾数为0,1	尾数为2,3	尾数为4,5	尾数为6,7
6月	尾数为7,8	尾数为0,9	尾数为1,2	尾数为3,4	尾数为5,6
7月	尾数为7,8	尾数为0,9	尾数为1,2	尾数为3,4	尾数为5,6
8月	尾数为6,7	尾数为8,9	尾数为0,1	尾数为2,3	尾数为4,5
9月	尾数为5,6	尾数为7,8	尾数为0,9	尾数为1,2	尾数为3,4
10月	尾数为5,6	尾数为7,8	尾数为8,9	尾数为0,1	尾数为2,3
11月	尾数为4,5	尾数为6,7	尾数为8,9	尾数为0,1	尾数为2,3
12月	尾数为4,5	尾数为6,7	尾数为8,9	尾数为0,1	尾数为2,3

2033	木	火	土	金	水
1月	尾数为3,4	尾数为5,6	尾数为7,8	尾数为0,9	尾数为1,2
2月	尾数为2,3	尾数为4,5	尾数为6,7	尾数为8,9	尾数为0,1
3月	尾数为4,5	尾数为6,7	尾数为8,9	尾数为0,1	尾数为2,3
4月	尾数为3,4	尾数为5,6	尾数为7,8	尾数为0,9	尾数为1,2
5月	尾数为3,4	尾数为5,6	尾数为7,8	尾数为0,9	尾数为1,2
6月	尾数为2,3	尾数为4,5	尾数为6,7	尾数为8,9	尾数为0,1
7月	尾数为2,3	尾数为4,5	尾数为6,7	尾数为8,9	尾数为0,1
8月	尾数为1,2	尾数为3,4	尾数为5,6	尾数为7,8	尾数为0,9
9月	尾数为0,1	尾数为2,3	尾数为4,5	尾数为6,7	尾数为8,9
10月	尾数为0,1	尾数为2,3	尾数为4,5	尾数为6,7	尾数为8,9
11月	尾数为0,9	尾数为1,2	尾数为3,4	尾数为5,6	尾数为7,8
12月	尾数为0,9	尾数为1,2	尾数为3,4	尾数为5,6	尾数为7,8

2034	木	火	土	金	水
1月	尾数为8,9	尾数为0,1	尾数为2,3	尾数为4,5	尾数为6,7
2月	尾数为7,8	尾数为0,9	尾数为1,2	尾数为3,4	尾数为5,6
3月	尾数为0,9	尾数为1,2	尾数为3,4	尾数为5,6	尾数为7,8
4月	尾数为8,9	尾数为0,1	尾数为2,3	尾数为4,5	尾数为6,7
5月	尾数为8,9	尾数为0,1	尾数为2,3	尾数为4,5	尾数为6,7
6月	尾数为7,8	尾数为0,9	尾数为1,2	尾数为3,4	尾数为5,6
7月	尾数为7,8	尾数为0,9	尾数为1,2	尾数为3,4	尾数为5,6
8月	尾数为6,7	尾数为8,9	尾数为0,1	尾数为2,3	尾数为4,5
9月	尾数为5,6	尾数为7,8	尾数为0,9	尾数为1,2	尾数为3,4
10月	尾数为5,6	尾数为7,8	尾数为0,9	尾数为1,2	尾数为3,4
11月	尾数为4,5	尾数为6,7	尾数为8,9	尾数为0,1	尾数为2,3
12月	尾数为4,5	尾数为6,7	尾数为8,9	尾数为0,1	尾数为2,3

2035	木	火	土	金	水
1月	尾数为3,4	尾数为5,6	尾数为7,8	尾数为0,9	尾数为1,2
2月	尾数为2,3	尾数为4,5	尾数为6,7	尾数为8,9	尾数为0,1
3月	尾数为4,5	尾数为6,7	尾数为8,9	尾数为0,1	尾数为2,3
4月	尾数为3,4	尾数为5,6	尾数为7,8	尾数为0,9	尾数为1,2
5月	尾数为3,4	尾数为5,6	尾数为7,8	尾数为0,9	尾数为1,2
6月	尾数为2,3	尾数为4,5	尾数为6,7	尾数为8,9	尾数为0,1
7月	尾数为2,3	尾数为4,5	尾数为6,7	尾数为8,9	尾数为0,1
8月	尾数为1,2	尾数为3,4	尾数为5,6	尾数为7,8	尾数为0,9
9月	尾数为0,1	尾数为2,3	尾数为4,5	尾数为6,7	尾数为8,9
10月	尾数为0,1	尾数为2,3	尾数为4,5	尾数为6,7	尾数为8,9
11月	尾数为0,9	尾数为1,2	尾数为3,4	尾数为5,6	尾数为7,8
12月	尾数为0,9	尾数为1,2	尾数为3,4	尾数为5,6	尾数为7,8

2036	木	火	土	金	水
1月	尾数为8,9	尾数为0,1	尾数为2,3	尾数为4,5	尾数为6,7
2月	尾数为7,8	尾数为0,9	尾数为1,2	尾数为3,4	尾数为5,6
3月	尾数为8,9	尾数为0,1	尾数为2,3	尾数为4,5	尾数为6,7
4月	尾数为7,8	尾数为0,9	尾数为1,2	尾数为3,4	尾数为5,6
5月	尾数为7,8	尾数为0,9	尾数为1,2	尾数为3,4	尾数为5,6
6月	尾数为6,7	尾数为8,9	尾数为0,1	尾数为2,3	尾数为4,5
7月	尾数为6,7	尾数为8,9	尾数为0,1	尾数为2,3	尾数为4,5
8月	尾数为5,6	尾数为7,8	尾数为0,9	尾数为1,2	尾数为3,4
9月	尾数为4,5	尾数为6,7	尾数为8,9	尾数为0,1	尾数为2,3
10月	尾数为4,5	尾数为6,7	尾数为8,9	尾数为0,1	尾数为2,3
11月	尾数为3,4	尾数为5,6	尾数为7,8	尾数为0,9	尾数为1,2
12月	尾数为3,4	尾数为5,6	尾数为7,8	尾数为0,9	尾数为1,2

2037	木	火	土	金	水
1月	尾数为2,3	尾数为4,5	尾数为6,7	尾数为8,9	尾数为0,1
2月	尾数为1,2	尾数为3,4	尾数为5,6	尾数为7,8	尾数为0,9
3月	尾数为3,4	尾数为5,6	尾数为7,8	尾数为0,9	尾数为1,2
4月	尾数为2,3	尾数为4,5	尾数为6,7	尾数为8,9	尾数为0,1
5月	尾数为2,3	尾数为4,5	尾数为6,7	尾数为8,9	尾数为0,1
6月	尾数为1,2	尾数为3,4	尾数为5,6	尾数为7,8	尾数为0,9
7月	尾数为1,2	尾数为3,4	尾数为5,6	尾数为7,8	尾数为0,9
8月	尾数为0,1	尾数为2,3	尾数为4,5	尾数为6,7	尾数为8,9
9月	尾数为0,9	尾数为1,2	尾数为3,4	尾数为5,6	尾数为7,8
10月	尾数为0,9	尾数为1,2	尾数为3,4	尾数为5,6	尾数为7,8
11月	尾数为8,9	尾数为0,1	尾数为2,3	尾数为4,5	尾数为6,7
12月	尾数为8,9	尾数为0,1	尾数为2,3	尾数为4,5	尾数为6,7

2038	木	火	土	金	水
1月	尾数为7,8	尾数为0,9	尾数为1,2	尾数为3,4	尾数为5,6
2月	尾数为6,7	尾数为8,9	尾数为0,1	尾数为2,3	尾数为4,5
3月	尾数为8,9	尾数为0,1	尾数为2,3	尾数为4,5	尾数为6,7
4月	尾数为7,8	尾数为0,9	尾数为1,2	尾数为3,4	尾数为5,6
5月	尾数为7,8	尾数为0,9	尾数为1,2	尾数为3,4	尾数为5,6
6月	尾数为6,7	尾数为8,9	尾数为0,1	尾数为2,3	尾数为4,5
7月	尾数为6,7	尾数为8,9	尾数为0,1	尾数为2,3	尾数为4,5
8月	尾数为5,6	尾数为7,8	尾数为0,9	尾数为1,2	尾数为3,4
9月	尾数为4,5	尾数为6,7	尾数为8,9	尾数为0,1	尾数为2,3
10月	尾数为4,5	尾数为6,7	尾数为8,9	尾数为0,1	尾数为2,3
11月	尾数为3,4	尾数为5,6	尾数为7,8	尾数为0,9	尾数为1,2
12月	尾数为3,4	尾数为5,6	尾数为7,8	尾数为0,9	尾数为1,2

2039	木	火	土	金	水
1月	尾数为2,3	尾数为4,5	尾数为6,7	尾数为8,9	尾数为0,1
2月	尾数为1,2	尾数为3,4	尾数为5,6	尾数为7,8	尾数为0,9
3月	尾数为3,4	尾数为5,6	尾数为7,8	尾数为0,9	尾数为1,2
4月	尾数为2,3	尾数为4,5	尾数为6,7	尾数为8,9	尾数为0,1
5月	尾数为2,3	尾数为4,5	尾数为6,7	尾数为8,9	尾数为0,1
6月	尾数为1,2	尾数为3,4	尾数为5,6	尾数为7,8	尾数为0,9
7月	尾数为1,2	尾数为3,4	尾数为5,6	尾数为7,8	尾数为0,9
8月	尾数为0,1	尾数为2,3	尾数为4,5	尾数为6,7	尾数为8,9
9月	尾数为0,9	尾数为1,2	尾数为3,4	尾数为5,6	尾数为7,8
10月	尾数为0,9	尾数为1,2	尾数为3,4	尾数为5,6	尾数为7,8
11月	尾数为8,9	尾数为0,1	尾数为2,3	尾数为4,5	尾数为6,7
12月	尾数为8,9	尾数为0,1	尾数为2,3	尾数为4,5	尾数为6,7

2040	木	火	土	金	水
1月	尾数为7,8	尾数为0,9	尾数为1,2	尾数为3,4	尾数为5,6
2月	尾数为6,7	尾数为8,9	尾数为0,1	尾数为2,3	尾数为4,5
3月	尾数为7,8	尾数为0,9	尾数为1,2	尾数为3,4	尾数为5,6
4月	尾数为6,7	尾数为8,9	尾数为0,1	尾数为2,3	尾数为4,5
5月	尾数为6,7	尾数为8,9	尾数为0,1	尾数为2,3	尾数为4,5
6月	尾数为5,6	尾数为7,8	尾数为0,9	尾数为1,2	尾数为3,4
7月	尾数为5,6	尾数为7,8	尾数为0,9	尾数为1,2	尾数为3,4
8月	尾数为4,5	尾数为6,7	尾数为8,9	尾数为0,1	尾数为2,3
9月	尾数为3,4	尾数为5,6	尾数为7,8	尾数为0,9	尾数为1,2
10月	尾数为3,4	尾数为5,6	尾数为7,8	尾数为0,9	尾数为1,2
11月	尾数为2,3	尾数为4,5	尾数为6,7	尾数为8,9	尾数为0,1
12月	尾数为2,3	尾数为4,5	尾数为6,7	尾数为8,9	尾数为0,1

2043	木	火	土	金	水
1月	尾数为1,2	尾数为3,4	尾数为5,6	尾数为7,8	尾数为0,9
2月	尾数为0,1	尾数为2,3	尾数为4,5	尾数为6,7	尾数为8,9
3月	尾数为2,3	尾数为4,5	尾数为6,7	尾数为8,9	尾数为0,1
4月	尾数为1,2	尾数为3,4	尾数为5,6	尾数为7,8	尾数为0,9
5月	尾数为1,2	尾数为3,4	尾数为5,6	尾数为7,8	尾数为0,9
6月	尾数为0,1	尾数为2,3	尾数为4,5	尾数为6,7	尾数为8,9
7月	尾数为0,1	尾数为2,3	尾数为4,5	尾数为6,7	尾数为8,9
8月	尾数为0,9	尾数为1,2	尾数为3,4	尾数为5,6	尾数为7,8
9月	尾数为8,9	尾数为0,1	尾数为2,3	尾数为4,5	尾数为6,7
10月	尾数为8,9	尾数为0,1	尾数为2,3	尾数为4,5	尾数为6,7
11月	尾数为7,8	尾数为0,9	尾数为1,2	尾数为3,4	尾数为5,6
12月	尾数为7,8	尾数为0,9	尾数为1,2	尾数为3,4	尾数为5,6

2041	木	火	土	金	水
1月	尾数为1,2	尾数为3,4	尾数为5,6	尾数为7,8	尾数为0,9
2月	尾数为0,1	尾数为2,3	尾数为4,5	尾数为6,7	尾数为8,9
3月	尾数为2,3	尾数为4,5	尾数为6,7	尾数为8,9	尾数为0,1
4月	尾数为1,2	尾数为3,4	尾数为5,6	尾数为7,8	尾数为0,9
5月	尾数为1,2	尾数为3,4	尾数为5,6	尾数为7,8	尾数为0,9
6月	尾数为0,1	尾数为2,3	尾数为4,5	尾数为6,7	尾数为8,9
7月	尾数为0,1	尾数为2,3	尾数为4,5	尾数为6,7	尾数为8,9
8月	尾数为0,9	尾数为1,2	尾数为3,4	尾数为5,6	尾数为7,8
9月	尾数为8,9	尾数为0,1	尾数为2,3	尾数为4,5	尾数为6,7
10月	尾数为8,9	尾数为0,1	尾数为2,3	尾数为4,5	尾数为6,7
11月	尾数为7,8	尾数为0,9	尾数为1,2	尾数为3,4	尾数为5,6
12月	尾数为7,8	尾数为0,9	尾数为1,2	尾数为3,4	尾数为5,6

2044	木	火	土	金	水
1月	尾数为6,7	尾数为8,9	尾数为0,1	尾数为2,3	尾数为4,5
2月	尾数为5,6	尾数为7,8	尾数为0,9	尾数为1,2	尾数为3,4
3月	尾数为6,7	尾数为8,9	尾数为0,1	尾数为2,3	尾数为4,5
4月	尾数为5,6	尾数为7,8	尾数为0,9	尾数为1,2	尾数为3,4
5月	尾数为5,6	尾数为7,8	尾数为0,9	尾数为1,2	尾数为3,4
6月	尾数为4,5	尾数为6,7	尾数为8,9	尾数为0,1	尾数为2,3
7月	尾数为4,5	尾数为6,7	尾数为8,9	尾数为0,1	尾数为2,3
8月	尾数为3,4	尾数为5,6	尾数为7,8	尾数为0,9	尾数为1,2
9月	尾数为2,3	尾数为4,5	尾数为6,7	尾数为8,9	尾数为0,1
10月	尾数为2,3	尾数为4,5	尾数为6,7	尾数为8,9	尾数为0,1
11月	尾数为1,2	尾数为3,4	尾数为5,6	尾数为7,8	尾数为0,9
12月	尾数为1,2	尾数为3,4	尾数为5,6	尾数为7,8	尾数为0,9

2042	木	火	土	金	水
1月	尾数为6,7	尾数为8,9	尾数为0,1	尾数为2,3	尾数为4,5
2月	尾数为5,6	尾数为7,8	尾数为0,9	尾数为1,2	尾数为3,4
3月	尾数为7,8	尾数为0,9	尾数为1,2	尾数为3,4	尾数为5,6
4月	尾数为6,7	尾数为8,9	尾数为0,1	尾数为2,3	尾数为4,5
5月	尾数为6,7	尾数为8,9	尾数为0,1	尾数为2,3	尾数为4,5
6月	尾数为5,6	尾数为7,8	尾数为0,9	尾数为1,2	尾数为3,4
7月	尾数为5,6	尾数为7,8	尾数为0,9	尾数为1,2	尾数为3,4
8月	尾数为4,5	尾数为6,7	尾数为8,9	尾数为0,1	尾数为2,3
9月	尾数为3,4	尾数为5,6	尾数为7,8	尾数为0,9	尾数为1,2
10月	尾数为3,4	尾数为5,6	尾数为7,8	尾数为0,9	尾数为1,2
11月	尾数为2,3	尾数为4,5	尾数为6,7	尾数为8,9	尾数为0,1
12月	尾数为2,3	尾数为4,5	尾数为6,7	尾数为8,9	尾数为0,1

图书在版编目（CIP）数据

女人不生病的纪律 / 张鹤瑶著. —南京：江苏凤凰科学技术出版社，2015.9
ISBN 978-7-5537-5194-8

Ⅰ.①女… Ⅱ.①张… Ⅲ.①女性—养生（中医）Ⅳ.①R212

中国版本图书馆CIP数据核字（2015）第179142号

女人不生病的纪律

著　　　者	张鹤瑶	
责 任 编 辑	庞啸虎	
责 任 监 制	曹叶平　方　晨	

出 版 发 行	凤凰出版传媒股份有限公司
	江苏凤凰科学技术出版社
出版社地址	南京市湖南路1号A楼，邮编：210009
出版社网址	http://www.pspress.cn
经　　　销	凤凰出版传媒股份有限公司
照　　　排	北京八度出版服务机构
印　　　刷	北京嘉业印刷厂

开　　　本	889mm×1194mm　1/16
印　　　张	20
插　　　页	8
字　　　数	242 000
版　　　次	2015年9月第1版
印　　　次	2015年9月第1次印刷

标 准 书 号	ISBN 978-7-5537-5194-8
定　　　价	38.00元

图书如有印装质量问题，可随时向我社出版科调换。

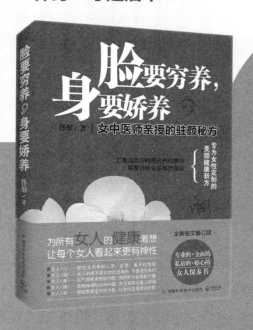
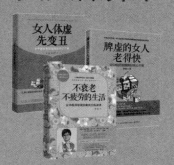

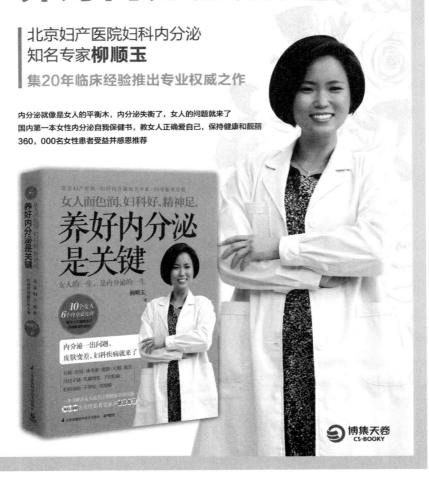